全国高等卫生职业教育护理专业“双证书”
人才培养纸数融合“十三五”规划教材
供护理、助产等专业使用

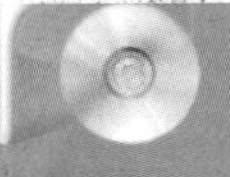

附数字资源增值服务

眼耳鼻咽喉口腔科护理

主　编　狄树亭　李巧会

副主编　杨丽娟　邱　婕　赫玲玲　樊　芳

编　者　（以姓氏笔画为序）

付　强　内蒙古医科大学
孙德凤　哈尔滨医科大学附属第五医院
李巧会　湖北职业技术学院
杨　慧　菏泽家政职业学院
杨丽娟　邢台医学高等专科学校
邱　婕　清远职业技术学院
狄树亭　邢台医学高等专科学校
郭成蹊　铁岭卫生职业学院
赫玲玲　哈尔滨医科大学附属第五医院
樊　芳　鄂尔多斯应用技术学院

華中科技大學出版社
http://www.hustp.com
中国·武汉

内 容 简 介

本教材是全国高等卫生职业教育护理专业"双证书"人才培养纸数融合"十三五"规划教材。

本教材在编写时从教学和临床实际出发，密切产学研结合，适应岗位需求，突出技能、对接岗位、考学衔接，纸数融合，打造立体化教材，重点培养服务区域发展的技能型专门人才。全书分为三篇，第一篇为眼科病人的护理；第二篇为耳鼻咽喉科病人的护理；第三篇为口腔科病人的护理。

本教材可供护理、助产等专业使用，也可供在职护理工作者参考。

图书在版编目(CIP)数据

眼耳鼻咽喉口腔科护理/狄树亭，李巧会主编. 一武汉：华中科技大学出版社，2019.5(2024.2 重印)
全国高等卫生职业教育护理专业"双证书"人才培养纸数融合"十三五"规划教材
ISBN 978-7-5680-5240-5

Ⅰ. ①眼…　Ⅱ. ①狄…　②李…　Ⅲ. ①五官科学-护理学-高等职业教育-教材　Ⅳ. ①R473.76

中国版本图书馆 CIP 数据核字(2019)第 099889 号

眼耳鼻咽喉口腔科护理　　狄树亭　李巧会　主编
Yan'erbiyanhoukouqiangke Huli

策划编辑：蔡秀芳
责任编辑：张　帆
封面设计：刘　婷
责任校对：曾　婷
责任监印：周治超
出版发行：华中科技大学出版社(中国·武汉)　　电话：(027)81321913
　　　　　武汉市东湖新技术开发区华工科技园　　邮编：430223
录　　排：华中科技大学惠友文印中心
印　　刷：武汉市籍缘印刷厂
开　　本：889mm×1194mm　1/16
印　　张：15.5
字　　数：432 千字
版　　次：2024 年 2 月第 1 版第 4 次印刷
定　　价：49.80 元

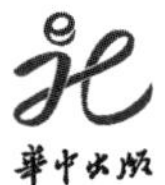

全国高等卫生职业教育护理专业“双证书”人才培养纸数融合“十三五”规划教材

编委会

网络增值服务使用说明

欢迎使用华中科技大学出版社医学资源服务网yixue.hustp.com

1.教师使用流程

（1）登录网址：http://yixue.hustp.com（注册时请选择教师用户）

注册 → 登录 → 完善个人信息 → 等待审核

（2）审核通过后，您可以在网站使用以下功能：

2.学员使用流程

建议学员在PC端完成注册、登录、完善个人信息的操作。

（1） PC端学员操作步骤

①登录网址：http://yixue.hustp.com（注册时请选择普通用户）

注册 → 登录 → 完善个人信息

② 查看课程资源

如有学习码，请在个人中心-学习码验证中先验证，再进行操作。

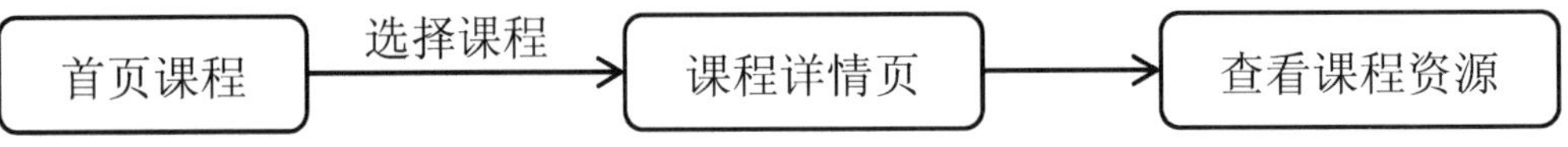

（2） 手机端扫码操作步骤

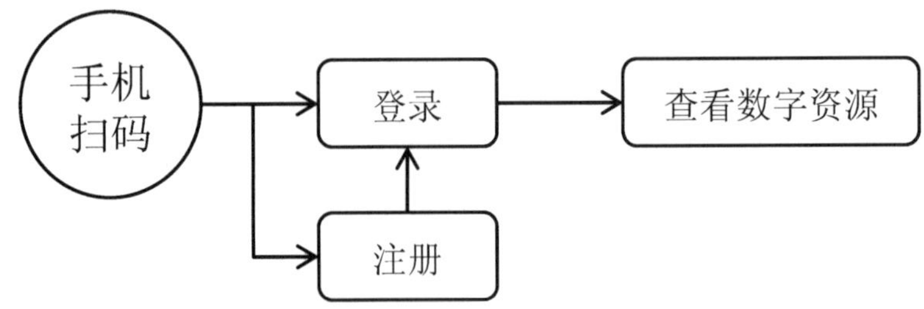

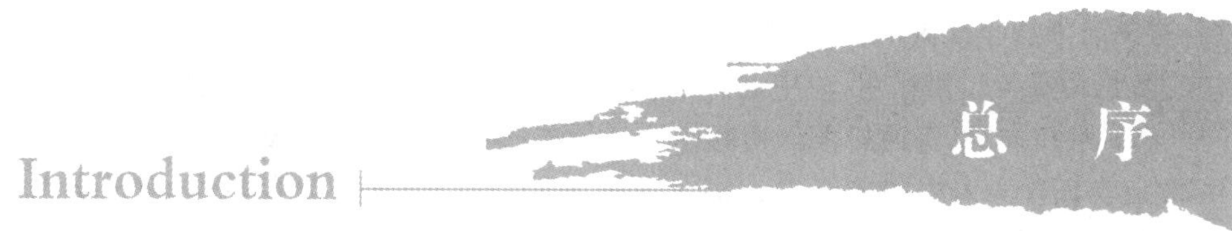

总序

Introduction

近年来，我国将发展职业教育作为重要的国家战略之一，高等职业教育已成为高等教育的重要组成部分，与此同时，作为高等职业教育重要组成部分的高等卫生职业教育的发展也取得了巨大成就，为国家输送了大批高素质技能型、应用型医疗卫生人才。截至 2016 年，我国开设护理专业的高职高专院校已达 400 余所，年招生规模近 20 万人，在校生近 65 万人。

医药卫生体制的改革要求高等卫生职业教育也应顺应形势调整目标，根据医学发展整体化的趋势，医疗卫生系统需要全方位、多层次、各种专业的医学专门人才。护理专业与临床医学专业互为羽翼，在维护人民群众身体健康、提高生存质量等方面起到了不可替代的作用。当前，我国正处于经济社会发展的关键阶段，护理专业已列入国家紧缺人才专业，根据国家相关机构颁布的《"健康中国 2030"规划纲要》《关于深化医教协同进一步推进医学教育改革与发展的意见》《全国护理事业发展规划(2016—2020 年)》等一系列重要文件，到 2020 年我国对护士的需求量将增加至约 445 万人，到 2030 年我国对护士的需求量将增加至约 681 万人，平均每年净增加 23.6 万人，这为护理专业的毕业生提供了广阔的就业空间，也对高等卫生职业教育如何进行高素质技能型护理人才的培养提出了新的要求。

教育部《关于全面提高高等职业教育教学质量的若干意见》中明确指出，高等职业教育必须"以服务为宗旨，以就业为导向，以能力为本位"。《中共中央国务院关于深化教育改革全面推进素质教育的决定》中再次强调"在全社会实行学业证书、职业资格证书并重的制度"。上述文件均为新时期我国职业教育的发展提供了具有战略意义的指导意见。为了全面落实职业教育规划纲要，更好地服务于高等医学职业教育教学，创新编写模式，服务"健康中国"对高素质创新技能型人才培养的需求，变"学科研究"为"学科应用与职业能力需求对接"。2018 年 8 月在全国卫生职业教育教学指导委员会专家和部分高职高专院校领导的指导下，华中科技大学出版社组织全国 30 余所高等卫生职业院校的近 200 位老师编写了本套全国高等卫生职业教育护理专业"双证书"人才培养纸数融合"十三五"规划教材。

本套教材充分体现新一轮教学计划的特色，强调以就业为导向、以能力为本位、贴近学生的原则，体现教材的"三基"(基本理论、基本知识、基本实践技能)及"五性"(思想性、科学性、先进性、启发性和适用性)要求，着重突出以下编写特点。

(1) 紧跟教改，接轨"双证书"制度。紧跟教育部教学改革步伐，引领职业教育教材发展趋势，注重学业证书和执业证书相结合，紧密围绕执业资格标准和工作岗位需要，提升学生的就业竞争力。

(2) 创新模式，理念先进。创新教材编写体例和内容编写模式，迎合高职高专学生思维活跃的特点，体现"工学结合"特色。教材的编写以纵向深入和横向宽广为原则，突出课程的综合性，淡化学科界限，对课程采取精简、融合、重组、增设等方式进行优化，同时结合各学科特点，加强对学生人文素质的培养。

(3) 优化课程体系，注重能力培养。内容体系整体优化，注重相关教材内容的联系和衔接，避免遗漏和不必要的重复；重视培养学生的创新、获取信息及终身学习的能力，实现高职教材的有机衔接与过渡作用，为中高衔接、高本衔接的贯通人才培养通道做好准备。

(4) 紧扣大纲，直通护考。密切结合最新的护理专业课程标准，紧扣教育部制定的高等卫生职业教育教学大纲和最新护士执业资格考试大纲，随章节配套习题，全面覆盖知识点与考点，有效提高护士执业资格考试通过率。

(5) 全套教材采用全新编写模式，以扫描二维码形式帮助老师及学生在移动终端共享优质配套网络资源，使用华中科技大学出版社提供的数字化平台将移动互联、网络增值、慕课等新的教学理念和教学技术、学习方式融入教材建设中，全面体现"以学生为中心"的教材开发理念。

这套规划教材作为秉承"双证书"人才培养编写理念的护理专业教材，得到了各学校的大力支持与高度关注，它将为新时期高等卫生职业教育护理专业的课程体系改革做出应有的贡献。我们衷心希望这套教材能在相关课程的教学中发挥积极作用，并得到读者的青睐。我们也相信这套教材在使用过程中，通过教学实践的检验和实际问题的解决，能不断得到改进、完善和提高。

全国高等卫生职业教育护理专业"双证书"人才培养
纸数融合"十三五"规划教材编写委员会

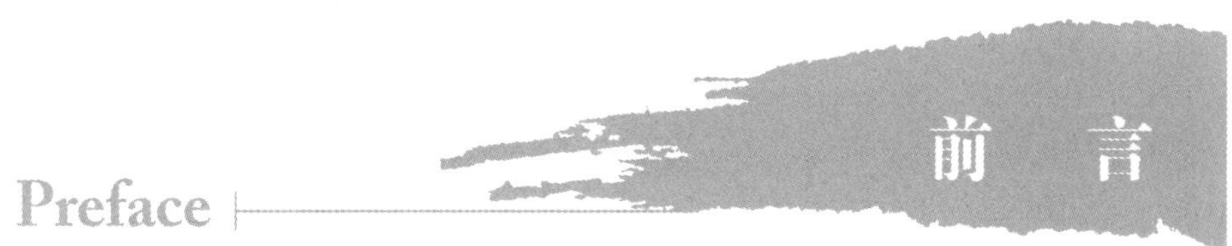

前言

Preface

眼耳鼻咽喉口腔科护理是一门集综合性、实践性于一体的护理专业临床课程。为了适应学科发展和社会需求，本教材在编写时从教学和临床实际出发，密切产学研结合，充分体现以人为本、以学生为本、与岗位需求紧密结合的目的，突出技能、对接岗位、考学衔接、纸数融合，打造立体化教材，重点培养服务区域发展的技能型专门人才。

本教材根据行业企业发展需要和完成职业岗位实际工作任务所需要的知识、技能、素养要求选取教学内容，以眼耳鼻咽喉口腔科护理岗位真实工作任务、真实工作过程为依据，整合并序化教学内容，强调工作过程系统化，并紧跟该课程的国际前沿动态，突出职业能力培养。全书共三篇，第一篇介绍了眼科病人的护理，包括眼的应用解剖生理、眼科病人的护理概述、眼科常见疾病病人的护理；第二篇介绍了耳鼻咽喉科病人的护理，包括耳鼻咽喉的应用解剖生理、耳鼻咽喉科病人的护理概述、耳鼻咽喉科常见疾病病人的护理；第三篇介绍了口腔科病人的护理，包括口腔颌面部的应用解剖生理、口腔科病人的护理概述、口腔科常见疾病病人的护理。该教材注重培养学生的实践能力、团队协作能力、评判性思维能力，充分体现了“工学结合”特色，从而满足21世纪应用型高级护理人才的培养需求。

本教材适用于全国高职高专护理、助产、涉外护理、社区护理、老年护理等专业，也可供在职护理工作者参考。

本教材在编写、审定、出版过程中，得到了华中科技大学出版社、各参编单位领导和专家的大力支持和帮助，在此深表谢意！限于水平，难免有不当之处，敬请广大读者指正。

编者

目　录

MULU

第一篇　眼科病人的护理

第一章　眼的应用解剖生理

第二章　眼科病人的护理概述

第三章　眼科常见疾病病人的护理

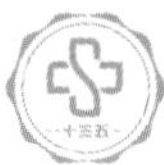

第二篇　耳鼻咽喉科病人的护理

第四章　耳鼻咽喉的应用解剖生理

第五章　耳鼻咽喉科病人的护理概述

第六章　耳鼻咽喉科常见疾病病人的护理

第三篇　口腔科病人的护理

第七章　口腔颌面部的应用解剖生理

第八章 口腔科病人的护理概述

第九章 口腔科常见疾病病人的护理

第一篇

眼科病人的护理

YANKEBINGRENDEHULI

第一章　眼的应用解剖生理

眼为视觉器官，包括眼球、视路和眼附属器三个部分。眼球接受外界光线刺激产生神经冲动，经视路传导至视觉中枢形成视觉。眼附属器对眼球起运动和保护作用。

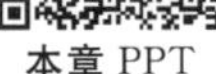
本章 PPT

第一节　眼球的应用解剖生理

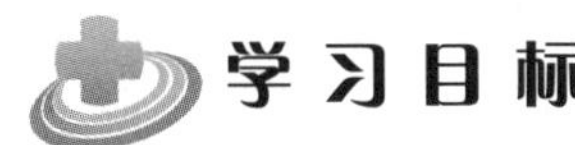

掌握：眼球壁三层膜的组成及生理功能、眼球内容物的组成及生理功能。

熟悉：角膜组织的生理特点、房水的循环途径。

了解：角膜的分层、脉络膜的特点。

眼球略呈球形，正常成年人的眼球前后径平均为 24 mm，水平径平均为 23.5 mm，垂直径平均为 23 mm。眼球位于眼眶前部，前面有眼睑保护，周围有眶脂肪垫衬，后面与视神经相连。眼球大部分受眶骨壁保护，借眶筋膜、韧带与眶壁联系。眼球由眼球壁和眼球内容物组成（图 1-1）。

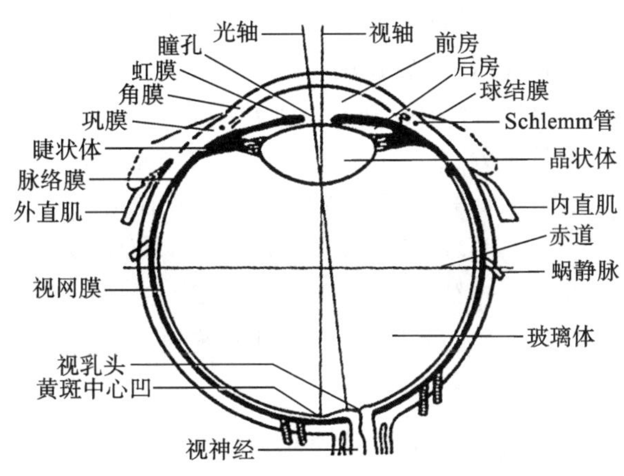

图 1-1　眼球水平切面示意图

一、眼球壁

眼球壁由外层、中层、内层三层膜构成。

（一）外层

外层由坚韧致密的纤维组织构成，称为纤维膜。具有保护眼球内部组织、维持眼球形状的

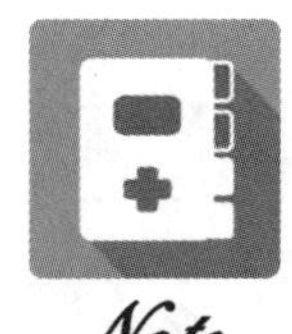
Note

作用。前面1/6为透明的角膜，后面5/6为乳白色的巩膜，两者的移行部位称为角膜缘。

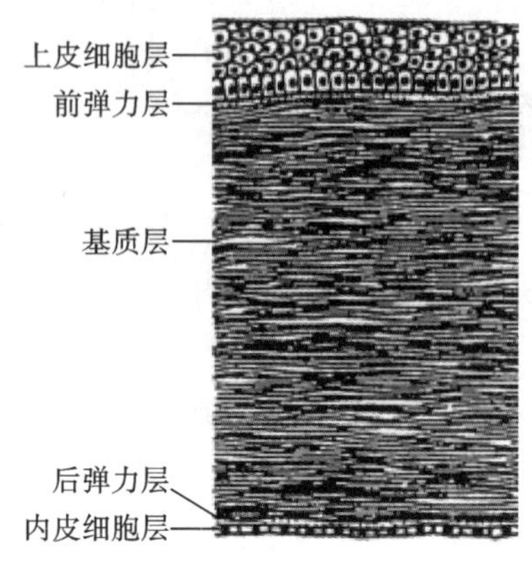

图1-2　角膜横切面示意图

1. 角膜　位于眼球前部中央，略向前凸，无色透明的横椭圆形组织。角膜中央部较薄，周边部相对较厚，具有透光和屈光的作用。组织学上角膜由外向内分为五层(图1-2)。

(1) 上皮细胞层：由5～6层上皮细胞组成，不角化。对细菌的抵抗力强，具有很强的再生能力，损伤后修复快且不留瘢痕。

(2) 前弹力层：一层均质无细胞成分的透明膜，损伤后不能再生。

(3) 基质层：约占角膜厚度的90%，由胶原纤维束薄板组成，具有同等的屈光指数，损伤后不能再生，由不透明纤维组织代替，形成瘢痕。

(4) 后弹力层：较坚韧的透明均质膜，有弹性，对化学物质和细菌毒素的抵抗力强，损伤后可再生。

(5) 内皮细胞层：由单层六角形扁平细胞构成，具有角膜一房水屏障功能，正常情况下房水不能透过此层渗入角膜组织。内皮细胞层损伤后不能再生，靠邻近细胞扩张和移行来覆盖。若内皮细胞失去代偿功能，角膜将发生水肿和大泡性角膜病变。

角膜组织的生理特点：①透明、无血管：最重要的屈光介质，其屈光力占眼球总屈光力的3/4。②代谢缓慢：角膜无血管，其营养主要来自角膜缘血管网、房水和泪液。③感觉敏锐：有丰富的三叉神经末梢分布且无髓鞘，可以保证角膜透明、敏感。④弯曲度规则：角膜每条径路或每部分的屈光力基本相等，进入眼内的光线经折射后，聚焦在视网膜上形成清晰的物像。弯曲度不规则可出现散光。

2. 巩膜　质地坚韧，呈乳白色，主要由致密且相互交错的胶原纤维和弹力纤维组成，有保护眼球内容物和维持眼球外形的作用。巩膜厚度各处不同，眼外肌附着处最薄，视神经周围最厚。巩膜前部接角膜，后部视神经纤维束穿出眼球处呈网眼状，称为巩膜筛板。此处最薄弱，若持续受高眼压影响可形成青光眼性视盘凹陷。

3. 角膜缘　角膜和巩膜的移行部位，在外观上角膜缘部可见宽约1 mm的前部半透明区及后部白色巩膜区。角膜缘是十分重要的解剖部位，角膜缘深部有一环形管道，称巩膜静脉窦(Schlemm管)，向内以小梁网与前房角相通，为房水排出通道；组织学上还是角膜干细胞所在之处；临床上又是许多内眼手术切口的标志部位。此处结构薄弱，外伤时易发生破裂。角膜缘周围有深浅两层血管网。浅层来自结膜血管，深层来自睫状血管，以供给角膜营养。当角膜、巩膜、虹膜及睫状体有炎症时，深层血管网扩张，称睫状充血。

(二) 中层

中层为葡萄膜，因含丰富的血管及色素故又称血管膜、眼球血管膜，主要起营养及遮光作用。自前向后分为虹膜、睫状体和脉络膜三个部分。

1. 虹膜　一圆盘状膜，颜色可因种族不同而不同。虹膜位于角膜后面，晶状体前面，并将晶状体前的眼内空隙分隔为前房和后房。虹膜中央有一直径为2.5～4 mm的圆孔，称瞳孔(pupil)。瞳孔缘后面紧贴晶状体并受其支撑，当晶状体脱位或摘除后，眼球转动时可发生虹膜震颤。虹膜周边与睫状体连接处最薄，称虹膜根部，眼球挫伤时易从睫状体离断。虹膜组织内含有丰富的三叉神经纤维网和血管，炎症时可产生渗出物和出现明显的疼痛感。

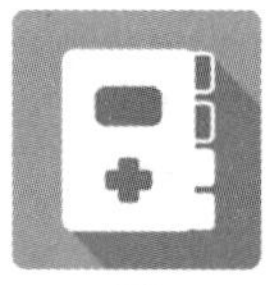
Note

虹膜组织内有两种肌肉：环绕瞳孔排列的瞳孔括约肌(副交感神经支配)，起缩瞳的作用；

向瞳孔周围呈放射状排列的瞳孔开大肌(交感神经支配),起散瞳的作用。由于这两种平滑肌的协调运动,瞳孔能随外界光线的强弱而缩小或扩大,以调节进入眼内的光线,保证视网膜成像清晰。光照使瞳孔缩小,称为瞳孔对光反射。当注视近距离物体时,瞳孔缩小,同时发生调节和辐辏,称为近反射。瞳孔大小还与年龄、屈光状态、神经精神状态等因素有关,幼年、老年人的瞳孔小,交感神经兴奋时瞳孔散大,副交感神经兴奋时瞳孔缩小。

2. 睫状体 位于虹膜根部与脉络膜之间,为宽约 6 mm 的环状组织,其矢状面略呈三角形。睫状体前 1/3 较肥厚,称睫状冠,宽约 2 mm,内表面有 70～80 个纵行放射状突起,称睫状突,后 2/3 薄而扁平,称睫状环或睫状体扁平部,此处血管少,又无重要组织,是玻璃体手术的切口部位。睫状体扁平部与脉络膜连接处呈锯齿状弯曲,称锯齿缘,为睫状体后界。睫状体内有丰富的纵行、放射状和环形三种睫状肌纤维,受副交感神经支配。睫状体主要有两个功能:①分泌功能:睫状突上皮细胞分泌房水。②调节功能:睫状肌收缩与舒张,可以松弛或拉紧悬韧带,从而调节晶状体的厚度,使屈光力根据需要增强或减弱。

3. 脉络膜 位于视网膜与巩膜之间,为葡萄膜的后部,前起锯齿缘,后止于视神经盘周围,有丰富的血管和色素细胞,能起到充分的遮光、暗房作用,能提高视网膜的像质。脉络膜血液主要来自睫状后短动脉,脉络膜血管多,血容量大,约占眼球血液总量的 65%,为视网膜外层和黄斑区提供血液。血液中的病原体也易经脉络膜血管扩散。脉络膜无感觉神经分布,故脉络膜炎不引起疼痛。

(三)内层

内层为视网膜,是一层透明的膜,前起锯齿缘,后止于视神经盘,外与脉络膜紧贴,内与玻璃体相邻。按胚胎发育来源,视网膜可分为两层,外层为色素上皮层,内层为视网膜神经感觉层。两层间有潜在间隙,临床上视网膜脱离即由此处分离。

视网膜后极部有一直径约 2 mm 的浅漏斗状淡黄色小凹陷区,称为黄斑。其中央有一小凹为黄斑中心凹,眼底检查可见反光点,称中心凹反射,此处视觉最敏锐。

黄斑鼻侧约 3 mm 处有一直径约 1.5 mm、境界清楚的淡红色圆形盘状结构,称为视神经盘,简称视盘,是神经节细胞神经纤维汇集成视神经,向视觉中枢传递穿出眼球的部位。其表面中央有一小漏斗状凹陷,称视杯或杯凹。视盘处无感光细胞,不形成视觉,在视野上称为生理盲点。

视网膜神经感觉层主要由三级神经元构成,即光感受器—双极细胞—神经节细胞。第一级神经元为光感受器,分视锥细胞和视杆细胞两种。视锥细胞感强光(明视觉)和色觉,主要集中在黄斑区,中心凹只有视锥细胞,且神经元之间呈一对一方式传导,所以中心凹视觉最敏锐。视杆细胞感弱光(暗视觉)和无色视觉,在离中心凹 5 mm 左右视杆细胞分布达到最高极限,再逐渐向周边减少。第二、三级神经元分别是双极细胞和神经节细胞,起传导作用。

视网膜光感受器接收信息刺激形成视觉神经冲动,向双极细胞和神经节细胞传递,再沿视路将信息传导到视觉中枢形成视觉。

二、眼球内容物

眼球内容物包括房水、晶状体和玻璃体,为无血管的透明物质,和角膜一起构成眼的屈光系统,具有屈光作用。

1. 房水 无色透明的液体,由睫状突上皮细胞产生,充满于前房和后房。其主要成分是水,含有少量的氯化物、蛋白质、维生素 C、尿素及无机盐等。当眼内炎症、手术或眼外伤时,蛋白质含量增高。房水具有营养角膜、晶状体、玻璃体和维持正常眼压的功能。

房水的循环途径(图 1-3):房水由睫状突上皮细胞产生后进入后房,经瞳孔到前房,再从前

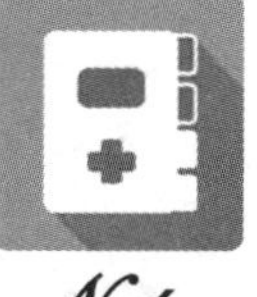

Note

房角到小梁网、Schlemm管、集合管、房水静脉，最后汇入巩膜表层的睫状前静脉，回到血液循环。另有少部分房水经虹膜表面隐窝被吸收。

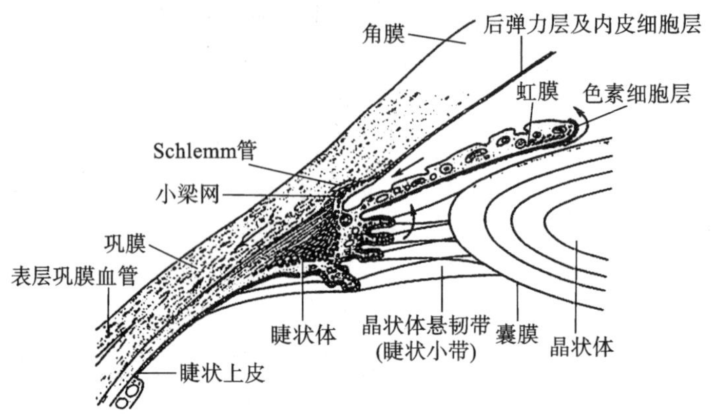

图 1-3　房水循环途径示意图

2. 晶状体　形如双凸透镜，富有弹性。晶状体位于虹膜后、玻璃体前，通过晶状体悬韧带与睫状体联系固定。晶状体直径 9～10 mm，厚 4～5 mm，前表面中央为前极，后表面中央为后极，前后表面相结合处为赤道部。

晶状体由晶状体囊和晶状体纤维组成。晶状体囊为一层具有弹性的均质薄膜，前囊和赤道部囊下有一层立方上皮，后囊下缺如。晶状体纤维为赤道部上皮细胞向前后伸展、延长而成。人的一生中晶状体纤维不断生成并将旧的纤维挤向晶状体中心，并逐渐硬化而形成晶状体核，晶状体核外较新的纤维称为晶状体皮质。随年龄增长晶状体核增大且变硬，弹性减弱，调节能力减退，临床表现为老视。

晶状体的屈光指数约为 1.44，主要功能是与睫状肌共同完成调节作用。此外，可滤去部分紫外线，对视网膜有保护作用。

晶状体透明无血管，依靠房水循环提供营养和排出代谢产物；当晶状体囊受损或房水代谢发生变化时，晶状体将发生混浊，形成白内障。

3. 玻璃体　透明的胶质体，主要成分为水，充满于玻璃体腔内，占眼球内容积的 4/5，约为 4.5 mL。含有微量胶原纤维、蛋白质及酸性黏多糖等物质，有黏性。其屈光指数为 1.366。玻璃体内无血管、神经，代谢缓慢且无再生能力。营养来自脉络膜和房水。外伤或手术造成玻璃体丢失时，其空间由房水充填。周围组织有病变时，常影响到玻璃体的正常代谢而发生液化和混浊。随着年龄的增长，玻璃体内黏多糖解聚，呈液化和凝缩状态，表现为眼前可见漂浮物(飞蚊症)。

玻璃体的主要功能为屈光、支撑视网膜和眼球壁。

小　结

本节主要介绍了眼球壁和眼球内容物的结构组成和功能。眼球壁由三层膜组成：外层膜由角膜、角膜缘、巩膜组成，外层膜有保护眼内组织和维持眼球形状的作用；中层膜主要起营养及遮光作用，自前向后分为虹膜、睫状体和脉络膜三个部分；内层膜是视网膜，有感光和传导神经冲动的作用。眼球内容物包括房水、晶状体和玻璃体三个部分，有透光、屈光作用。

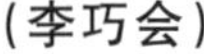
(李巧会)

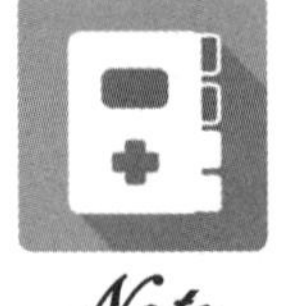
Note

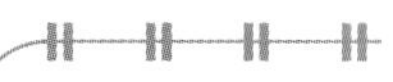

第二节　视　　路

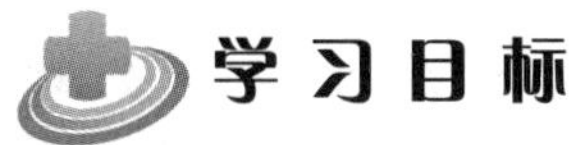

掌握：视路的概念、传导通路。

熟悉：视路的意义。

了解：视神经的特点。

视路是传导视觉冲动的神经通路。视路是指视觉信息从视网膜光感受器开始，到大脑枕叶视觉中枢的传导路径。临床上指从视神经开始，经视交叉、视束、外侧膝状体、视放射到枕叶视觉中枢的神经传导路径。视网膜神经纤维汇集于眼底后极部，形成视神经盘（简称视盘），其纤维通过巩膜筛板出眼球，形成视神经。它向后向内至眶尖通过视神经孔，进入颅腔。两侧视神经来自视网膜鼻侧的纤维在蝶鞍处交叉到对侧，与同侧的视网膜颞侧纤维合成左右视束，视束绕过大脑脚外侧终止到外侧膝状体更换神经元，新的视纤维经过内囊、颞叶形成视放射，终止于枕叶皮质纹状区的视觉中枢。

视神经全长 40 mm，按其部位划分为眼内段、眶内段、管内段、颅内段四个部分。视神经外面被神经鞘膜包裹，此鞘膜是由三层脑膜延续而来。鞘膜间隙与颅内同名间隙连通。当颅内压升高时，常发生视盘水肿。

因为视觉纤维在视路各段排列不同，所以在神经系统某部位发生病变或损害时，会表现出特定的视野异常。因此，准确检测到的视野缺损，对中枢神经系统病变的定位诊断（图 1-4）具有重要意义。

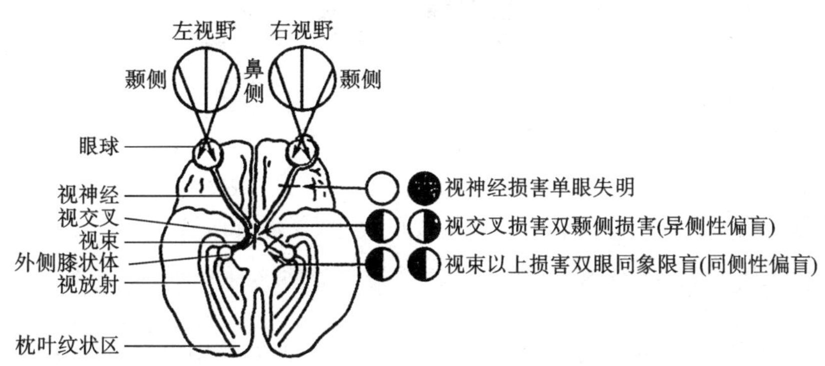

图 1-4　视路及其损害示意图

小　　结

本节主要介绍了视路，视路起于视网膜，止于大脑皮质枕叶的视觉中枢。临床上指从视神经开始，经视交叉、视束、外侧膝状体、视放射到枕叶视觉中枢的神经传导路径。

（李巧会）

Note

第三节　眼附属器的应用解剖生理

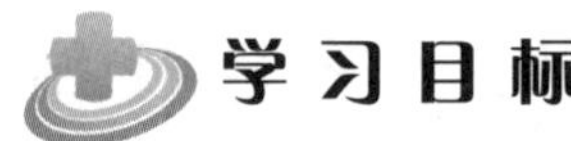

掌握:结膜、泪器的组成及生理功能。

熟悉:眼睑的解剖结构。

了解:眼外肌的解剖结构、眼眶的解剖结构。

眼附属器包括眼眶、眼睑、结膜、泪器和眼外肌,它们位于眼球周围,对眼球起保护、支持和运动眼球的作用。

一、眼睑

眼睑覆盖于眼球前表面,分为上睑和下睑。上睑以眉毛为界,下睑移行于皮肤。其间的裂隙为睑裂,正常平视时睑裂高度约 8 mm,上睑遮盖角膜上部 1～2 mm。眼睑游离缘称睑缘,有睫毛生长,并有皮脂腺、汗腺和睑板腺开口。上下睑内外两端连结处分别称为内眦和外眦。内眦处有一肉样小隆起,称泪阜,为变态的皮肤组织。泪阜周围有一小窝,称泪湖。上下睑缘的内侧端各有一小孔,称泪点(又称泪小点)(图 1-5)。

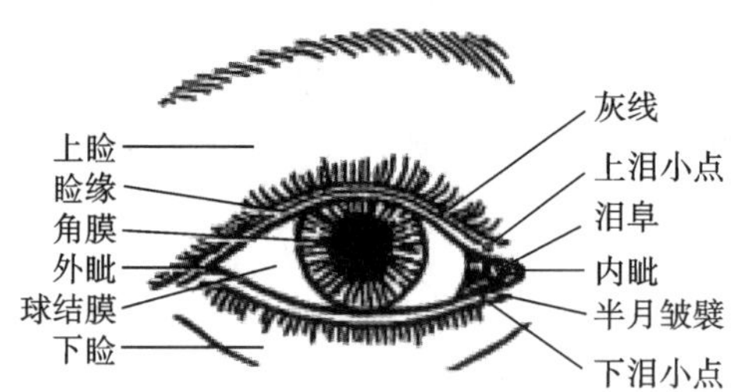

图 1-5　眼睑外观示意图

眼睑的组织结构由外向内可分为五层。

1. 皮肤层　眼睑皮肤层是人体最薄柔的皮肤之一,易形成褶皱。

2. 皮下组织层　比较疏松,利于运动。常因局部炎症或肾病而发生肿胀,外伤时易出现淤血。

3. 肌层　包括眼轮匝肌、上睑提肌和米勒肌(Müller 肌),分别由面神经、动眼神经和交感神经支配。面神经麻痹时,眼睑闭合不良;动眼神经麻痹时,出现上睑下垂。

4. 睑板层　由致密的结缔组织构成的半月状结构,为眼睑的支架。睑板内有高度发达的皮脂腺,称睑板腺,垂直于睑缘排列,开口于睑缘,分泌类脂质,参与泪膜的构成,对眼球表面起润滑作用。

5. 结膜层　紧贴睑板内表面的透明黏膜称为睑结膜。

眼睑的感觉由三叉神经第一支和第二支支配。

眼睑的主要功能是保护眼球免受损伤,眼睑的瞬目运动可使泪液湿润眼球表面,保持角膜光泽。

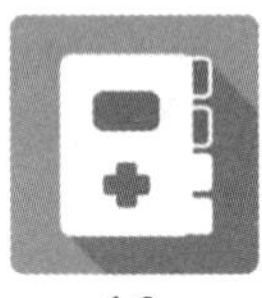

Note

二、结膜

结膜是一层薄而半透明的黏膜组织，柔软光滑且富有弹性，覆盖在眼睑内面和眼球前部的巩膜表面。结膜按其所在部位不同分为睑结膜、球结膜和穹窿结膜，这三个部分与角膜一起在眼球前面形成一个以睑裂为开口的囊状间隙，称结膜囊。

1. 睑结膜 覆盖于睑板内面并与其紧贴，不易推动。可透见下面的小血管及睑板腺。上睑结膜距睑缘后唇约 2 mm 处，有一浅沟与睑缘平行，称上睑下沟，为异物易存留处。

2. 球结膜 覆盖于眼球前部巩膜表面，止于角膜缘。球结膜与巩膜间有眼球筋膜将两者疏松相连，故球结膜可被推动。近穹窿部的球结膜下是注射药物的常用部位。

3. 穹窿结膜 连接睑、球结膜之间的部分，松弛多皱褶，以便于眼球活动。

结膜分泌腺有：①杯状细胞：分泌黏液。②副泪腺：分泌泪液。共同起湿润眼球表面的作用。结膜的感觉受三叉神经支配。

结膜血管来自眼睑动脉弓及睫状前动脉。睑动脉弓穿过睑板分布于睑结膜、穹窿结膜和距角膜缘 4 mm 以外的球结膜，充血时称结膜充血。睫状前动脉在角膜缘 3～5 mm 处，一支穿入巩膜，另一支细小的巩膜上支继续前行组成角膜周围血管网，并分布于球结膜，充血时称睫状充血。两种不同充血对眼部炎症部位的诊断有重要意义。

三、泪器

泪器包括分泌泪液的泪腺和排泄泪液的泪道两个部分(图 1-6)。

1. 泪腺 位于眼眶外上方的泪腺窝内，被上睑提肌肌腱分隔为较大的眶部泪腺和较小的睑部泪腺，排泄管开口于外上部穹窿结膜。副泪腺位于穹窿结膜下，其功能与泪腺相同。泪腺分泌浆液性泪液，透明呈弱碱性，主要成分是水，并含有少量无机盐、蛋白质、溶菌酶、免疫球蛋白 A 等。故泪液除了有润滑结膜和角膜、维护其生理功能的作用外，还具有杀菌、预防感染的作用。

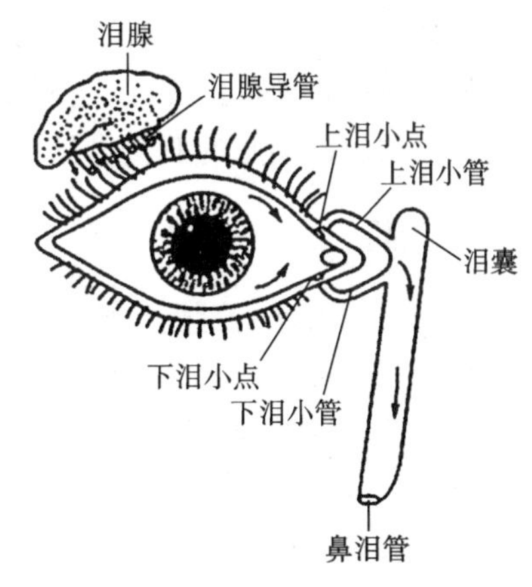

图 1-6 泪器结构示意图

泪液的分泌受面神经的副交感神经纤维支配。正常状态下 16 h 内(清醒时)分泌泪液 0.5～0.6 mL。当受到外来有害物质刺激时，可分泌大量泪液而引起流泪。

2. 泪道 泪液的排出通道，包括泪小点、泪小管、泪囊和鼻泪管。

(1) 泪小点：泪液引流的起点，位于上、下睑缘内侧端乳头状突起的小孔，直径为 0.2～0.3 mm。

(2) 泪小管：连接泪小点与泪囊的小管。从泪小点开始后，泪小管先与睑缘垂直行走 1～2 mm，然后呈直角转为水平位，长约 8 mm。上、下泪小管多先汇合成泪总管之后再进入泪囊中上部，亦可直接进入泪囊。

(3) 泪囊：位于内眦韧带后面、泪骨的泪囊窝内。其上方为盲端，下方与鼻泪管相连接，长约 10 mm，宽约 3 mm。

(4) 鼻泪管：位于骨性鼻泪管内，上接泪囊，向下开口于下鼻道，全长约 18 mm。鼻泪管下端有一胚胎期的残膜，如出生后仍未开放，可发生新生儿泪囊炎。

泪腺分泌的泪液排到结膜囊后，依靠瞬目动作分布于眼球表面，大部分直接蒸发，其余泪液汇聚到泪湖，由于泪小点和泪小管的虹吸作用，使泪液进入泪囊、鼻泪管到达鼻腔。

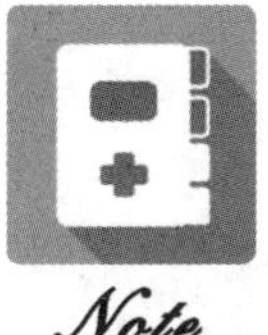

四、眼外肌

眼外肌是主管眼球运动的肌肉。每眼附有六条横纹肌，包括四条直肌（上直肌、下直肌、内直肌和外直肌）和两条斜肌（上斜肌、下斜肌）（图 1-7）。

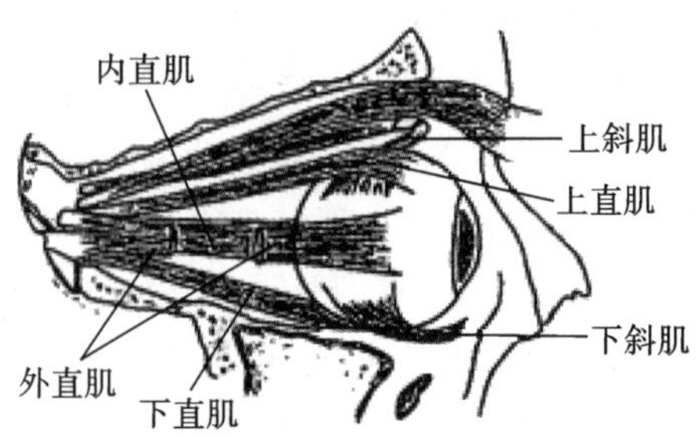

图 1-7　眼外肌结构示意图

四条直肌均起自眶尖部视神经孔周围的总腱环，向前展开越过眼球赤道部，分别止于角膜缘后不同距离的巩膜上。内、外直肌的主要功能是使眼球转向肌肉收缩的方向。上、下直肌肌轴与视轴成 23°，收缩时其主要功能是使眼球上、下转动，次要功能是使眼球内转内旋和外转外旋。两条斜肌是上斜肌和下斜肌。上斜肌亦起自总腱环，沿眼上壁向前至眶内上缘，穿过滑车向后转折，经上直肌下面到达眼球赤道部后方，附着于眼球的外上巩膜处。下斜肌起自下壁前内侧，经下直肌与眶下壁之间，向后外上伸展附着于赤道部后外侧的巩膜上。上、下斜肌肌轴与视轴成 51°，收缩时其主要功能是使眼球内旋和外旋，次要功能是使上斜肌下转和外转，下斜肌上转和外转。

除外直肌受外展神经支配、上斜肌受滑车神经支配外，其余四肌均受动眼神经支配。各肌的血液供应均由眼动脉的肌支供给。

五、眼眶

眼眶为容纳眼球的骨性空腔，呈四棱锥体形，由额骨、蝶骨、筛骨、腭骨、泪骨，上颌骨和颧骨七块颅骨构成（图 1-8）。成年人眶深为 40～50 mm。眶内除容纳眼球、眼外肌、泪腺、血管、神经和筋膜外，各组织间还有脂肪充填，对眼球起软垫样保护作用。眼眶有四个壁，即上壁、下壁、内侧壁和外侧壁。外侧壁质地坚硬，其前缘稍偏后，眼球暴露较多，有利于开阔外侧视野。其余三壁骨质较薄，且与额窦、上颌窦和筛窦相邻，因此眼眶与鼻窦的关系密切，鼻窦的疾病常

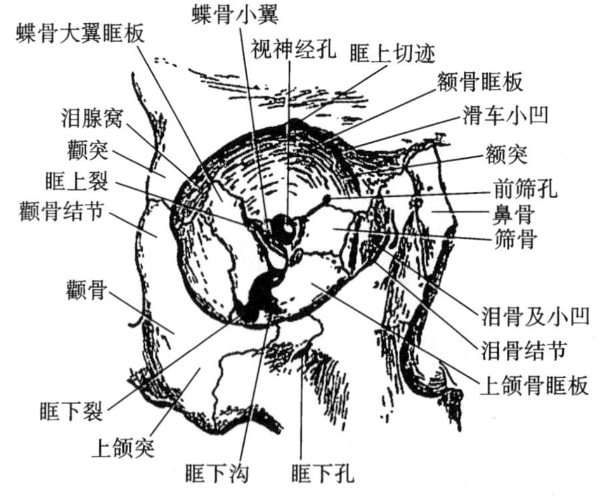

图 1-8　眼眶结构示意图

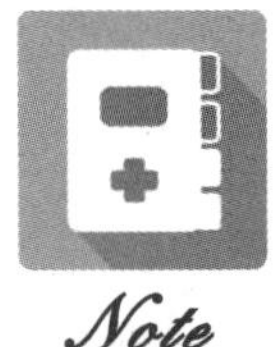
Note

累及到眼眶内。

眼眶骨壁上有一孔、两裂。"一孔"即视神经孔，位于眶尖部，内有视神经和眼动脉通过，与颅中窝相通。"两裂"即眶上裂和眶下裂。眶上裂位于视神经孔的外下方，在眶上壁和眶外壁的分界处，与颅中窝相通，有动眼神经、滑车神经、三叉神经第一支、眼上静脉和部分交感神经纤维穿过，此处受损则累及通过的神经、血管，出现眶上裂综合征。眶下裂位于眶外壁与眶下壁之间，有三叉神经第二支的分支眶下神经、眶下动脉及眼下静脉通过。

眶上切迹为眶上缘内侧的凹陷，有眶上神经和眶上动脉通过。临床上为眶上神经痛的压痛点。

小结

本节主要介绍了眼附属器的结构组成。眼附属器包括眼眶、眼睑、结膜、泪器和眼外肌，它们具有保护、支持和运动眼球的作用。

（李巧会）

第四节 眼的血液循环与神经支配

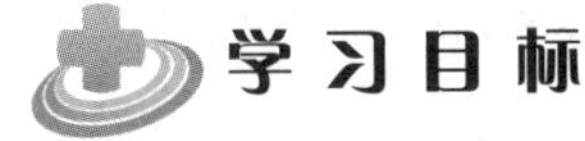

学习目标

掌握：眼部主要动脉、静脉。

熟悉：眼球静脉回流路经。

了解：眼部神经支配。

一、血管及血液循环

（一）动脉系统

眼的血液供应来自颈外和颈内动脉系统。颈内动脉从颅内海绵窦起始处分出眼动脉。经视神经孔到达眶内，再分出视网膜中央血管系统和睫状血管系统。

1. 视网膜中央动脉 在眼球后 9～12 mm 处穿入视神经中央，再从视乳头（又称视盘）穿出分布于视网膜，分为鼻上支、鼻下支、颞上支、颞下支动脉，走行于视网膜神经纤维层内，逐级分支达周边部，营养视网膜内层组织。

2. 睫状动脉 分为睫状后短动脉、睫状后长动脉、睫状前动脉，分别营养脉络膜、视网膜外层组织、睫状体、虹膜、角膜、巩膜表层和前部结膜等。

（二）静脉系统

静脉系统与眼动脉系统伴行，眼球静脉回流主要为视网膜中央静脉、涡静脉和睫状前静脉，经眼上、下静脉汇入海绵窦，最后流入颈内静脉。眼上静脉、眼下静脉与面静脉、海绵窦、鼻腔静脉、翼静脉丛都有丰富的血管吻合，并且缺乏静脉瓣，血液可以互相流通。当鼻、唇有疖肿或颌面部有炎症时，应禁止挤压。若处理不当，炎症可迅速扩散到眶内或颅内，引起严重并发症。

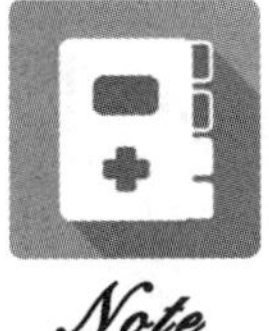

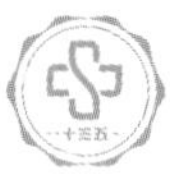

二、神经支配

（一）视神经

视神经传导视觉冲动，形成视觉。

（二）运动神经

1. 动眼神经 支配眼内肌、上睑提肌和除外直肌、上斜肌以外的眼外肌，主要司眼球运动和开大睑裂。

2. 滑车神经 支配上斜肌，使眼球内旋、下转、外转。

3. 外展神经 支配外直肌，使眼球外转。

4. 面神经 支配眼轮匝肌，使眼睑闭合。

5. 自主神经 交感神经通过鼻睫神经的分支——睫状长神经进入眼内，支配瞳孔开大肌，司瞳孔散大；副交感神经通过动眼神经的运动根进入睫状神经节，节后纤维称睫状短神经，支配瞳孔括约肌和睫状肌，参与缩瞳和调节作用。

（三）感觉神经

感觉神经来自三叉神经的第一支（眼神经）、第二支（上颌神经），司眼球及眼睑的感觉。

（四）睫状神经节

睫状神经节位于眼眶深部视神经外侧、总腱环前 10 mm 处。其节前纤维由三个根组成：①感觉根：即长根，来自鼻睫状神经，司眼球的一般感觉。②运动根：即短根，来自动眼神经中的副交感神经纤维。③交感根：来自颈内动脉交感丛，支配瞳孔开大肌和眼球血管舒缩。眼内手术施行球后麻醉，就是阻断此神经节，达到麻醉眼内组织的作用。

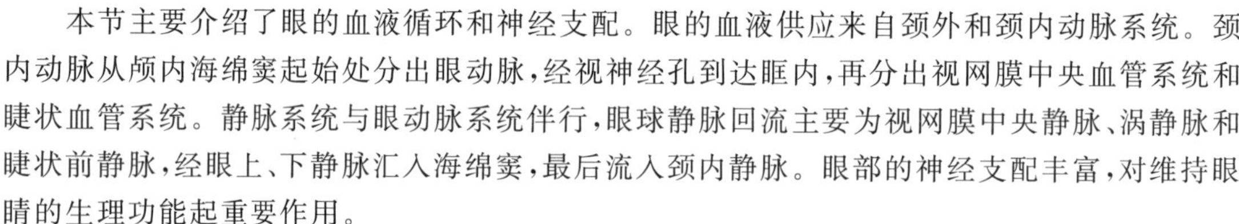

小　结

能力检测 1

本节主要介绍了眼的血液循环和神经支配。眼的血液供应来自颈外和颈内动脉系统。颈内动脉从颅内海绵窦起始处分出眼动脉，经视神经孔到达眶内，再分出视网膜中央血管系统和睫状血管系统。静脉系统与眼动脉系统伴行，眼球静脉回流主要为视网膜中央静脉、涡静脉和睫状前静脉，经眼上、下静脉汇入海绵窦，最后流入颈内静脉。眼部的神经支配丰富，对维持眼睛的生理功能起重要作用。

（李巧会）

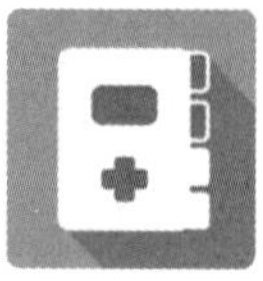

Note

第二章　眼科病人的护理概述

情景导入

病人，王某，女，28岁，2天前在照镜子时发现自己左侧上眼皮处有一小肿块，无疼痛感，对视力未造成影响，滴用抗生素滴眼液后未见缓解，遂来医院就诊。如果你是责任护士。

工作任务：

1. 为该病人进行护理评估。
2. 为该病人制订正确的护理措施。

本章 PPT

第一节　眼科病人的护理评估

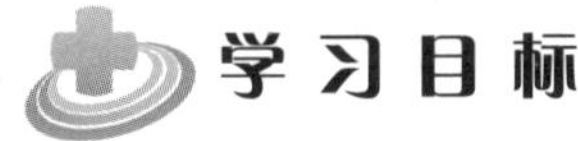

掌握：眼科病人护理评估的要点。

熟悉：结膜充血与睫状充血的鉴别；熟悉眼部分泌物、眼部肿胀、视力下降、视野缺损、眼前黑影、流泪和溢泪这些眼部症状的主要特点。

了解：眼球突出、眼部感觉异常、视物变形、复视等眼部症状的主要特点。

眼科病人的护理评估是有计划、系统地收集资料，并对资料进行正确的分析，是确定护理问题和制订护理计划的依据。护理评估时，不仅要了解病人的身体状况，而且要关心病人的心理、社会、文化、经济等情况，才能对病人做出全面的评估。

一、健康史

（一）患病及诊疗经过

询问病人此次患病的诱因、时间、主要症状和病情，已经做过的检查以及治疗效果等。

（二）既往史

因某些全身性疾病可引起眼科疾病，应认真询问病人既往病史。如高血压可引起高血压性视网膜病变，糖尿病可引起糖尿病性白内障，外伤可引起虹膜睫状体炎或者白内障等。

（三）生活史

1. 个人史　病人的出生地、生活地、年龄、性别、职业等情况；如职业因素：长期接触三硝基甲苯及红外线（如玻璃厂电炉工）可导致白内障。

Note

2. 生活史 病人日常的生活方式，如饮食习惯、休息睡眠情况、情绪、出游情况（是否去过疫区）等。剧烈的情绪起伏常诱发急性闭角型青光眼。

（四）家族遗传史

许多眼科疾病与遗传有关。如先天性色盲、视网膜色素变性、视网膜母细胞瘤等均与遗传有关。

（五）药物史

仔细询问病人有无药物过敏史以及以往用药情况。因为某些药物可引起眼科疾病，如长期使用糖皮质激素可引起青光眼和白内障，长期服用氯丙嗪可发生晶状体和角膜的改变。

二、身心状况评估

（一）身体状况评估

1. 眼部外观异常

（1）眼部充血、发红：眼科病人最常见的症状和体征，其变化反映眼病的性质和转归，是护理观察的重要内容。眼睑皮肤发红、充血，可见于各种炎症及过敏反应，如急性泪囊炎可见泪囊区皮肤充血、肿胀，眼部出血、淤血多见于眼外伤。结膜充血、发红见于各种结膜炎症、角膜炎症、青光眼等疾病。

眼部充血可分为结膜充血、睫状充血和混合充血三种类型（表 2-1）。若结膜充血、睫状充血混合存在，称为混合充血。

表 2-1 结膜充血与睫状充血的鉴别

鉴别点	结膜充血	睫状充血
充血血管	结膜后动静脉	睫状前动静脉
充血部位	近穹窿部充血明显	近角膜缘充血明显
颜色	鲜红色	暗红色
移动性	推动球结膜，血管可随之移动	推动球结膜，血管不随之移动
血管形态	血管呈网状，粗而弯曲	血管呈放射状或轮廓不清
常见疾病	结膜炎	角膜炎、虹膜睫状体炎、青光眼

（2）眼部肿胀：主要见于眼睑和结膜肿胀。眼睑炎性肿胀多伴有不同程度的眼睑充血，常见于眼睑、结膜、眼眶等处的急性炎症。非炎性肿胀多无眼睑充血，常见于肾炎、高血压、心力衰竭等全身性疾病。眼睑血肿为皮下出血，呈暗红或青紫色皮下肿胀，可见于眼部挫伤、眼眶或颅底骨折、出血性紫癜等。球结膜水肿呈透明水泡状，重者暴露于睑裂外，可见于结膜、眼前部组织炎症，亦可见于过敏、药物反应，眼部术后反应等。

（3）眼部分泌物：感染性疾病重要的症状和体征，可根据分泌物的性状和量的多少初步判断病情。泡沫状分泌物多见于慢性结膜炎、睑缘炎；浆液性分泌物多见于过敏性结膜炎及病毒性结膜炎；黏液性分泌物多见于丝状角膜炎；脓性分泌物多见于急性细菌性结膜炎。

（4）眼球突出：由于各种原因引起眼球向前移位，角膜顶点超出眼眶外侧缘冠状面的距离称为眼球突出度。正常的眼球突出度为 12～14 mm，一般双侧对称。超过正常值或者双眼差值大于 2 mm 为眼球突出，可见于甲状腺功能亢进（甲亢）、眼部肿瘤病人。

（5）流泪和溢泪：泪液分泌过多，泪道来不及排走而从睑裂流出，称为流泪。多见于喜、悲、忧等精神冲动，也可见于眼睑内外翻、倒睫、眼前部组织炎症。泪液分泌正常，而泪道狭窄或阻塞，导致泪液无法进入鼻腔而溢出的称为溢泪。多见于泪点闭塞、泪点位置异常、泪囊炎

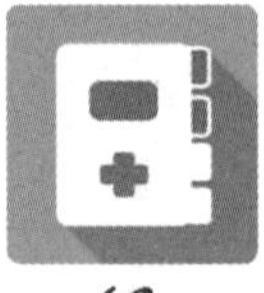
Note

和先天性鼻泪管闭锁等。

2. 眼部感觉异常 包括眼痒、眼干、眼痛、异物感、畏光、视疲劳等。其中眼痛可见于各种眼部炎症、青光眼、外伤等情况；眼痒、眼干、畏光、异物感可见于过敏或有眼表炎症者等；视疲劳则多见于屈光不正的病人。

3. 眼部功能异常 眼睛最重要的功能是视功能，视功能的变化直接反映病情的变化和治疗护理的效果，是眼科非常重要的评估项目。

（1）视力下降：主要指中心视力。视力下降表现多种多样，评估时应注意视力下降的程度，发展的速度，有无伴随症状等。①视力逐渐下降：常见于白内障、屈光不正等。②视力突然下降伴眼部疼痛：常见于急性闭角型青光眼、虹膜睫状体炎等。③视力突然下降不伴眼部疼痛：可见于各种眼底病变，如视网膜动、静脉阻塞，视网膜脱离等。④一过性视力丧失：多见于视网膜动脉痉挛、体位性低血压等。⑤视力下降而眼底正常：见于球后神经炎、视路疾病、弱视等。

（2）视野缺损：指视野范围受损。视网膜脱离、青光眼、视网膜静脉阻塞、视网膜色素变性及脑瘤或脑血管障碍等是常见的导致视野缺损的原因。

（3）视物变形：指所见到的外界的人及事物形象发生改变，出现形态扭曲、变大或变小。多见于黄斑部病变、视网膜脱离及高度近视和不规则散光等。

（4）眼前黑影：病人自觉眼前视野内有黑影随着眼球的转动而动。根据病人的主观感觉，可分为固定性黑影和游动性黑影两种。其中固定性黑影多见于白内障、角膜瘢痕等；来回飘动的游动性黑影多见于玻璃体混浊等。

（5）复视：视物重影可称为复视。多见于眼外肌病变、晶状体脱位等病变。

（6）其他：视功能障碍还包括夜盲、色盲等。可能与遗传、全身性疾病或眼部疾病有关。如视网膜色素变性病人早期即可表现为夜盲，红绿色盲则有明显的遗传倾向等。

（二）心理-社会评估

眼睛是人体重要的感觉器官之一。眼科病人症状体征突出，对工作、学习和生活有很大的影响。因此病人的恐惧、焦虑、紧张等心理问题明显。护士可从病人对眼科疾病的了解程度、心理状态、社会支持系统三个方面进行评估，准确有效地进行心理护理。

小　结

本节主要介绍了眼科病人的护理评估要点，着重从健康史、身心状况两方面进行评估。眼科病人的护理评估是有计划、系统地收集资料，并对资料进行科学分析与判断的过程，是整个护理过程的基础，是成功制订护理计划的依据。

（李巧会）

第二节　眼科常用的护理诊断

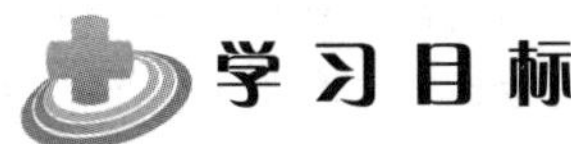

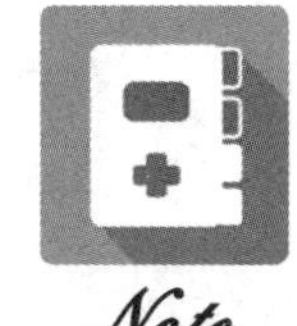

掌握：眼科病人的主要护理诊断，如感知紊乱、疼痛、舒适改变、有感染的危险、潜在并发

症，并准确描述出来。

熟悉：眼科病人次要护理诊断，如焦虑、知识缺乏。

1. 感知紊乱 视力障碍与眼部疾病有关。

2. 疼痛 与炎症反应、眼压升高、手术创伤等有关。

3. 舒适改变 异物感、眼干、眼痒、溢泪等，与眼部炎症有关。

4. 焦虑 与视力障碍、适应环境能力改变和担心预后有关。

5. 自理缺陷 与视力障碍或术后双眼遮盖等因素有关。

6. 知识缺乏 缺乏眼部疾病相关的知识。

7. 潜在并发症 眼部感染、眼压升高等。

8. 有感染的危险 与机体抵抗力下降、不良的卫生习惯及局部创口预防感染措施不当有关。

9. 有受伤的危险 与视功能障碍有关。

小　　结

护理诊断是关于个人、家庭、社区对现存的或潜在的健康问题或生命过程反应的一种临床判断，是护士为达到预期结果选择护理措施的基础。眼科护士对病人进行护理评估，收集完病情资料后，应明确病人的护理诊断，制订相应护理措施，对病人实施护理。

（李巧会）

第三节　眼科护理管理

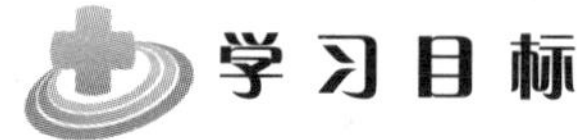

掌握：眼科门诊管理、病房管理、手术前后的护理管理。

熟悉：暗室管理、激光室管理。

了解：各室管理时与医生的配合。

一、门诊管理

眼科病人大部分都是在门诊接受诊断和治疗的，因此门诊的护理工作非常重要。主要任务有以下几个方面。

1. 开诊前准备

（1）做好诊室卫生：认真做好门诊室和治疗室的卫生，保持房间清洁、整齐、明亮、通风。

（2）准备诊室物品：整理添补诊疗桌上的物品和药品，包括聚光手电筒、近视力表、色盲检查图谱，2%荧光素钠、丁卡因溶液、散瞳及缩瞳滴眼液、抗生素滴眼液，以及消毒玻璃棒、干棉球、棉签、眼垫、酒精棉球等。同时做好诊疗器械、药品的定期消毒、更换。同时将办公用品准备好，如文具、病历纸、处方签、住院证、各种检查化验单等。

2. 安排就诊，维持秩序 按病情特点和挂号先后顺序进行分诊。急诊病人应随到随诊，

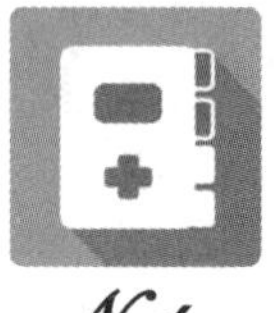

老弱幼残病人可优先就诊。

3. 协助检查治疗 协助医生做好视力检查，根据医嘱给病人滴散瞳或缩瞳或表面麻醉剂，查视野、测眼压、冲洗泪道、冲洗结膜囊、球结膜下注射、上眼垫、包扎等。对视力较差病人和盲人应给予有效的护理照顾。

4. 健康宣教 利用板报、墙报、电视、讲座、个别指导等形式，宣传眼科常见病的防治知识。根据病人具体情况，运用护理知识，给予其生活、用药及预防等方面必要的护理指导。

二、暗室管理

眼部很多精细检查需要在暗室进行，室内有许多精密检查仪器，因此加强暗室护理管理非常重要。

1. 室内环境 暗室是眼科的特殊检查环境，要求其墙壁为深灰色或墨绿色，窗户应安装遮光窗帘以保证室内处于黑暗状态，但又必须保证病人安全，因此要求地面不打滑，各种仪器摆放合理，使用方便，同时引导和帮助病人，协助医生检查。

2. 仪器管理 暗室内有各种精密光学仪器，要注意保持室内干燥和空气流通。应制订严格的精密仪器使用、保养规章制度和流程，如切忌用手触摸光学仪器的镜头、镜片，可用擦镜纸轻拭。每天下班前切断仪器电源，加盖防尘罩，关好水龙头、门窗等。

三、激光室管理

激光室要有警示标志，无关人员不得随意进出，并且室内必须放置灭火装置，不允许有任何易燃、易爆物品存在；激光室安装特殊的玻璃或遮光窗帘，墙壁不能反光，室内避免有镜面反射的物品，激光操作尽量在暗室内进行；激光器应安装锁具，防止非工作人员操作；激光器内部有很多精密的光学元件，使用时应防潮、防尘；工作人员应当穿工作服和戴安全眼罩进行防护，注意自我保护。加强对每个人的安全教育，指导协助病人用正确的方法配合激光治疗。

四、病房管理

眼科病房是眼科病人接受诊疗护理的场所，也是医护人员工作教学研究的基地，因此正确合理的做好病房管理是非常重要的。

(1) 保持病房环境干净整洁，舒适安全，保持房间通风良好，室内禁止吸烟。

(2) 病人入院后，应热情接待，送至床位休息。向病人介绍病区环境与有关制度，介绍主管医生、主管护士以及护士长的姓名，及时通知医生诊治。

(3) 病人的安全管理为眼科病房管理的重点。因眼科病人均有不同程度的视力障碍，识别危险能力下降，故应着重预防病人跌倒、烫伤，受到危险物品伤害等。具体管理措施包括统一病房摆设，室内物品摆放要考虑到病人的视力障碍，固定位置，不得随意悬挂物品。热水瓶要妥善放置。危险物品如刀子、剪刀等，要尽量远离病人。走廊和过道不可摆放任何障碍物，以免碰撞。卫生间厕所旁应设扶手，地面应防滑，以防病人摔倒。

(4) 做好病人的基础护理、专科护理和心理护理并积极做好健康宣教，同时协助医生做好各项处置的准备工作。

(5) 严格执行病房消毒隔离管理制度。内眼手术病人与外眼手术病人分病房收住。传染性眼病病人应严格隔离，注意医护人员和病人的清洁消毒，避免院内交叉感染。

五、手术前后的护理管理

1. 术前护理

(1) 核对：核对病人的基本资料，包括姓名、性别、年龄、体重等。

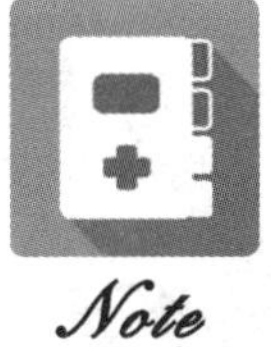

Note

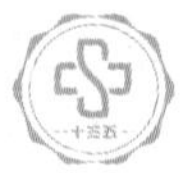

(2) 评估:评估病人全身情况和眼部情况。①全身情况:重点评估病人有无糖尿病、高血压、心脏病、呼吸系统疾病等全身性疾病,并且注意最近有无咳嗽、感冒、发热等症状。做术前各项常规检查,如血压、血糖等。②眼部情况:术前检查患眼局部有无炎症、有无手术禁忌证。

(3) 患眼准备:术前三天滴抗生素滴眼液,做结膜囊冲洗,预防术后感染。遵医嘱剪睫毛、消毒等。进行泪道手术时还需充分冲洗泪道。

(4) 心理护理:护士应主动与病人沟通,温和、专业地向其介绍手术的目的、过程、预后等,解答病人提出的问题,消除其因手术而产生的焦虑和恐惧心理。

2. 术后护理

(1) 休息:术后应卧床休息,嘱病人勿剧烈活动,避免撞到患眼。

(2) 注意观察:观察病人有无眼痛、渗出物或其他不适,观察敷料有无渗血及绷带松紧情况。

(3) 用药:术后遵医嘱给予全身或局部用药,必要时给予止痛剂和镇痛剂。嘱病人按医嘱服药、换药和复查。

(4) 饮食:给予普食或半流食,保持大便通畅。

小 结

本节着重介绍了眼科护理管理,包括眼科门诊管理、暗室管理、激光室管理、病房管理、手术前后的护理管理五个方面。护士应认真做好眼科护理管理,这是为病人提供高质量医疗服务的保障。

(李巧会)

第四节 眼科常用护理技术操作

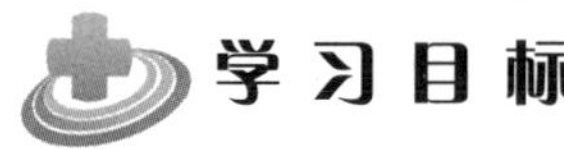

掌握:眼科常用护理技术的操作步骤及注意事项。

熟悉:视力检查操作步骤,色觉检查操作步骤。

了解:眼附属器检查、眼球前段检查、眼球后段检查、视野检查、暗适应检查、眼压检查的要点。

一、眼科常用的检查方法

眼部检查一般按先右眼后左眼、由表及里、由前到后的顺序检查,但遇特殊情况时应灵活掌握。检查传染性眼病时,先检查健眼再检查患眼,避免交叉感染。眼部检查可在自然光线和灯光照明下进行。裂隙灯显微镜因为光线亮度高且有放大作用更适合观察细微的病变。

(一) 眼部检查

1. 眼附属器检查

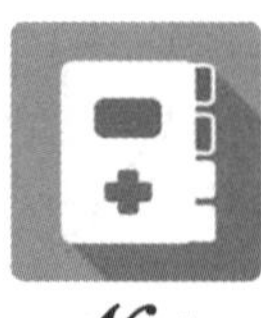

(1) 眼睑:注意两侧睑裂是否对称,上睑提起及睑裂闭合是否正常。观察眼睑皮肤有无红肿、淤血、气肿、瘢痕或肿物,有无内翻或外翻,睫毛是否整齐,方向是否正常,有无变色、脱落,

有无内眦充血、糜烂、粘连和赘皮等。

(2) 泪器：注意泪小点有无外翻或闭塞，泪囊区有无红、肿、压痛或瘘管，挤压泪囊有无分泌物自泪点溢出，观察泪腺处有无红肿、触痛。

知识链接 2-1

(3) 结膜：翻转上下睑，检查睑结膜及穹窿结膜有无充血、水肿、乳头肥大、滤泡增生、睑球粘连，有无异物或分泌物。检查球结膜有无充血、疱疹、出血、异物、色素沉着或新生物。

翻转上眼睑法：先嘱受检者向下看，示指放在上睑中央相当于眉弓下凹陷处，拇指放在睑板前面靠近睑缘，然后两指夹住眼睑皮肤等软组织，在把眼睑向前下方牵拉的同时，示指轻轻下压，拇指将眼睑向上捻转，上睑即被翻转。

(4) 眼球位置及运动：注意两眼直视时角膜位置是否位于睑裂中央，高低位置是否相同，有无眼球震颤、斜视，眼球大小有无异常、有无突起或内陷。

(5) 眼眶观察：两侧眼眶是否对称，眶缘触诊有无缺损、压痛或肿物。

2. 眼球前段检查

(1) 角膜：注意观察角膜直径大小、弯曲度、透明度、表面光滑度及知觉，有无异物、新生血管、混浊(瘢痕或炎症)、角膜后有无沉着物等。

检查角膜上皮完整性，可用无菌的 1%～2%荧光素钠溶液涂于下穹窿结膜上染色，然后在裂隙灯显微镜下观察，正常角膜不染色，上皮缺损或溃疡部位呈黄绿色。

角膜知觉检查，可从消毒棉签中拉出一条纤维，用其尖端从受检者侧面移近并触及角膜，若不引起瞬目反射，则表明角膜感觉减退。

(2) 前房：观察前房有无混浊、积血、积脓和前房深度。详细的前房检查应在裂隙灯下进行，其中前房深度主要用侧照法进行检查。前房过浅则有发生闭角型青光眼的可能。

(3) 巩膜：注意巩膜有无黄染、充血、结节、隆起、压痛等。

(4) 虹膜：观察虹膜的颜色、纹理，有无新生血管、色素脱落、萎缩、结节等，有无与角膜前粘连、与晶状体后粘连，有无根部离断及缺损，有无虹膜震颤等。

(5) 瞳孔：观察瞳孔时，可用拇指和示指分开上下睑，露出眼球，仔细观察瞳孔大小，观察两侧瞳孔是否等大、等圆，位置是否居中，边缘是否整齐。正常成年人的瞳孔在弥散自然光线下直径为 2.5～4 mm，幼儿及老年人稍小。检查瞳孔和各种反射对于视路及全身性疾病的诊断都有重要意义。瞳孔对光反射分为直接对光反射和间接对光反射，在暗室内用聚光灯照射受检者其中一只眼，被照射眼的瞳孔迅速缩小，为直接对光反射正常，对侧瞳孔同时缩小为间接对光反射正常。

(6) 晶状体：注意观察晶状体是否混浊及混浊的位置、程度，观察晶状体是否有脱位。

3. 眼球后段检查 眼球后段检查是通过直接眼底镜、间接眼底镜等对眼球后段即玻璃体、脉络膜、视网膜和视神经盘进行的检查，也称眼底检查。眼底检查不仅对眼科疾病的诊断与治疗有重要意义，而且还能为某些全身性疾病的诊断和治疗提供重要依据。

眼底检查分为直接眼底镜检查和间接眼底镜检查。眼底检查时应注意观察玻璃体有无混浊、出血等，观察视网膜、脉络膜有无水肿、渗出、出血、剥离及新生血管等。观察视神经盘的形状、大小、色泽、边缘是否清晰等。观察黄斑部，注意其大小、中心凹光反射是否存在，有无水肿、出血、渗出及色素紊乱等。观察视网膜中央动脉及静脉的走行、管径及比例是否正常等。

(二) 视功能检查

1. 视力检查 视力是指眼睛辨别最小物象的能力，反映黄斑中心凹的视觉功能，又称中心视力。视力检查分为远视力检查和近视力检查。

1) 远视力检查

(1) 目的：评估视网膜黄斑中心凹处的视觉敏锐度和协助诊断眼部疾病。

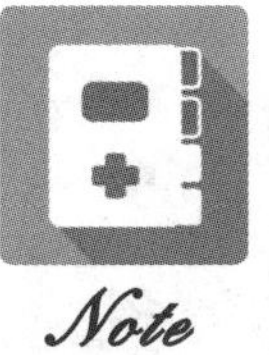
Note

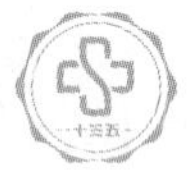

（2）用物准备：国际标准视力表、遮眼器、视标指示棒、平面反射镜（检查空间小于 5 m 时，用于扩大检查距离）。

（3）操作步骤：

①视力表应悬挂在光线明亮处，视力表的照明应均匀、无眩光。

②受检者取坐位或站位，受检者视线与 1.0 行视标等高，受检者距离视力表 5 m。

③检查时两眼分别进行，一般先右后左，先健侧后患侧，用遮眼器或手掌遮挡非检查眼，切勿压迫眼球；戴眼镜者应先查裸眼视力再查矫正视力。

④检查者用视标指示棒由上向下指视标，嘱受检者说出或用手表示出视标"E"的开口方向，逐行辨认。

⑤检查者用视标指示棒由上向下指视标，嘱受检者在 5 s 内说出或用手表示出视标"E"的开口方向，逐行辨认。

⑥准确记录结果并找出受检者的最佳辨认行，将其能全部辨认出的最小视标行记录为其视力。右眼视力记为 OD，左眼视力记为 OS，双眼视力记为 OU。若某一行所有视标都能看清，则记录为该行视力，如 0.6；若本行有少数视标看不清（如两个视标），则记为 0.6^{-2}；若本行只能辨认出少数视标（如两个视标），则记为上一行视力 0.5^{+2}。正常标准视力为 1.0，视力小于 1.0 为视力下降。

⑦若受检者在距离视力表 5 m 处不能辨认 0.1 行最大视标，则嘱其慢慢向视力表走近直至看清，记录下离视力表的距离，其视力可按公式计算：视力＝0.1×检查距离(m)/5，若距离视力表 2 m 处能看清最大视标，则其视力为 0.1×2/5＝0.04。即距离每减少 1 m，视力降低 0.02。

⑧若在 1 m 处不能辨认最大视标，则检查指数。嘱受检者背光而坐，检查者伸出手指让受检者辨认手指数目，记录其能辨认指数的最远距离，如指数/30 cm。

⑨如果在眼前 5 cm 处仍不能辨认指数，检查者可在受检者眼前摆手，记录其能辨认手动的最远距离，如手动/40 cm。

⑩对于不能辨认眼前手动者，则在暗室内检查光感和光定位。检查光感时，将受检者一眼严密遮盖，检查者以点状光源自 5 m 处开始让受检者辨认，若受检者不能看见亮光，则将亮光向受检者移近，直至受检者能辨认为止。记录受检者能看见亮光的最远距离。检查光定位时，嘱受检者向正前方注视，将点状光源置于受检者眼前 1 m 处，分别将光源置于九个方位，即左上、左中、左下、正上、正中、正下、右上、右中、右下，用"＋"和"－"表示光定位的阳性和阴性，如

＋＋＋
＋＋＋
－－－

。若各方位光感均消失，记为"无光感"。

2）近视力检查

（1）目的：评估屈光不正、老花眼的视力情况。

（2）用物准备：标准对数视力表、遮眼器。

（3）操作步骤：

①检查时嘱受检者将一只眼用遮眼器遮盖，常规先查右眼再查左眼。

②检查距离一般为 30 cm。

③检查者用视标指示棒由上向下指视标，以能看清的最小一行视标作为检查结果。

④如在 30 cm 处看不清，也可前后移动，直至看清为止。记录时，应把看清视标的距离一并记清楚。如 1.0/30 cm。

2. 视野检查 视野又称周边视力，是指眼向前方注视时所见的空间范围，它反映了黄斑以外的视网膜功能。世界卫生组织规定，视野小于 10°者，即使中心视力正常也属于盲。距注视点 30°以内的称为中心视野，30°以外的称为周边视野。

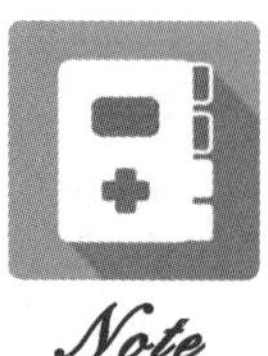
Note

对照法可以粗略估计受检者的视野有无异常，此法简单易行，但不够精确。检查方法为检查者与受检者相对而坐，距离 1 m，检查一眼时另眼遮盖。检查右眼时，检查者左眼与受检者右眼相对注视，检查者将示指置于二者之间从各个方向由外向内移动，让受检者看到视标立即告知，如此检查者可依靠自己的正常视野来判断受检者视野的大概情况。

用视野计检查视野比较精确，其中又有动态视野检查和静态视野检查。动态视野检查用不同大小的视标，从周边不同方位向中心移动，记录受检者刚能感受到视标出现或消失的点，这些光敏感度相同的点构成了某一视标检测的等视线，由几种不同视标检测的等视线绘成了类似等高线描绘的“视野岛”。动态视野检查的优点是检查速度快，适用于周边视野检查，缺点是小的、旁中心相对暗点发现率低。目前临床常用的平面视野计、弧形视野计均属此种。静态视野检查在视屏的各个设定点上，由弱至强增加视标亮度，受检者刚能感受到的亮度即为该点的视网膜敏感度阈值。电脑控制的自动视野计，使检查快捷、规范，目前自动视野计包括国外的 humphreye 及国内的 hqds-i 型全自动电脑视野仪等。

3. 色觉检查 色觉是人眼分辨各种颜色的能力，反映视锥细胞的功能。色觉异常按程度不同可分为色弱和色盲。色弱是指对颜色辨认能力降低；色盲是指辨色能力消失。色盲以红绿色盲最多见，多为先天性性连锁隐性遗传病。色觉异常在择业方面受到一定限制，如不能从事交通、运输、美术、化工、织染、医学等职业。因此色觉检查已经成为体格检查的常规项目。检查色觉常用色盲检查图。在明亮的自然光线下，检查距离为 50 cm，受检者视力大于 0.5，屈光不正者戴矫正眼镜检查。双眼同时观察，让其在 5 s 内读出图上的数字或图案。最后检查者根据检查图谱所附说明来判断受检者是否有色觉障碍，以及其种类和程度。

4. 暗适应检查 当人从明处突然进入暗处时，起初对周围的物体无法进行辨认，随后逐渐能看清暗处物体，眼的这种对光敏度逐渐增加，对暗处适应的过程称为暗适应，主要反映视杆细胞的功能。暗适应测定是眼功能检查的重要项目。最简单的检查方法是对比法，即暗适应正常的检查者和受检者同时进入暗室，分别记录在暗室内停留多长时间才能辨别周围的物体，如受检者的时间明显延长，则表明暗适应能力差。视网膜色素变性、维生素 A 缺乏都可导致暗适应时间延长，甚至夜盲。

（三）眼压检查

眼压是指眼球内容物对眼球壁的压力。眼压的测量对青光眼的诊治具有重要意义，在眼科很多检查及手术前都需要做此项检查。正常值范围为 10～21 mmHg(1.3～2.8 kPa)。眼压测量方法包括指测法和眼压计检查法。

(1) 指测法：嘱被检者双眼向下注视，检查者将双手中指和无名指固定于受检者的前额，两手示指放在“上眼窝部位”，即眉骨下方的凹陷处，两示指指腹交替轻压眼球，根据手指感受到的眼球波动力的大小，来判断眼压的高低。按压眼球时必须轻巧，如按压太重反而不易感觉出眼压高低的轻微变化。眼压高者触之较硬，眼压低者触之较软。眼压正常者硬度如鼻尖，记为 T_n，眼压增高依次记录为 T_{+1}，T_{+2} 和 T_{+3}。眼压降低者依次记为 T_{-1}，T_{-2} 和 T_{-3}。该方法简单易行，但需反复练习，积累经验，并且该方法只能判断眼压大致高低，在没有眼压计时可用。

(2) 眼压计检查法：主要有三种测量方法。

①压陷式眼压计：最常用的是 Schiotz 眼压计，它是以一定重量的砝码压陷角膜中央部，以测量眼压。测量前向病人讲明测量目的、注意事项，使其能放松配合。受检者取仰卧位，两眼滴 0.5%丁卡因溶液 2～3 次进行表面麻醉。校正眼压计，即将眼压计竖立在小圆试板上，指针指向 0°时方可，用 75%的酒精消毒眼压计，待酒精干后使用。嘱受检者两眼自然睁开，向天花板或某一固定目标点（常用受检者自己的手指）直视，勿转动。检查者用左手手指轻轻分开病人的上下睑并固定在上下眶缘（切勿压迫眼球），右手持眼压计的把手，将眼压计垂直下放，

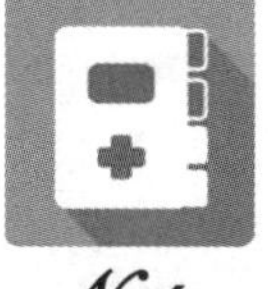

将足板轻轻放在角膜正中央，一般先用5.5 g砝码，读取读数，若读数小于3，则更换更重的砝码重测。根据读数对照换算表查出眼压值。测量后用抗生素滴眼液滴眼，以防感染。

②压平式眼压计：常用Goldmann压平式眼压计，需安装在裂隙灯显微镜上，根据压平角膜一定面积所需压力来测算眼压。病人取坐位，在结膜表面麻醉、结膜囊染色后，通过裂隙灯显微镜上钴蓝色滤光片观察，在眼压计测压头刚好接触角膜正中部位，上、下两个半环内缘发生接触时，记录下此时的读数，乘以10即为眼压数值。

③非接触式眼压计：原理是通过测量空气喷到角膜上再反弹回去的压力值，以此判断眼压的高低。此法简单、卫生，可以减少交叉感染，但测量的眼压值不够精确。因此一般每只眼睛会测量三次，取平均值。

测量前告知受检者测量时会有一股气流吹到眼球表面，不要因气流突然冲向眼睛而向后退缩，否则会导致测压失败。受检者身体坐正，头置于头架上，不要随意移动位置，检查时尽量放松，并嘱咐受检者固定直视仪器中的信号灯。检查者调整仪器操纵杆，聚焦清晰后按动操纵杆的气体触发器，系统自动发出一股气体压平角膜，监视器上自动显示眼压。

二、眼部用药法

（一）滴眼液的使用

1. 目的 用于预防、治疗眼病；用于散瞳、缩瞳和眼部表面麻醉等。

2. 用物准备 滴眼液、滴管或滴瓶、消毒棉签等。

3. 操作步骤

（1）操作前洗手，戴口罩。核对病人的姓名、眼别，滴眼液名称、浓度，检查滴眼液是否变色、混浊或有沉淀，向病人说明滴眼药水的目的和配合方法。

（2）嘱病人取坐位或仰卧位，头稍向后仰。

（3）操作者左手持棉签或用左手向下轻轻拉开病人的下睑，嘱病人眼睛向上注视。右手持滴管或滴眼液瓶，先挤出1～2滴，在距眼球1～2 cm处，将药液滴入下穹窿部1～2滴，轻提上眼睑并覆盖眼球，使药液弥散于结膜囊内。

（4）嘱病人闭眼并用棉签按压泪囊区2～3 min。

4. 注意事项

（1）药液不可直接滴在角膜上，滴药时滴管口勿触及睑缘、睫毛或手指，以免污染。

（2）滴药时动作要轻巧，勿压迫眼球，特别是手术后及有角膜溃疡的病人。

（3）滴药后即刻按压泪囊区2～3 min，防止药液经泪道到鼻腔、口腔。尤其是某些特殊药物，如阿托品、毛果芸香碱等，为了减少药物吸收产生的毒副作用，应于滴药后立即用手指按压泪囊区。

（4）双眼滴药时，先滴健眼，后滴患眼；滴眼液与眼药膏同时应用时，先滴滴眼液，后涂眼药膏；滴两种以上滴眼液时，要至少间隔5 min；易沉淀的滴眼液要摇匀后再用。

（二）眼药膏的使用

1. 目的

（1）防治眼部疾病。

（2）常用于眼部手术前后抗感染、眼睑闭合不全、绷带加压包扎前需保护角膜以及需做睑球分离的病人。

2. 用物准备 眼药膏、消毒圆头玻璃棒、消毒棉签。

3. 操作步骤

（1）操作前洗手，戴口罩。核对病人的姓名、眼别、眼药膏名称、有效期，向病人说明涂眼

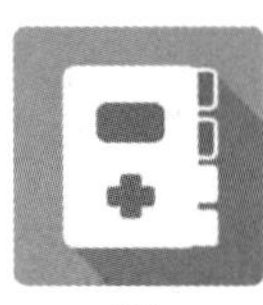
Note

药膏的目的和配合方法。

(2) 病人取坐位或仰卧位,头向后仰,眼睛向上注视。

(3) 操作者左手持棉签或用左手向下轻轻拉开病人的下睑,嘱病人眼睛向上注视。右手持眼药膏软管,先将眼药膏挤去一小段,将眼药膏直接挤入下穹窿部。或右手持玻璃棒蘸少许眼药膏,将玻璃棒连同眼药膏平放于下穹窿部,嘱病人轻闭眼睑,同时转动玻璃棒沿水平方向抽出。

(4) 嘱病人闭眼 1～2 min,轻轻按摩眼睑使眼药膏在结膜囊内分布均匀。

4. 注意事项

(1) 涂眼药膏前检查玻璃棒是否光滑完整,避免损伤眼睛。玻璃棒用后及时消毒备用。

(2) 直接涂眼药膏时,注意软管口不要接触任何眼部的表面,以免污染或划伤。

(3) 眼药膏比滴眼液在结膜囊内停留时间长,作用时间久,可减少用药次数,但眼药膏影响视力,应在睡前或手术后使用。

三、球结膜下注射法

(一) 目的

将药物直接注射到球结膜下,以提高药物在眼局部的浓度,增强药物作用,延长药物作用的时间,常用于治疗眼球前段的疾病。

(二) 用物准备

注射药物、2 mL 注射器、4～5 号针头、1%丁卡因溶液、消毒棉签、纱布眼垫、胶布、抗生素滴眼液或抗生素眼药膏。

(三) 操作步骤

(1) 操作前洗手,戴口罩。核对病人的姓名、眼别、药物的名称及剂量。向病人说明球结膜下注射的目的和配合方法。

(2) 病人取坐位或仰卧位。

(3) 患眼滴 1%丁卡因溶液,表面麻醉 2 次,间隔 3～5 min。

(4) 操作者左手拇指拉开病人的下睑,令病人眼向内上方注视,以暴露靠近穹窿部的球结膜。右手持装有药液的注射器,与眼球表面成 10°～15°,避开球结膜血管,将针头刺入距角膜缘 5～6 mm 颞侧近穹窿部的球结膜下,轻轻挑起球结膜进针 3～4 mm,缓慢注入药液,该处球结膜呈鱼泡样隆起。

(5) 注射完毕,拔出针头,滴抗生素滴眼液,闭目休息片刻,观察有无不良反应,无反应则以纱布包扎患眼。

(四) 注意事项

(1) 进针时,嘱病人切勿转动眼球或头部,以免伤及角膜。

(2) 对于无法配合或眼球震颤者,可用开睑器开睑及固定镊固定眼球后再行注射。

(3) 多次注射应更换位置,避免形成瘢痕。必要时也可选上方球结膜注射,嘱病人眼球向鼻下方转动,在角膜缘 5～6 mm 以外的颞上方球结膜进针。

四、泪道、结膜囊冲洗法

(一) 泪道冲洗法

1. 目的　用于泪道疾病的诊断、治疗及内眼手术前的泪道清洁。

2. 用物准备　注射器、泪道冲洗针头、泪点扩张器、1%丁卡因溶液、消毒棉签和棉球、生

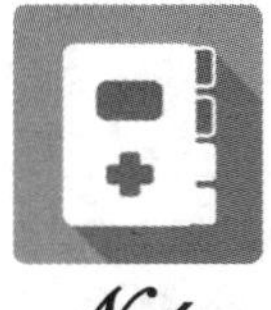

Note

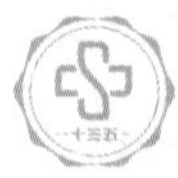

理盐水、抗生素滴眼液。

3. 操作步骤

(1) 操作前洗手,戴口罩。核对病人的姓名、眼别,向病人说明泪道冲洗的目的和配合方法。

(2) 病人取坐位或仰卧位。

(3) 操作者用示指轻轻按压泪囊区将其中的分泌物挤出,然后将蘸有1%丁卡因溶液的棉球夹于上下泪点之间,嘱病人闭眼麻醉3 min。

(4) 操作者以左手拇指轻轻牵拉病人的下睑暴露下泪点。

(5) 右手持装有生理盐水的注射器,将针头垂直插入下泪点1~2 mm,再水平方向转向鼻侧,顺泪小管推进5~6 mm,固定并缓慢注入药液。

(6) 冲洗完毕,滴入抗生素滴眼液并记录冲洗情况。泪道通畅者,冲洗药液顺利流入鼻腔或咽部,否则泪道狭窄或阻塞;若有黏液或脓液自泪点反流,则为慢性泪囊炎。

4. 注意事项

(1) 若病人泪点狭小,则应先用泪点扩张器进行扩张,再进行冲洗。

(2) 动作要轻柔,如果进针遇到阻力,切不可强行推进,以免损伤泪道。

(3) 注入冲洗液时,如出现皮下肿胀,为针头误入皮下,应立即停止冲洗并酌情给予抗感染药物,以防发生蜂窝组织炎。

(二) 结膜囊冲洗法

1. 目的 清除结膜囊内异物、酸碱物质和分泌物;眼部手术前常规清洁。

2. 用物准备 洗眼壶、受水器、冲洗液、消毒棉签、治疗巾、弯盘、抗生素滴眼液。

3. 操作步骤

(1) 操作前洗手,戴口罩。核对病人的姓名、眼别,向病人说明结膜囊冲洗的目的和配合方法。

(2) 病人取坐位,头稍向后仰,并倾向冲洗侧,嘱病人持受水器紧贴面颊部,将治疗巾放于患侧肩头。

(3) 撑开睑裂,操作者持洗眼壶先冲洗眼睑及周围皮肤,让病人适应,消除紧张。然后翻转上下睑,冲洗结膜囊。冲洗时洗眼壶距离眼球3~4 cm,冲洗时嘱病人上下左右转动眼球,充分冲洗结膜囊各部位。

(4) 冲洗完毕,用棉签擦去面部水滴,取下受水器,滴入抗生素滴眼液。

4. 注意事项

(1) 冲洗前,如眼睛有分泌物,先擦净分泌物再做冲洗。

(2) 儿童冲洗时应取仰卧位,注意固定儿童头部,并拉开眼睑后进行冲洗。

(3) 冲洗液要温度适宜,天气寒冷时可给冲洗液加温。

(4) 冲洗液勿直冲角膜,洗眼壶不能接触眼部,以防污染或划伤眼球。

(5) 对于有化学伤的病人要争分夺秒,反复多次冲洗。确定化学伤类型后,选择能中和的冲洗液进行冲洗。

(6) 有眼球穿通伤及接近穿孔的角膜溃疡的病人严禁冲洗。

五、剪眼睫毛法

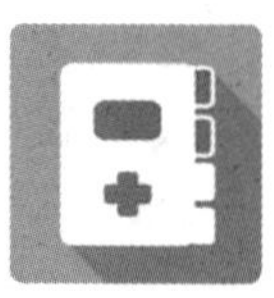
Note

(一) 目的

用于眼科手术前清洁术区,也可防止眼睫毛落入眼内。

（二）用物准备

眼药膏或凡士林、剪刀、消毒棉签、眼垫。

（三）操作步骤

(1) 操作前洗手，戴口罩。核对病人的姓名、眼别，向病人说明剪眼睫毛的目的和配合方法。

(2) 病人取仰卧位。操作者在剪刀两叶上涂上红霉素眼药膏，来粘住剪下的眼睫毛。

(3) 剪上睑眼睫毛时，嘱病人向下看，操作者用手指推压上睑皮肤，使睑缘稍向外翻，沿眼睫毛根部剪下眼睫毛，用眼垫拭净剪下的眼睫毛；剪下睑眼睫毛时，病人向上看，操作者用手指推压下睑皮肤，使睑缘稍向外翻，剪下睫毛，用眼垫拭净剪下的眼睫毛。

(4) 剪刀消毒备用。

（四）注意事项

(1) 嘱病人头部固定不动，切勿晃动。

(2) 剪眼睫毛时，注意不要剪到眼睑皮肤。

(3) 若有眼睫毛进入结膜囊，则用消毒棉签蘸眼药膏，将眼睫毛粘出或进行结膜囊冲洗。

六、睑腺脓肿切开引流法

（一）目的

排出脓液，使炎症消退，促进病灶痊愈。

（二）用物准备

75%酒精、一次性无菌尖刀片、灭菌引流条、无菌手套、无菌镊子、眼带、胶布、抗生素眼药膏。

（三）操作步骤

(1) 操作前洗手，戴口罩。核对病人的姓名、眼别，向病人说明手术的目的和配合方法。

(2) 外睑腺炎病人眼睑皮肤消毒后，操作者左手手指固定病灶两侧的眼睑皮肤，右手用尖刀片在波动感最明显处的低位处，做一与睑缘平行的切口，排除脓液，用棉签擦净。若脓肿较大可放置引流条。

(3) 内睑腺炎切开时先滴丁卡因溶液表面麻醉，然后翻转眼睑，用左手拇指固定睑缘，用尖刀片在睑结膜脓点最明显处做垂直于睑缘的切口，排除脓液，用棉签擦净。若脓肿较大可放置引流条。

(4) 结膜囊内涂抗生素眼药膏，遮盖无菌眼垫。

(5) 洗手、签字，告知注意事项与换药复诊时间。

（四）注意事项

(1) 手术前、后切勿挤压脓头，以免感染扩散而引起眼眶蜂窝组织炎和海绵窦血栓等严重并发症。

(2) 外睑腺炎切口应与睑缘平行，避免损伤眼轮匝肌。内睑腺炎切口应与睑缘垂直，避免损伤睑板腺。

(3) 脓肿尚未充分形成时，不要过早切开，以防炎症扩散。

小　结

本节主要介绍了眼科常用检查和护理技术操作的操作步骤及注意事项。眼科常用检查包

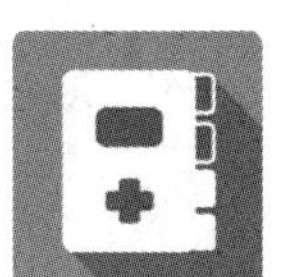

Note

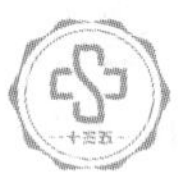

能力检测 2

括眼附属器检查、眼球前段检查、眼球后段检查、视力检查、视野检查、色觉检查、暗适应检查、眼压检查，护士应掌握眼科常用检查的操作方法，能对病人的临床状况和眼部功能状态做出准确的临床评估。眼科常用护理操作包括滴眼液和眼药膏的使用、球结膜下注射法、泪道冲洗法、结膜囊冲洗法、剪眼睫毛法、睑腺脓肿切开引流法。操作中应尽量做到动作规范、准确、轻柔，尽可能减轻病人的痛苦。

（李巧会）

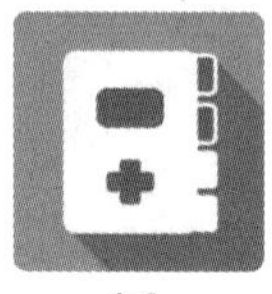
Note

第三章　眼科常见疾病病人的护理

第一节　眼睑及泪器疾病病人的护理

本章 PPT

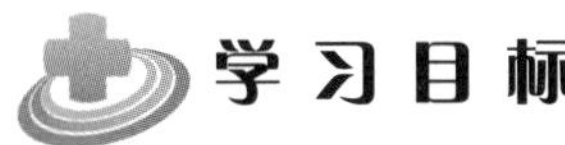

掌握：睑腺炎、睑板腺囊肿及泪囊炎病人的护理评估、主要诊断和护理措施。
熟悉：慢性泪囊炎与急性泪囊炎在护理评估、治疗要点、护理措施上的区别。
了解：睑内翻与倒睫、睑外翻及上睑下垂病人护理评估和护理措施。

一、睑腺炎病人的护理

情景导入

病人，女，16 岁，主诉右上眼睑疼痛、红肿 1 天，到医院眼科就诊。既往体健。检查：体温 36.5 ℃，右上眼睑弥散性红肿，压痛明显。未见其他异常。如果你是责任护士。

工作任务：

1. 为该病人进行护理评估。
2. 为该病人制订正确的护理措施。

【概述】

睑腺炎又称麦粒肿，是眼睑腺体的急性化脓性炎症，多见于儿童及青年人。按其感染的腺体不同，可分为内睑腺炎和外睑腺炎。睑板腺感染，称为内睑腺炎；睫毛毛囊或其附属皮脂腺、汗腺感染，称为外睑腺炎，大多为金黄色葡萄球菌侵入眼睑腺体引起的感染。

【护理评估】

1. 健康史　了解病人有无糖尿病等慢性病史及用眼卫生习惯情况；评估病人眼睑肿痛的时间、程度，有无挤压或针挑，有无体温升高及用药史。

2. 身体状况　主要表现为患侧眼睑出现红、肿、热、痛等急性炎症症状，通常水肿越重，疼痛越重，部分病人可伴有同侧耳前淋巴结肿大。

(1) 外睑腺炎：炎症反应集中在睑缘睫毛根部，红肿范围较弥散。若感染靠近外眦，常引起眼睑及球结膜水肿，脓点常溃破于皮肤面。

(2) 内睑腺炎：炎症常局限于睑板腺内，肿胀较局限，有硬结，疼痛较外睑腺炎剧烈，病程较长。睑结膜局限充血、肿胀，脓点常溃破于睑结膜面。

Note

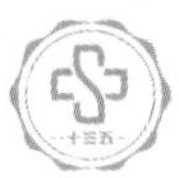

睑腺炎可自行破溃，脓液流出后炎症明显减轻。如果致病菌毒力较强，炎症可扩散至整个眼睑形成蜂窝组织炎或败血症，可伴有发热、寒战、头痛等全身中毒症状。

3. 心理-社会状况 睑腺炎起病较急，伴有疼痛不适，影响外观，病人常有焦虑、烦躁情绪。注意评估病人的年龄、性别、生活和工作环境。尤其在脓肿未破溃前，病人易自行挤压或用针挑，应评估病人对本病的认知程度。

4. 辅助检查 可进行分泌物培养及药物敏感试验，但临床上很少选用。

【护理诊断】

1. 疼痛 与眼睑腺体炎症有关。

2. 潜在并发症 眼睑蜂窝组织炎、海绵窦脓毒血栓等。

3. 知识缺乏 缺乏正确处理睑腺炎的知识。

【护理目标】

(1) 病人疼痛减轻或消失。

(2) 未出现并发症。

(3) 病人了解正确处理睑腺炎的知识。

【护理措施】

1. 一般护理 指导病人早期局部热敷，促进血液循环，有利于炎症消散和缓解疼痛。热敷时应特别注意温度，以防烫伤。常用方法有以下几种。

(1) 气性热敷法：将保温瓶装满开水并在瓶口覆盖一层消毒纱布，嘱病人眼部靠近瓶口，并将干净的双手围成筒状，使热气集中于眼部。温度以病人能耐受为宜，每天 3 次，每次 15～20 min。

(2) 干性热敷法：用装有 2/3 满的热水袋，外裹多层纱布，将它直接放于患眼处。温度一般在 40 ℃左右，每天 3 次，每次 15～20 min。

(3) 湿性热敷法：嘱病人闭上眼睛，先在患眼部涂上凡士林，再将消毒的湿热纱布拧干盖上，温度以病人能耐受为宜。每 5～10 min 更换一次，每次更换 2～3 遍，每天 2～3 次。

2. 用药护理 指导病人使用抗生素滴眼液及涂眼药膏。有全身中毒症状者应及时全身应用抗生素。

3. 手术护理 脓肿形成后，如未破溃或引流排脓不畅者，应切开引流。外睑腺炎应在皮肤面切开，切口与睑缘平行，减少瘢痕形成；内睑腺炎则在结膜面切开，切口与睑缘垂直，以免过多地伤及睑板腺管。脓肿尚未成熟时，不要过早挤压，以免炎症扩散，引起败血症或海绵窦脓毒血栓，危及病人生命。

4. 健康教育

(1) 向病人讲解与睑腺炎相关的知识，告知病人脓肿未成熟前，切忌挤压或用针挑，以免引起炎症扩散，导致眼睑蜂窝组织炎，甚至引起海绵窦脓毒血栓而危及病人生命。

(2) 养成良好的卫生习惯，不用脏手或不洁手帕揉眼。

(3) 反复发作者，应加强锻炼，提高免疫力，积极治疗原发病，如慢性结膜炎、睑缘炎或屈光不正等。

【护理评价】

(1) 病人疼痛感是否减轻，引流排脓后疼痛是否消失。

(2) 病人有无眼睑蜂窝组织炎、海绵窦脓毒血症等并发症发生。

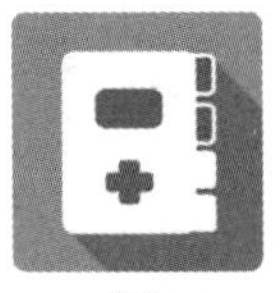

Note

二、睑板腺囊肿病人的护理

【概述】

睑板腺囊肿又称霰粒肿，是睑板腺慢性无菌性肉芽肿性炎症，是常见的眼睑炎症，以上睑居多。主要原因是由于慢性结膜炎或睑缘炎，导致睑板腺排出口阻塞，腺体分泌物潴留在睑板内，对周围组织产生慢性刺激而引起。常见于青少年及中壮年，可能与睑板腺分泌功能旺盛有关。

【护理评估】

1. 健康史 评估病人的年龄，了解病人眼睑肿块发生的时间、部位及大小，有无睑板腺囊肿反复发作史，是否进行过病理检查。

2. 身体状况

(1) 较小的囊肿无明显自觉症状，常偶然发现，以无痛性肿块就医。

(2) 较大的囊肿可引起眼睑皮肤隆起，在眼睑皮下可触及大小不一的圆形肿块，无触痛，与皮肤不粘连，相应的睑结膜面呈紫红色充血。囊肿偶可自结膜面破溃，排出脂肪样物质后形成肉芽肿，有摩擦感。

(3) 继发感染时，临床表现与内睑腺炎相似。但症状轻，切开后有脓性物质流出。

3. 心理-社会状况 评估病人的情绪状态；对于反复发作者，注意有无情绪低落及缺乏治疗的信心；了解病人及家属对疾病的认知程度。

4. 辅助检查 对于反复发作或年老的睑板腺囊肿者，应将切片标本送病理检查，以排除睑板腺癌的可能。

【护理诊断】

1. 知识缺乏 缺乏睑板腺囊肿的防治知识。

2. 有感染的危险 与未及时就诊有关。

【护理目标】

(1) 病人掌握睑板腺囊肿的防治知识。

(2) 病人睑板腺囊肿得到及时有效处理，无感染发生。

【护理措施】

1. 用药护理 遵医嘱进行局部或全身用药，指导热敷。

2. 密切观察病情变化 小而无症状的睑板腺囊肿一般无须治疗，囊肿可自行吸收。较大的睑板腺囊肿可进行热敷，或用抗生素、糖皮质激素向囊肿腔内注射以促进其吸收。若继发感染，处理与内睑腺炎相同。

3. 手术护理 配合医生做好睑板腺囊肿刮除术。

(1) 按外眼手术常规准备：查凝血功能，抗生素滴眼液滴眼及面部皮肤清洁。

(2) 在睑结膜面做与睑缘垂直的切口，连同囊膜及内容物一并刮除，术后创口不用缝合。

(3) 术后用手掌鱼际部位间断压迫眼部 10～15 min，观察局部有无出血。

(4) 涂抗生素眼药膏，并用眼垫遮盖。

(5) 对于反复发作或年老的睑板腺囊肿者，应将标本送病理检查。

【护理评价】

(1) 病人睑板腺囊肿是否得到及时有效处理，有无继发感染发生。

(2) 病人能否进行自我护理，如热敷、滴药等。

三、睑内翻与倒睫病人的护理

【概述】

睑内翻是指睑缘向眼球方向内卷，部分或全部睫毛倒向眼球的一种眼睑位置异常。倒睫是一种睑缘位置正常而睫毛倒向眼球刺激角膜和球结膜的睫毛位置异常。睑内翻常与倒睫并存。多由睑结膜与睑板瘢痕性收缩，眼睑皮肤和皮下组织萎缩变薄，发育不良引起。

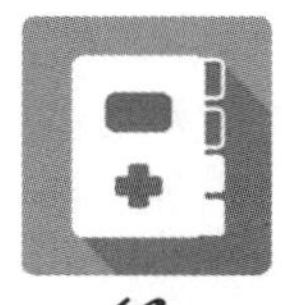

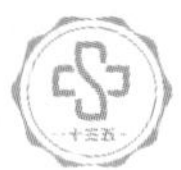

【护理评估】

1. 健康史 了解病人眼部疾病史，如沙眼、白喉性结膜炎；有无眼化学伤病史；婴幼儿出生时有无睑内翻等。

2. 身体状况 先天性睑内翻常为双侧，痉挛性和瘢痕性睑内翻多为单侧。常见症状为异物感、畏光、流泪、眼睑痉挛等。检查发现睑缘向眼球方向内卷，睫毛内翻，倒向眼球，刺激球结膜和角膜，导致结膜充血，角膜上皮脱落、溃疡、角膜新生血管形成及角膜瘢痕，并伴有不同程度的视力障碍，若继发感染，可发展为角膜溃疡。

3. 心理-社会状况 评估病人有无焦虑、紧张等不良情绪及疾病对病人学习、工作的影响。评估病人对疾病的认知、用眼卫生知识和用眼习惯等。

【护理诊断】

1. 慢性疼痛 与睫毛刺激角结膜有关。

2. 潜在并发症 角膜炎症、角膜瘢痕。

【护理目标】

(1) 病人异物感、疼痛感减轻甚至消失。

(2) 较少或无并发症发生。

【护理措施】

(1) 做好心理护理，告知病人疼痛出现的原因，缓解病人焦虑心理。

(2) 对于先天性睑内翻，随着年龄的增长，轻型睑内翻可逐渐改善。若5～6岁仍有睑内翻、倒睫，可考虑穹窿部行眼睑皮肤穿线手术。瘢痕性睑内翻常用术式有睑板部分切除术、睑板切断术及缝线术。遵医嘱做好手术矫正准备，按外眼手术常规护理。

(3) 若仅有1～2根倒睫，可用镊子拔除，或采用较彻底的方法即睫毛电解法，通过电解破坏倒睫的毛囊，减少倒睫再生机会。

(4) 遵医嘱给予抗生素滴眼液滴眼，预防角膜炎的发生。

(5) 做好健康宣教，让病人了解倒睫对角膜的危害，及时治疗。

【护理评价】

(1) 病人异物感、畏光、流泪刺痛感是否缓解。

(2) 有无并发症发生。

四、睑外翻病人的护理

【概述】

睑外翻是指睑缘向外翻转离开眼球，睑结膜不同程度地暴露在外，严重者常合并睑裂闭合不全。

【护理评估】

1. 健康史 了解病人有无眼部外伤史，如眼部创伤、烧伤、化学伤；有无神经系统疾病，如面神经麻痹；有无甲状腺疾病、先天性青光眼等。老年人要注意有无向下擦泪的习惯。

2. 身体状况 常有泪溢、畏光、疼痛等症状。轻度睑外翻病人常见症状为溢泪，因睑缘离开眼球，泪小点不能与泪湖紧密接触；重度病人由于睑结膜长时间地暴露在外，引起结膜充血、干燥、肥厚及角化，最后导致角膜上皮脱落、溃疡，角膜新生血管形成及角膜瘢痕形成，出现不同程度的视力障碍。

3. 心理-社会状况 睑外翻病人因外观受到影响，容易产生自卑感、孤独感，不愿意与他人交往。如果是因为眼外伤引起，病人多一时不能接受突然发生的事实而产生焦虑、恐惧，甚至绝望等心理，或对手术矫正期望值过高等。

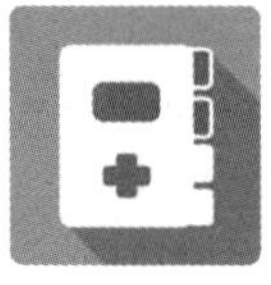

Note

【护理诊断】

1. 潜在并发症 暴露性角膜炎或溃疡、眼干燥症。

2. 舒适改变 与睑外翻和眼睑闭合不全有关。

3. 自我形象紊乱 与睑外翻和眼睑闭合不全导致容貌改变有关。

【护理目标】

(1) 无并发症发生。

(2) 病人自觉舒适，症状得到改善。

(3) 病人正确对待疾病，积极配合治疗。

【护理措施】

(1) 指导病人正确擦拭泪液的方法即用手帕由下睑向上擦拭，否则长期向下擦拭可加重睑外翻。

(2) 遵医嘱眼部滴用抗生素滴眼液，防止角膜炎症发生。睑裂闭合不全者，应在结膜囊内涂大量抗生素眼药膏后，再以眼垫遮盖。严重睑裂闭合不全者，可用"湿房"即透明塑料片或胶片做成的锥形空罩覆盖眼上，周围空隙用胶布密性封闭，利用蒸发的泪液保持眼球的湿润，或戴软性角膜接触镜；也可行暂时性睑缘缝合，以保护角膜。

(3) 病人因容貌受损，常产生自卑感，应多与病人交谈，对其进行心理疏导，使其正确对待疾病，配合治疗。

(4) 需要手术的病人，按照眼部手术护理常规进行准备。

(5) 做好健康宣教，让病人了解睑外翻引起的结膜干燥症、暴露性角膜炎的危害。

【护理评价】

(1) 病人有无并发症发生。

(2) 病人溢泪症状是否减轻。

(3) 病人是否能正确对待疾病，树立信心，是否能恢复正常人际交往。

五、上睑下垂病人的护理

【概述】

上睑下垂指由于提上睑肌和 Müller 肌的功能不全或丧失，导致上睑部分或全部下垂，即在向前方注视时上睑缘遮盖超过角膜上部的 1/5 或遮盖角膜上缘超过 2 mm。遗传病、神经系统或其他系统疾病、重症肌无力及机械性开睑运动障碍等均可引起上睑下垂。

【护理评估】

1. 健康史 了解病人有无神经系统疾病和家族遗传史，患病时间及治疗情况。

2. 身体状况

(1) 先天性上睑下垂者为常染色体显性遗传，病变多为双侧，出生时睑裂不能睁开到正常大小，伴视力障碍及弱视，常有抬头仰视、皱额、耸肩等现象。此外还可伴有其他眼睑发育异常如内眦赘皮、内眦间距过宽、睑裂狭小及眼球震颤等。

(2) 获得性上睑下垂者多为单侧，多有其他神经系统病变，如动眼神经麻痹可伴有眼外肌麻痹，提上睑肌损伤有外伤史，交感神经损伤有 Horner 综合征；重症肌无力所致的上睑下垂者，其特点为晨轻暮重，肌疲劳试验阳性，注射新斯的明后症状明显减轻。

3. 心理-社会状况 睁眼困难、两眼大小不对称等导致容貌、形象受损，病人可出现自卑心理。护士应评估病人的情绪状况。

【护理诊断】

1. 自我形象紊乱 与上睑下垂影响容貌有关。

2. 感知障碍 如视力障碍与上睑下垂遮盖瞳孔有关。

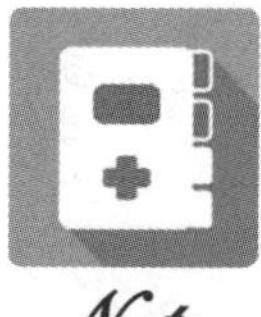

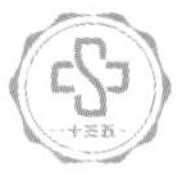

3. 知识缺乏 缺乏疾病治疗的有关知识。

【护理目标】

(1) 病人能正确对待疾病，保持良好情绪。

(2) 视功能提高或恢复正常。

(3) 了解有关疾病治疗的知识，积极配合药物或手术治疗。

【护理措施】

(1) 先天性上睑下垂者应尽早手术，常用手术方法有提上睑肌缩短术和额肌悬吊术。按外眼手术护理，术前不需剪短睫毛。

(2) 术后特别注意有无缝线和睫毛刺激角膜，了解眼睑闭合状态、角膜暴露程度及穹窿部结膜脱垂情况等；保持局部创口干燥，一般术后加压包扎 24 h，术后 7 天拆线。

(3) 对于获得性上睑下垂病人，护士应帮助病人寻找病因，以便对照病因进行治疗。

(4) 教病人涂眼药膏和保护角膜的方法，防止眼睑闭合不全引起角膜并发症。

(5) 耐心地进行心理护理，鼓励病人表达思想，消除病人自卑心理。

【护理评价】

(1) 病人视力是否提高。

(2) 病人是否能正确对待疾病，树立信心，并恢复正常人际交往。

六、泪囊炎病人的护理

【概述】

泪囊炎是泪囊黏膜卡他性或化脓性炎症，是常见的泪道疾病，临床上分为慢性泪囊炎、急性泪囊炎和新生儿泪囊炎，临床上以慢性泪囊炎多见，多发生于中老年女性。

由于鼻泪管狭窄或阻塞，导致泪液在泪囊内滞留，随着细菌生长繁殖对泪囊内壁黏膜刺激而引起炎症。致病菌有肺炎双球菌、葡萄球菌、链球菌等。新生儿泪囊炎是由于鼻泪管下端胚胎性残膜没有退化，阻塞鼻泪管下端所致。

【护理评估】

1. 健康史 评估病人的年龄、文化程度及对疾病的认知。评估病人有无结膜炎、沙眼、鼻炎、鼻窦炎、鼻息肉等病史。

2. 身体状况

(1) 慢性泪囊炎：以溢泪为主要症状。可见内眦部皮肤浸渍、充血、糜烂、甚至出现湿疹，结膜充血。压迫泪囊区或进行泪道冲洗时有大量黏液或黏液脓性分泌物自泪小点溢出。分泌物大量滞留时，泪囊扩张，易形成泪囊黏液性囊肿。分泌物培养可找到化脓性细菌。

(2) 急性泪囊炎：患眼充血、流泪，有脓性分泌物；泪囊区皮肤红肿，触之坚实、剧痛，炎症可扩散至眼睑、鼻根及面颊部，甚至可引起眶蜂窝组织炎，严重时伴畏寒、发热等全身症状。

(3) 新生儿泪囊炎：多于出生后 6 周出现眼分泌物增多和溢泪症状，挤压泪囊区有黄白色脓性分泌物或明胶样黏液自泪小点溢出，常伴结膜充血。

3. 心理-社会状况 因经常溢泪，眼部皮肤潮红、糜烂，导致病人情绪较差。慢性泪囊炎不直接影响视力，部分病人不够重视，缺乏对其潜在威胁的认识。

4. 辅助检查 血常规检查可见白细胞计数增高；泪道造影检查可了解泪囊的大小及阻塞部位、阻塞程度；分泌物细菌培养，可指导选择有效抗生素。

【护理诊断】

1. 舒适改变 与泪囊炎致溢泪有关。

2. 知识缺乏 缺乏与泪囊炎相关的防治及治疗知识。

3. 潜在并发症 角膜炎、眼内感染等。

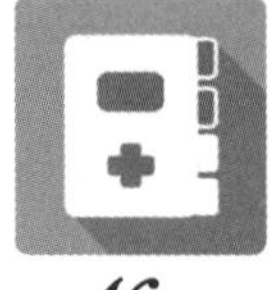

【护理目标】

(1) 病人自觉舒适,流泪、溢泪症状减轻。

(2) 病人了解泪囊炎预防、治疗及其危害性的相关知识。

(3) 无并发症发生。

【护理措施】

1. 生活护理 注意休息,清淡饮食。急性期指导病人正确使用热敷或超短波物理治疗缓解疼痛。

2. 用药护理 遵医嘱指导病人正确使用抗生素滴眼液,如诺氟沙星滴眼液、氯霉素滴眼液等,每天 4～6 次。用药前应先按压泪囊区或行泪道冲洗,排空泪囊内分泌物,以利药物吸收。

3. 泪道冲洗 急性期忌泪道冲洗,以免导致感染扩散;慢性期应用生理盐水加抗生素进行冲洗,每周 1～2 次。

4. 手术护理 长期溢泪者,护士应在病人炎症控制后协助医生做好泪囊鼻腔吻合术、泪囊摘除术或鼻内镜下鼻腔泪囊造口术的围手术期护理。

(1) 术前护理:向病人解释手术过程,消除病人紧张、焦虑的情绪,以取得病人的配合;术前 3 天用抗生素滴眼液,冲洗泪道;术前 1 天用 1%麻黄碱滴鼻,以收缩鼻黏膜,利于引流及预防感染。

(2) 术后护理:①术后取半坐卧位,有利于伤口积血的引流。出血量较多者,可行面颊部冷敷。②切口加压包扎 2 天,注意鼻腔填塞物和引流管的正确位置,嘱病人勿牵拉填塞物及用力擤鼻,观察伤口出血情况。手术当天勿进食过热食物。③用 1%麻黄碱滴鼻,收缩鼻黏膜,利于止血和引流。④术后第 3 天开始连续进行泪道冲洗,保持泪道通畅。⑤7 天后拆除皮肤缝线,同时拔去引流管,嘱病人定期复查。

5. 健康教育

(1) 积极治疗泪囊炎,预防角膜炎和眼内感染等并发症的发生。

(2) 告知病人尽早治疗沙眼、慢性鼻炎、鼻中隔偏曲等疾病,预防泪囊炎的发生。

(3) 病人结膜囊经常处于被污染状态,成为眼部的一个感染病灶。一旦角膜外伤或做内眼手术时可并发角膜溃疡、化脓性眼内炎等疾病,导致视力下降或致盲。

【护理评价】

病人是否自觉泪囊区红肿、疼痛消失。

小　结

睑腺炎是眼睑腺体的急性化脓性炎症,主要表现为患侧眼睑出现红、肿、热、痛等急性炎症症状,早期局部热敷,应用抗生素滴眼液及涂眼药膏;脓肿形成后,应切开引流。睑板腺囊肿是睑板腺慢性无菌性肉芽肿性炎症,小而无症状者一般无须治疗,较大的睑板腺囊肿需要处理。睑内翻是指睑缘向眼球方向内卷。睑外翻是指睑缘向外翻转离开眼球。泪囊炎是泪囊黏膜卡他性或化脓性炎症,临床上以慢性泪囊炎多见,多发生于中老年女性,以溢泪为主要症状,应用生理盐水加抗生素进行泪道冲洗。新生儿泪囊炎多于出生后 6 周出现眼分泌物增多和溢泪症状。

能力检测 3

(邱　婕)

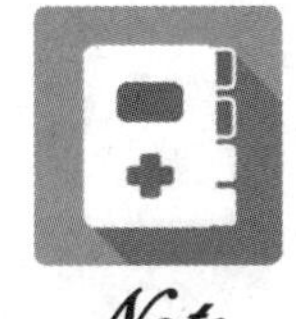
Note

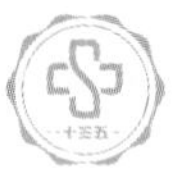

第二节　结膜及角膜疾病病人的护理

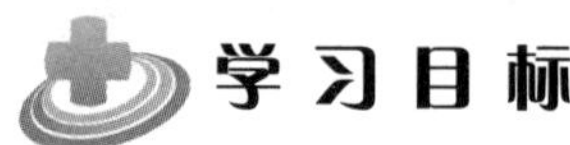

掌握：急性细菌性结膜炎、角膜炎病人的护理评估、护理诊断和护理措施。
熟悉：病毒性结膜炎、沙眼病人的护理评估、护理诊断和护理措施。
了解：免疫性结膜炎、角结膜干燥症病人的护理评估和护理措施。

一、急性细菌性结膜炎病人的护理

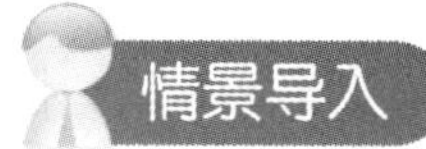

病人，男，16岁，主诉因双眼红、痒、涩3天就诊。询问健康史得知，前几天去河里游泳，回来即感觉眼睛不舒服，怕光，流泪，分泌物增多，每天起床时上下睫毛被粘住。检查：双眼视力1.0，眼睑肿胀，结膜充血，结膜囊内有大量脓性分泌物。如果你是责任护士。

工作任务：

1. 为该病人提出主要的护理诊断。
2. 为该病人制订正确的护理措施。
3. 为该病人提供健康教育。

【概述】

急性细菌性结膜炎是细菌感染引起的急性结膜炎症的总称，其主要特征为显著的结膜充血和黏液性或脓性分泌物，具有传染性和流行性。临床上可分为急性卡他性结膜炎和淋球菌性结膜炎。

(1) 急性卡他性结膜炎：以革兰阳性球菌感染为主的急性结膜炎，俗称"红眼病"。常见的致病菌为肺炎双球菌、葡萄球菌等。多见于春季和秋季，发病急，传染性强，可以散发或流行于家庭、学校或其他集体场所。

(2) 淋球菌性结膜炎：由奈瑟淋球菌感染所致，是一种传染性强、破坏性很大的超急性化脓性结膜炎，俗称"脓漏眼"。多发生于新生儿，常因通过患有淋菌性阴道炎的母体产道分娩而感染，成年人主要因接触患有淋菌性尿道炎的自身或他人的分泌物而感染。

【护理评估】

1. 健康史　询问病人发病前是否与急性卡他性结膜炎病人接触，或在其生活、工作环境中有急性卡他性结膜炎流行病史。对新生儿淋球菌性结膜炎要了解其母亲是否患有淋菌性阴道炎。对成年人淋球菌性结膜炎要了解其本人是否是淋菌性尿道炎病人。

2. 身体状况

(1) 急性卡他性结膜炎：潜伏期为1～3天，双眼同时或先后发病。眼部有明显的灼热感、畏光、流泪等刺激症状，严重者可伴有发热等全身症状。检查：可见眼睑肿胀，结膜充血显著，呈鲜红色，重者可有点片状出血。结膜表面有大量黏液性或脓性分泌物，晨起时上下睫毛常被粘住，睁眼困难。视力一般不受影响。本病一般有自限性，发病第3～4天达高峰期，以后逐渐

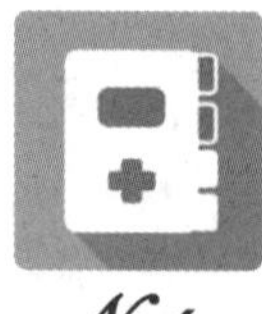

减弱，第 10～14 天可痊愈。

(2) 淋球菌性结膜炎：发病急速，多双眼受累。新生儿出生后第 2～5 天发病。表现为畏光、流泪等，早期分泌物为浆液性，后转为大量脓性，不断从睑裂溢出，故称"脓漏眼"。眼睑、结膜高度水肿，严重者球结膜可突出于睑裂之外，可有假膜形成。严重者可并发角膜溃疡、角膜穿孔、眼内炎等疾病。常伴有耳前淋巴结肿大、压痛。婴儿的淋球菌性结膜炎可并发身体其他部位的化脓性炎症，如关节炎、脑膜炎、败血症等。成年人潜伏期为 10 h 至 2～3 天，症状相对较轻。

3. 心理-社会状况 急性细菌性结膜炎起病急、充血严重、分泌物多等，影响外观，病人大多表现为焦虑、恐惧情绪；因传染性结膜炎要消毒隔离，病人易感到孤独、恐惧。

4. 辅助检查 结膜刮片、分泌物涂片可发现大量多形核白细胞和细菌，对重症及顽固者要进行细菌培养，有全身症状者可进行血培养。

【护理诊断】

1. 舒适改变 眼痛、异物感、灼热感等。

2. 潜在并发症 角膜溃疡、角膜穿孔。

3. 知识缺乏 缺乏相关防治知识。

4. 心理改变 焦虑、恐慌、孤独感。

【护理目标】

(1) 病人不适症状减轻或消失。

(2) 未出现并发症。病人的体温恢复正常。

(3) 病人了解急性细菌性结膜炎的相关防治知识。

(4) 病人心理状况减轻或消除。

【护理措施】

1. 结膜囊冲洗 常用生理盐水、3%硼酸溶液等冲洗，淋球菌性结膜炎选用 1∶5000 青霉素溶液。注意病人头偏向患侧，避免交叉感染。若有假膜，先去除假膜后再冲洗。

2. 遵医嘱留取结膜囊内分泌物 做细菌培养及药物敏感试验。

3. 药物护理 遵医嘱选用 2～3 种敏感抗生素滴眼液同时频繁交替滴眼，急性期 10～15 min一次，症状缓解后改为 1～2 h 一次，睡前涂抗生素眼药膏。常用药物有 0.3%妥布霉素滴眼液、0.5%左氧氟沙星滴眼液、0.25%氯霉素滴眼液、0.5%红霉素眼药膏等。淋球菌性结膜炎除局部用药外，要全身并用大剂量青霉素或阿奇霉素等。

4. 急性细菌性结膜炎护理 严禁热敷或包盖双眼，导致分泌物不易排出，眼部温度升高，更有利于细菌繁殖。

5. 密切观察病情 观察是否出现角膜刺激征、角膜溃疡等，预防并发症。

6. 健康教育

(1) 注意个人卫生，勿用手拭眼。勿进入公共场所或游泳池，以免交叉感染。

(2) 接触病人前后双手要立即彻底冲洗和消毒。接触过眼分泌物和眼病的仪器、用具要及时消毒隔离，敷料要置于医疗专用垃圾袋。

(3) 眼药做到专人专用。做眼部检查时，应先查健眼，后查患眼。

(4) 教授结膜炎预防知识，提倡一人一巾一盆。

知识链接 3-1

(5) 患有淋菌性阴道炎的孕妇须在产前治愈。未愈者，新生儿出生后立即用 1%硝酸银滴眼液或涂 0.5%四环素或红霉素眼药膏，以预防新生儿淋球菌性结膜炎。

【护理评价】

(1) 病人疼痛感是否减轻，异物感、灼热感、发痒、畏光、流泪等症状是否消失。

(2) 病人有无角膜溃疡发生。

(3) 消毒隔离措施是否到位，病人及家属有无交叉感染发生。

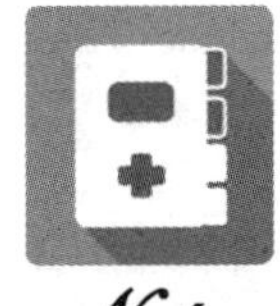

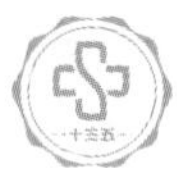

二、病毒性结膜炎病人的护理

【概述】

病毒性结膜炎是一种常见的急性传染性结膜炎，可由多种病毒感染所致，传染性强，在世界各地引起过多次大流行。临床上以流行性角结膜炎、流行性出血性结膜炎多见。

(1) 流行性角结膜炎：由腺病毒 8 型、19 型、29 型和 37 型(人类腺病毒 D 亚组)引起，其中以腺病毒 8 型最常见，常造成暴发流行，其他多散发。

(2) 流行性出血性结膜炎：由 70 型肠道病毒引起，A24 型柯萨奇病毒偶可引起，传染性极强，可大面积迅速流行。

【护理评估】

1. 健康史 询问病人发病前是否与病毒性结膜炎病人接触，或在其生活、工作环境中有病毒性结膜炎流行病史。

2. 身体状况

(1) 流行性角结膜炎：潜伏期多为 5～7 天，常双眼先后发病。自觉疼痛、灼热、异物感、畏光、流泪。检查可见眼睑水肿，结膜明显充血，有清水样分泌物。耳前淋巴结肿大，压痛。发病数天后可出现点状角膜浸润，多位于角膜中央部，角膜损害持续时间长，可达数月或数年。

(2) 流行性出血性结膜炎：本病传染性极强，常引起暴发流行的自限性眼部传染病。潜伏期短，18～48 h，病程短，5～8 天。自觉眼痛、畏光、流泪、异物感、眼睑肿胀，结膜高度充血，球结膜点状或片状出血，也可遍及全眼球，多数病人有滤泡形成，伴耳前淋巴结肿大。

3. 心理-社会状况 病毒性结膜炎起病突然，发展迅速，可有结膜出血或累及角膜，病人常感到焦虑、恐惧。

4. 辅助检查 结膜刮片可见单核细胞增多。病毒培养可分离出病毒。

【护理诊断】

1. 舒适改变 异物感、眼痛等。

2. 潜在并发症 角膜炎、角膜溃疡。

3. 知识缺乏 缺乏病毒性结膜炎的相关防治知识。

【护理目标】

(1) 病人不适症状减轻或消失。

(2) 未出现并发症。

(3) 病人了解病毒性结膜炎的相关防治知识。

【护理措施】

1. 药物护理 选用抗病毒药物，每 0.5～1 h 滴眼一次，可选 2～3 种药交替滴眼。可用 0.1%阿昔洛韦、0.2%阿糖胞苷、4%吗啉胍等药物。混合感染可配合使用抗生素类药物。

2. 疫情上报 本病属于丙类传染病，发现病例按规定报当地疾病预防控制中心。

3. 其他护理 参照急性细菌性结膜炎护理。

4. 健康指导 参照急性细菌性结膜炎护理。

【护理评价】

(1) 病人自觉疼痛感是否消失。

(2) 是否做到严格消毒隔离，病人及家属有无感染及交叉感染发生。

三、沙眼病人的护理

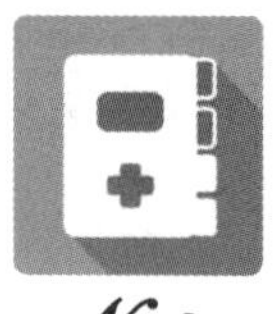

Note

【概述】

沙眼是由沙眼衣原体引起的一种慢性传染性结膜角膜炎，因其在睑结膜表面形成粗糙不平的外观，形似沙粒，故称沙眼。沙眼在许多发展中国家仍然是主要的致盲性眼病之一。20世纪50年代以前，沙眼曾在我国广泛流行，主要见于经济欠发达、卫生状况差的地区。20世纪70年代后沙眼的发病率大大下降，但沙眼在农村仍是防盲的重点。

沙眼多由A、B、C或Ba抗原性沙眼衣原体感染所致，通过直接或间接接触患眼分泌物而传染，常见的传播介质是水、苍蝇、手、衣物等，可反复感染使病情加重。

【护理评估】

1. 健康史 询问病人发病前是否与沙眼病人接触，了解其生活、工作环境及个人卫生是否非常差。

2. 身体状况 急性沙眼感染多发生于儿童及青少年时期，常双眼发病，潜伏期为5～14天，急性期未治愈1～2个月后进入慢性期。慢性沙眼可反复感染，病程迁延数年或数十年。

(1) 急性期：患眼异物感、眼涩、畏光、流泪及少量黏液或黏脓性分泌物。上睑和上穹窿结膜明显充血，血管模糊，睑结膜乳头增生，上下穹窿部结膜布满滤泡。

(2) 慢性期：临床所见沙眼通常多为慢性期。一般无明显不适，或仅有眼痒、异物感、干燥等。检查可见上睑结膜和上穹窿部结膜出现活动性病变，乳头增生(细小颗粒状红色凸起)、滤泡(黄白色半透明小泡)，角巩膜缘血管扩张并侵入角膜，称为角膜血管翳。病变过程中乳头、滤泡逐渐被结缔组织所代替，形成瘢痕，表示沙眼进入退行性病变阶段。

我国在1979年制订了沙眼的分期方法。

①Ⅰ期(活动期)：上睑和上穹窿结膜血管模糊充血，结膜乳头与滤泡并存，有角膜血管翳。

②Ⅱ期(退行期)：除有活动期病变外，兼有瘢痕形成。

③Ⅲ期(完全瘢痕期)：活动性病变完全消失，代之以瘢痕，无传染性。

(3) 并发症：重症沙眼可引起严重的并发症和后遗症而致盲，如睑内翻、倒睫、上睑下垂、睑球粘连、慢性结膜炎、角膜混浊等。

3. 心理-社会状况 因轻度沙眼不影响视力而不被病人重视，缺乏坚持治疗的毅力；沙眼病程较长，容易复发，甚至引起严重的并发症，病人易对治疗丧失信心。

4. 辅助检查 结膜刮片检测可找到包涵体，荧光抗体染色法可测定沙眼衣原体抗原。

【护理诊断】

1. 舒适改变 眼部刺激症状与其感染程度有关。

2. 潜在并发症 睑内翻、倒睫、上睑下垂、睑球粘连、慢性泪囊炎、实质性角膜干燥症、角膜混浊等。

3. 知识缺乏 缺乏沙眼的相关防治知识。

【护理目标】

(1) 病人不适症状减轻或消失。

(2) 未出现并发症。

(3) 病人了解沙眼的相关防治知识。

【护理措施】

1. 用药护理 0.1%利福平滴眼液、10%～15%磺胺醋酰钠滴眼液、0.5%新霉素滴眼液、0.3%氧氟沙星滴眼液、0.25%氯霉素滴眼液等局部用药，每天4～6次，晚上用红霉素眼药膏或四环素眼药膏涂眼，坚持用药1～3个月。急性期或重症沙眼，可口服多西环素、阿奇霉素、红霉素等，疗程3～4周，注意药物副作用。

2. 机械疗法 对乳头增生、滤泡较多者护士可协助医生进行乳头摩擦术或滤泡挤压术。

3. 手术护理 对沙眼导致的后遗症及并发症进行相应的手术治疗。护理参照眼部手术护理常规，并向病人解释手术过程、方法及注意事项，积极配合治疗。

4. 生活护理 指导病人和家属做好消毒隔离。沙眼衣原体耐寒怕热，－50℃尚能存活，

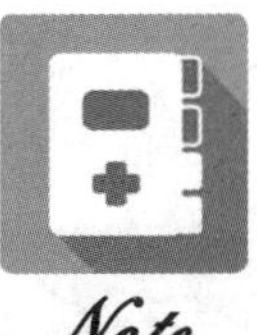

Note

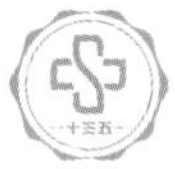

70℃以上温度、0.1%甲醛溶液、75%酒精溶液、1%苯酚溶液可很快杀灭，因此通常选用煮沸法和75%酒精溶液消毒法。

5. 健康教育

(1) 加强卫生宣教，注意环境卫生和个人卫生。

(2) 宣传沙眼的危害性，及时治疗，坚持用药，早期治愈，防治并发症。

【护理评价】

(1) 病人有无并发症发生。

(2) 是否做到严格消毒隔离，病人及家属有无感染及交叉感染发生。

四、免疫性结膜炎病人的护理

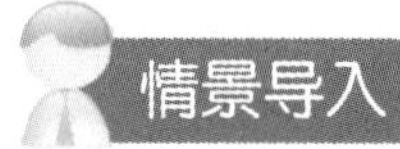

病人，女，48岁，2天前在公园游玩后双眼发痒，逐渐加重，伴少量水样分泌物。双眼眼睑红肿、结膜充血。既往有哮喘病及海鲜过敏史，喜食辛辣食物。如果你是责任护士。

工作任务：

1. 为该病人进行护理评估。
2. 为该病人制订正确的护理措施。
3. 为该病人提供健康教育。

【概述】

免疫性结膜炎是结膜对外界过敏原的一种超敏性免疫反应，又称变态反应性结膜炎。临床上常见春季结膜炎和泡性结膜炎两种。

(1) 春季结膜炎：又名春季卡他性结膜炎、季节性结膜炎等，是一种反复发作、季节性、速发型过敏性角结膜病，有环境和种族倾向。主要影响儿童和青少年，20岁以下男性多见，严重者危害角膜，可损害视力。多发生在春、夏季，可持续5～10年，有自限性。通常认为与花粉过敏有关，各种微生物的蛋白质成分、动物皮屑和羽毛等也可能致敏。

(2) 泡性结膜炎：以结膜角膜疱疹结节为特征的迟发性过敏反应。本病易复发，多发生于儿童及青少年。常见致病微生物包括结核杆菌、金黄色葡萄球菌、白色念珠菌、球孢子菌属等。

【护理评估】

1. 健康史 询问病人有无花粉等过敏史，是否每年复发，反复发作后是否逐渐加重。

2. 身体状况

(1) 春季结膜炎：主要的症状是眼部奇痒，还有疼痛、异物感、畏光、流泪和黏性分泌物增多，夜间症状加重。根据眼部体征的不同，分为三型：①睑结膜型：睑结膜呈粉红色，上睑结膜巨大乳头呈铺路石样排列。②角结膜缘型：上下睑结膜均出现小乳头，角膜缘有黄褐色或污红色增厚的胶状物，以上方角膜缘明显。③混合型：上述两型表现同时存在。

(2) 泡性结膜炎：有轻微的异物感，如果累及角膜有明显的角膜刺激征。泡性结膜炎初起为实性，隆起的红色小病灶(1～3 mm)周围有充血区。角膜缘处有三角形病灶，尖端指向角膜，顶端易溃烂形成溃疡，多在10～12天内愈合，不留瘢痕。病变发生在角膜缘时，有单发或多发的灰白色小结节，结节较泡性结膜炎者小，病变处局部充血，病变愈合后可留有浅淡的瘢痕，使角膜缘齿状参差不齐。反复发作后疱疹可向中央进犯，新生血管也随之长入，称为束状角膜炎，痊愈后遗留带状薄翳，血管则逐渐萎缩。

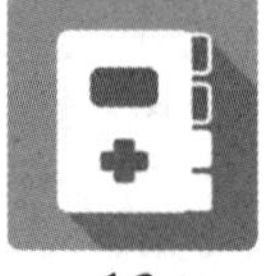

Note

3. 心理-社会状况 因反复发作，影响工作、学习和生活，病人容易产生焦虑、厌烦情绪。

4. 辅助检查 结膜刮片示每高倍视野下嗜酸性粒细胞大于2个。

【护理诊断】

1. 舒适改变 眼部刺激症状与变态反应有关。

2. 潜在并发症 青光眼、角膜感染等。

3. 知识缺乏 缺乏免疫性结膜炎相关的防治知识。

【护理目标】

(1) 病人不适症状减轻或消失。

(2) 未出现并发症。

(3) 病人了解免疫性结膜炎的相关防治知识。

【护理措施】

1. 用药护理 局部应用抗组胺药物(如艾维多)，肥大细胞稳定剂(如2%色甘酸钠滴眼液)。严重者或泡性结膜炎，可短期局部应用糖皮质激素，如0.1%地塞米松滴眼液、0.5%可的松滴眼液、环孢霉素滴眼液等。

2. 饮食护理 进食高热量、富含维生素、清淡、易消化的食物，避免食用鱼、虾、蟹、蛋类等易过敏食物，禁忌辛辣刺激性食物。

3. 生活护理 避免接触致敏原，保持空气流通，外出戴太阳眼镜，减少与光线、花粉的接触。

4. 健康教育

(1) 做好用药护理，不能随意使用或停用药物。

(2) 宣传免疫性结膜炎的病因，日常生活中避免接触可疑致敏原。

【护理评价】

病人眼痒、异物感是否减轻，有无结膜炎发生。

五、翼状胬肉病人的护理

【概述】

翼状胬肉是睑区肥厚的球结膜和其下纤维血管组织增生，向角膜侵袭生长，呈三角形，形似昆虫的翅膀。常双眼患病，多见于鼻侧。

病因尚不明确，可能与结膜慢性炎症、长期紫外线照射有关，也可能与粉尘、风沙长期刺激使结膜组织变性及增生有关。同时，工作过度劳累、睡眠不足也是诱发因素。故多见于地球赤道部生活的人群和户外工作者，如渔民、农民、地质工作者等。

【护理评估】

1. 健康史 询问病人有无慢性结膜炎病史及其生活、工作环境。

2. 身体状况 早期一般无明显自觉症状，偶有轻度异物感，可单眼或双眼同时发病。常发生于鼻侧睑裂部的球结膜表面，当胬肉侵及角膜时，可引起散光及角膜刺激征；若侵及瞳孔区可造成视力障碍。进行性翼状胬肉发展快，头部前段角膜呈灰白色浸润，颈部和体部肥厚充血。静止性翼状胬肉则一般不发展或发展很慢，头部前方角膜透明，颈部和体部较薄且不充血。

3. 心理-社会状况 翼状胬肉因影响外观，引起视力下降，术后易复发，病人的工作、生活质量受累，会有心理压力和情绪改变。

【护理诊断】

1. 感知改变 视力障碍与翼状胬肉侵及瞳孔区有关。

2. 潜在并发症 术后复发。

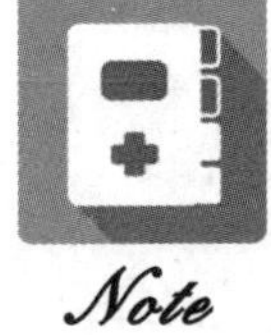
Note

3. 自我形象紊乱 与翼状胬肉影响美观有关。

4. 知识缺乏 缺乏与翼状胬肉有关的防治知识。

【护理目标】

(1) 病人视力得到提高。

(2) 未出现并发症。

(3) 正确对待疾病,树立生活信心。

(4) 病人了解翼状胬肉的相关防治知识。

【护理措施】

1. 一般护理 小的静止的翼状胬肉一般不需要治疗,向病人做好解释工作,嘱其减少局部刺激,可给予妥布霉素滴眼液、地塞米松滴眼液或眼药膏减轻水肿充血,防止进一步发展。

2. 手术护理 翼状胬肉侵袭瞳孔区影响美观需要手术者,可选择适合的手术方法进行手术治疗。术前向病人解释手术的目的和方法,消除其心理紧张,按照外眼手术常规护理进行。术后正确使用药物,一般一周后拆除缝线。

3. 健康教育

(1) 指导病人尽量避免接触相关致病因素,户外活动时,可戴防护眼镜,减少风沙、紫外线的刺激。

(2) 已手术的病人应注意眼部卫生,定期复查,观察有无胬肉复发。

【护理评价】

(1) 病人视力较前是否改善。

(2) 病人术前、术后有无并发症发生。

(3) 病人是否了解与胬肉有关的防治知识。

六、角结膜干燥症病人的护理

【概述】

角结膜干燥症(KCS)又称干眼症,是指泪液分泌数量下降或质量改变而导致泪膜功能异常。

泪膜是指通过眼睑瞬目运动,将泪液均匀覆盖于角结膜表面形成的超薄膜。泪膜是眼表面的第一层保护层,对维持眼表面的健康十分重要。泪液中水占98%,还含有免疫球蛋白、葡萄糖、Na^+、K^+、等。泪膜从外至内分别是水样层、脂质层、黏蛋白层,任何一层结构的异常均可导致泪膜不稳定,引起角结膜干燥症。

引起角结膜干燥症的病因很多,主要是泪液质和量或动力学异常,导致泪膜不稳定和眼表组织病变。临床上通常分为如下两类。

1. 泪液生成不足型 如泪腺疾病或功能不良、维生素A缺乏、严重的结膜炎、眼化学伤。

2. 泪液蒸发过强型 如睑外翻、睑裂闭合不全、长期戴角膜接触镜等。

【护理评估】

1. 健康史 询问病人有无长期戴角膜接触镜,慢性结膜炎病人、自身免疫性疾病病人好发。

2. 身体状况 常见症状为干涩感、异物感,其他还有烧灼感、痒感、畏光、视物模糊、容易视疲劳等。

3. 心理-社会状况 部分病人由于干眼引起瞬目频繁带来外观形象受损,角结膜干燥症是慢性病,需长期用药,病人易对治疗丧失信心,也有病人对治疗不重视,缺乏坚持治疗的恒心等,易产生疲劳从而影响学习、工作。

4. 辅助检查 对疑似病人,可采用以下检查以明确诊断。

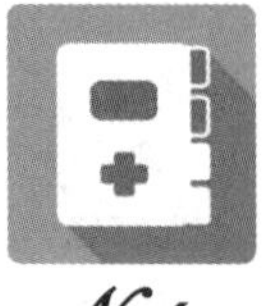
Note

(1) 泪液分泌试验:正常为 10～15 mm,低于 10 mm 为低分泌,低于 5 mm 为干眼。

(2) 泪膜破裂时间:小于 10 s 为泪膜不稳定。

(3) 角膜炎光素染色、角结膜虎红染色:可观察角膜上皮缺损情况和判断泪河的高度,观察干燥失活的上皮细胞。

(4) 泪液溶菌酶含量测定:如溶菌酶含量<1200 μg/L,则提示干眼症。

(5) 泪液的渗透压:有一定特异性,如大于 312 mOsm/L,可诊断为干眼症。

【护理诊断】

1. 舒适改变 眼干涩,与眼球表面滋润不足有关。

2. 自我形象紊乱 与干涩引起瞬目频繁有关。

3. 知识缺乏 缺乏角结膜干燥症的相关防治知识。

【护理目标】

(1) 病人眼干涩症状得到缓解。

(2) 正确对待疾病,树立正常的生活信心。

(3) 病人了解角结膜干燥症的相关防治知识。

【护理措施】

1. 药物护理 角结膜干燥症是慢性病,鼓励病人坚持用药。常用药物:①泪液成分的替代治疗,如人工泪液。②刺激泪液分泌的药物,如环孢素滴眼液。

2. 对症护理 戴硅胶眼罩、湿房镜或用泪小点封闭治疗,保留泪液。

3. 手术护理 用泪小点栓子行泪小点封闭法以阻止泪液排出。对严重干眼症病人可行颌下腺导管移植手术。常规术前护理,术中配合,术后护理。

4. 健康教育

(1) 注意用眼卫生,避免接触烟雾、灰尘和空调环境。

(2) 避免长时间阅读和使用电脑。

(3) 屈光不正者,应戴适合度数的眼镜,如戴角膜接触镜,应选质量较好的护理液,或选用硬性高透氧角膜接触镜。

【护理评价】

(1) 病人是否已养成良好的用眼习惯。

(2) 病人视疲劳症状是否较以前减轻。

七、细菌性角膜炎病人的护理

【概述】

细菌性角膜炎是由细菌感染角膜引起的急性化脓性炎症,又称细菌性角膜溃疡。该病常起病急、发展快、预后较差,如不及时控制感染可发生角膜穿孔、眼内炎症、眼球萎缩等。愈后留下厚薄不同的瘢痕,不同程度地影响视力。

临床常见有匐行性角膜溃疡和铜绿假单胞菌(绿脓杆菌)性角膜溃疡两种类型。一般在角膜外伤或剔除角膜异物后感染细菌所致,常见致病菌有表皮葡萄球菌、金黄色葡萄球菌、铜绿假单胞菌等。眼部疾病,如慢性泪囊炎、干眼症、倒睫及营养不良、长期使用糖皮质激素,造成角膜对细菌的易感性增加。

【护理评估】

1. 健康史 询问病人有无角膜外伤史、眼部疾病、长期戴角膜接触镜、自身免疫性疾病,有无长期使用糖皮质激素或免疫抑制剂史。

2. 身体状况

(1) 匐行性角膜溃疡:发病急,进展快,常在角膜外伤后 24～48 h 发病。有明显眼痛、畏

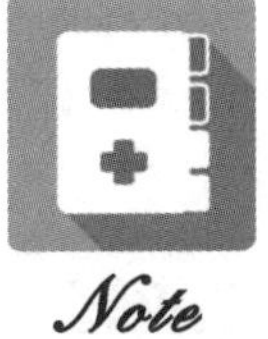

光、流泪，不同程度视力下降等症状。眼部检查：结膜呈睫状充血或混合充血，早期角膜病变部位出现灰黄白色浸润灶，继而呈匐行状向中央扩大形成较深的溃疡，表面有黄白色分泌物附着。毒素渗入前房导致虹膜睫状体炎时，可有不同程度的前房积脓、角膜后沉着物、瞳孔缩小、虹膜后粘连等。严重者数天可导致角膜穿孔、眼球内容物脱出或全眼球炎。

（2）铜绿假单胞菌（绿脓杆菌）性角膜溃疡：起病急，进展迅猛，常在角膜外伤后 24 h 波及全角膜。患眼疼痛剧烈，视力急剧下降，眼睑高度充血水肿，结膜混合充血，角膜溃疡表面有大量黄绿色黏稠分泌物，同时伴有大量的前房积脓，若不及时治疗，可致角膜穿孔、眼球内容物脱出或全眼球炎。

3. 心理-社会状况 细菌性角膜炎起病急，进展快，疼痛剧烈，视力下降明显，病人易产生紧张、焦虑等情绪，影响工作、学习和生活。

4. 辅助检查 可行角膜溃疡刮片镜检和细菌培养以明确致病菌，选择敏感抗生素。

【护理诊断】

1. 疼痛 眼痛，与角膜炎症刺激有关。

2. 潜在并发症 角膜溃疡、角膜穿孔、眼内炎等。

3. 感知改变 视力下降，与角膜溃疡有关。

4. 焦虑 与担心疾病进展快、预后差有关。

5. 知识缺乏 缺乏细菌性角膜炎的相关防治知识。

【护理目标】

（1）病人眼痛症状得到缓解或消失。

（2）减少或杜绝并发症的发生。

（3）病人视力得到提高，保护有用视力。

（4）缓解焦虑紧张的情绪，树立生活信心。

（5）病人了解细菌性角膜炎的相关防治知识。

【护理措施】

1. 用药护理

（1）抗感染：遵医嘱积极抗感染治疗，常规行角膜刮片、细菌培养和药物敏感试验，及时调整用药。急性期选用高浓度抗生素滴眼液频繁滴眼，每分钟 15～30 次，症状好转后可逐渐减少滴眼次数。常选用 0.3%妥布霉素滴眼液、0.3%氧氟沙星滴眼液等，睡前涂眼药膏。严重者给予球结膜下注射庆大霉素、妥布霉素；同时全身应用抗生素，革兰阳性球菌感染选用头孢唑林钠、万古霉素；革兰阴性球菌感染选用多黏菌素 B、头孢他啶、喹诺酮类等药物。

（2）散瞳：并发虹膜睫状体炎者，应给予 1%阿托品或眼药膏散瞳，以解除瞳孔括约肌和睫状肌痉挛，减轻疼痛及防止虹膜后粘连。滴眼药后应压迫泪囊 3～5 min，防止吸收中毒。

（3）溃疡愈合药应用：局部应用半胱氨酸等胶原酶抑制，可减轻角膜溃疡进展；口服大量维生素 C 和 B 族维生素促进溃疡愈合。

2. 病情观察 严格观察病人角膜刺激征、病灶分泌物、结膜充血、视力及角膜等情况，如出现异常，立即通知医生并协助处理，完善护理措施。

3. 预防角膜穿孔的护理 进行眼科治疗和护理操作时应注意：①使用滴眼液、涂眼药膏、行结膜下注射时动作轻柔，勿压迫眼球。②告知病人勿用力挤眼、大便、咳嗽、打喷嚏和剧烈活动，以避免眼压增高。③深层角膜溃疡，后弹力层膨出者，采用绷带加压包扎，必要时遵医嘱应用降眼压药物。④可用眼罩保护患眼，避免意外撞击。

4. 一般护理

（1）保证充分的休息、睡眠，提供安静、舒适的环境，病房要适当遮光，避免强光刺激。

（2）合理饮食，多食营养丰富、易消化的食物，忌食辛辣刺激性食物。

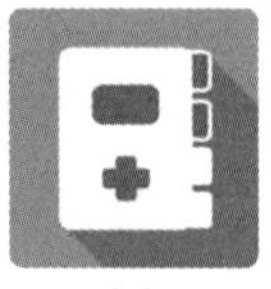

Note

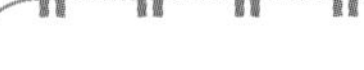

(3) 外出应戴有色眼镜或用眼垫遮盖。

(4) 严格执行消毒隔离制度，所用药品应固定专人专眼专用，用后的器械及时消毒、敷料焚毁，医护人员检查、治疗病人前后应洗手消毒等，避免交叉感染。

5. 手术护理 施行角膜移植术者，做好手术前后护理。

6. 健康教育

(1) 积极预防角膜外伤，如有外伤，及时就诊。

(2) 积极治疗眼部疾病，角膜异物剔除时应严格无菌操作。

(3) 严格管理眼科诊断和治疗用药，如1%荧光素钠及0.5%丁卡因滴眼液，每周1次定期消毒，避免铜绿假单胞菌污染。

(4) 指导病人根据视力障碍的程度，采取相应的防护措施，避免因视力障碍发生意外。

【护理评价】

知识链接 3-2

(1) 病人眼痛、畏光、流泪及异物感等不适症状是否消失。

(2) 病人视力是否有所提高。

(3) 有无并发症发生。

八、真菌性角膜炎病人的护理

【概述】

真菌性角膜炎是由致病真菌引起的感染性角膜炎。近年来，随着广谱抗生素和糖皮质激素的广泛应用，真菌性角膜炎发病率呈升高趋势。本病的发病特点有起病缓慢，病程长，自我感知症状轻，但预后差，因其可反复发作，致盲率极高。

真菌性角膜炎常发生于植物引起的角膜外伤后，如农作物、树叶等刺伤，有的则发生于长期应用广谱抗生素、糖皮质激素和机体抵抗力下降者。常见的致病菌有镰刀菌和曲霉菌，还有念珠菌属、青霉菌属、酵母菌等。

【护理评估】

1. 健康史 询问病人有无角膜外伤史，外伤多见于夏秋农忙季节，有无长期使用抗生素及糖皮质激素史。

2. 身体状况 病程进展缓慢，自觉症状较轻，有轻度畏光、流泪，伴视力下降。体征较重，眼部充血明显，角膜病灶呈灰白色或黄白色，外观粗糙而隆起，似牙膏样或苔垢样。溃疡周围有向四周蔓延的浸润，呈伪足状，可形成所谓的卫星灶，常有黏稠的前房积脓。由于真菌穿透力强，易发生真菌性眼内炎。

3. 心理-社会状况 真菌性角膜炎病程长，反复发作，致视力下降，病人易产生焦虑、抑郁等心理，影响工作、学习和生活。

4. 辅助检查 角膜溃疡刮片可发现真菌菌丝；角膜共焦显微镜检查可直接发现病原微生物；PCR技术用于真菌诊断具有高敏感性。

【护理诊断】

1. 感知改变 视力下降，与角膜炎有关。

2. 潜在并发症 眼内炎、眼盲等。

3. 焦虑 与担心疾病进展快、预后差有关。

4. 知识缺乏 缺乏真菌性角膜炎的相关防治知识。

【护理目标】

(1) 病人视力得到提高，保护有用视力。

(2) 减少或杜绝并发症的发生。

(3) 缓解焦虑紧张的情绪，树立正常的生活信心。

Note

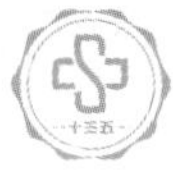

(4) 病人了解真菌性角膜炎的相关防治知识。

【护理措施】

1. 用药护理

(1) 抗感染：遵医嘱局部运用抗真菌药物，常选用0.25%两性霉素B、0.5%咪康唑等，每0.5～1 h滴眼1次，睡前涂眼药膏。严重者可行结膜下注射或全身用药，如咪康唑、氟康唑等。临床治愈后继续用药一段时间，以减少复发。

(2) 散瞳：并发虹膜睫状体炎者，应给予1%阿托品或眼药膏散瞳。

(3) 禁用类固醇皮质激素。

2. 其他护理 参考细菌性角膜炎护理措施。

3. 健康教育

(1) 防止角膜外伤，尤其是植物性外伤，亦应预防角膜接触镜的损伤。

(2) 避免滥用抗生素和激素，以免造成眼表免疫环境的改变和菌群失调。

【护理评价】

(1) 病人不适症状是否消失。

(2) 病人视力是否有所提高。

(3) 有无并发症发生。

九、单纯疱疹性角膜炎病人的护理

【概述】

单纯疱疹性角膜炎是由单纯疱疹病毒感染引起的角膜炎症，为最常见的严重角膜炎症。本病的特点是病程长，反复发作，致盲率居角膜病首位。

常由Ⅰ型疱疹病毒引起。原发感染多见于幼儿，单纯疱疹病毒感染三叉神经末梢，并长期潜伏下来，当机体抵抗力降低时，如感冒发热、全身或局部用糖皮质激素、免疫抑制剂等，潜伏的病毒被激活，可沿三叉神经至角膜组织，引起单纯疱疹性角膜炎。成年人多为单纯疱疹病毒原发感染后的复发。

【护理评估】

1. 健康史 询问病人有无上呼吸道感染、其他发热病史。有无全身或局部使用糖皮质激素、免疫抑制剂等病史。有无发作前诱因、反复发作史并询问其用药情况。

2. 身体状况

1) 原发感染 常发生于6个月至5岁的幼儿，有全身发热，耳前淋巴结肿大，唇部和皮肤疱疹等症状，有自限性。眼部表现为急性滤泡性或假膜性结膜炎，眼睑皮肤疱疹，可有点状和树枝状角膜损害。

2) 复发感染 主要见于成年人，多因上呼吸道感染、劳累、酗酒、紫外线照射等引起角膜复发感染，多为单侧发病。可有轻微眼痛、畏光、流泪，中央角膜受累时视力逐渐下降。常见病变部位的体征有以下几种。

(1) 树枝状和地图状角膜炎：最常见的类型。初期角膜上皮呈灰白色小点状浸润，排列成行或呈簇，继而形成小水疱，水疱破裂并融合形成树枝状表浅溃疡，边缘羽毛状，末端球形膨大，称树枝状角膜炎。愈后极少留下瘢痕。随病情进展，炎症向角膜病灶四周和基质层蔓延扩展，形成不规则的，形如地图的角膜溃疡，称为地图状角膜溃疡。

(2) 盘状角膜炎：角膜中央基质水肿、增厚，呈圆盘状，边界清楚，灰白色浸润，后弹力层皱褶。伴虹膜睫状体炎时，水肿区角膜内皮面出现沉积物(KP)。

(3) 坏死性角膜基质炎：角膜基质层内出现单个或多个黄白色浸润灶，基质溶解坏死，甚至穿孔，常诱发基质层新生血管。

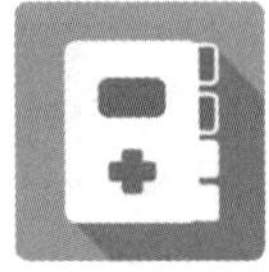

Note

3. 心理-社会状况 单纯疱疹性角膜炎病程长，反复发作，影响视功能，病人易产生焦虑、抑郁等心理，影响工作、学习和生活。应了解家庭成员、亲属、朋友对病人所患疾病的认知程度，取得其对医护工作的理解、支持和帮助。

4. 辅助检查 角膜上皮刮片检查可见多核巨细胞；角膜病灶分离培养可发现单纯疱疹病毒；酶联免疫法可发现病毒抗原。PCR技术有利于病原学诊断。

【护理诊断】

1. 感知改变 视力下降，与角膜炎有关。

2. 潜在并发症 角膜穿孔、眼内炎等。

3. 焦虑 与疾病反复发作、久治不愈，病程持续时间较长有关。

4. 知识缺乏 缺乏单纯疱疹性角膜炎的相关防治知识。

【护理目标】

(1) 病人视力得到提高，保护有用视力。

(2) 减少或杜绝并发症的发生。

(3) 缓解焦虑紧张的情绪，树立生活信心。

(4) 病人了解单纯疱疹性角膜炎的相关防治知识。

【护理措施】

1. 用药护理

(1) 抗病毒药物：常用的抗病毒药物有0.1%阿昔洛韦滴眼液、0.1%碘苷滴眼液或眼药膏。急性期每1～2 h滴眼1次，睡前涂眼药膏。病情严重者需全身用药。

(2) 糖皮质激素及免疫抑制剂：盘状角膜炎在使用抗病毒药物的同时，可加用糖皮质激素，常用局部滴眼、涂眼药膏及球结膜下注射；也可选用免疫抑制剂，如环孢霉素滴眼液。树枝状角膜炎和地图状角膜炎禁用糖皮质激素，否则会使感染扩散，甚至发生角膜穿孔。

(3) 散瞳：并发虹膜睫状体炎者，应给予1%阿托品或眼药膏散瞳。

2. 其他护理 参考细菌性角膜炎。

3. 健康教育

(1) 注意休息，避免劳累和精神过度紧张，适当参加体育锻炼，增强体质，预防感冒，防止复发。

(2) 合理饮食，避免食用刺激性食物和饮酒。

(3) 应用散瞳剂者，外出应戴眼镜，以减少光线刺激。

【护理评价】

(1) 病人眼痛、畏光、流泪及异物感等不适症状是否消失。

(2) 病人视力是否有所提高。

(3) 角膜溃疡是否得到控制，有无并发症发生。

十、角膜移植术病人的护理

【概述】

角膜移植术是一种采用同种异体的透明角膜替代病变角膜的手术。根据角膜取材的厚薄，分为穿透性角膜移植术和板层角膜移植术。

1. 穿透性角膜移植术 采用全层透明角膜代替全层混浊角膜的手术方法。适用于角膜白斑、圆锥角膜、角膜变性和营养不良、角膜内皮功能失代偿、角膜严重的化脓性感染等。

2. 板层角膜移植术 采用部分厚度的角膜进行移植的手术方法。适用于角膜病变未累及角膜全层，内皮功能正常或可复原者，浅表角膜病变如瘢痕、营养不良、变性肿瘤等。

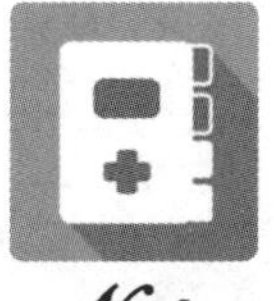

Note

【护理评估】

1. 健康史 询问病人有无角膜外伤、角膜炎症等病史。

2. 身体状况 由于角膜出现云翳、斑翳或白斑，遮盖住瞳孔区，影响光线进入，故视物模糊不清。外伤引起的角膜混浊常伴有眼压升高，虹膜后粘连等。

3. 心理-社会状况 视力下降引起病人紧张、焦虑、恐惧等心理，影响工作、学习和生活。

4. 辅助检查 裂隙灯检查可以明确角膜情况，眼压检查可发现眼压升高。

【护理诊断】

1. 焦虑 与惧怕手术和担心预后有关。

2. 有感染的危险 与手术创口及机体抵抗力低下有关。

3. 有排斥反应的危险 与自身免疫识别作用有关。

4. 知识缺乏 缺乏与角膜移植手术相关的知识。

【护理目标】

(1) 缓解和消除病人焦虑的心理。

(2) 减少或杜绝感染的发生。

(3) 减少排斥反应的发生。

(4) 病人了解角膜移植手术相关的知识。

【护理措施】

1. 术前宣教 解释角膜移植手术的必要性。

2. 术前护理 按内眼手术常规做好术前准备。

(1) 眼部检查：包括视功能检查、眼压检查、常规泪道冲洗检查和结膜、角膜、晶状体和玻璃体检查，如有炎症，应先治疗后手术。

(2) 预防感染：术前 3 天滴抗生素滴眼液，每天 4～6 次。

(3) 缩瞳剂：术前术眼滴 1%毛果芸香碱滴眼液，每隔 15 min 滴 1 次，连续 3～4 次，使瞳孔直径保持在 2 mm 左右，便于术中缝合，并保护晶状体免受环钻刀的损害。

3. 术后护理 参照内眼术后护理常规。

(1) 术后双眼包扎，病人取仰卧位，建议戴上硬性眼罩保护术眼，尤其是睡眠时。

(2) 手术 24 h 后，每天换药。

(3) 密切观察病情变化，如眼压、角膜移植片和伤口等情况，特别要观察是否出现感染和排斥反应征象。

(4) 术后应静脉滴注地塞米松，要坚持足量、规则用药和缓慢停药的原则，并注意有无眼压升高的药物副作用出现。

(5) 角膜组织愈合不佳者，遵医嘱给予贝复舒滴眼液等。

4. 健康教育

(1) 定期复查，按时来院拆除角膜缝线，穿透性角膜移植为术后 6～12 个月，板层角膜移植为术后 2～3 个月。如果出现畏光、流泪、突然视力下降，需立即来医院就诊。

(2) 坚持用药，指导病人及家属正确滴眼，不可随意停药。

(3) 饮食起居规律，睡眠充分，避免疲劳，预防感冒。多吃易消化的食物，忌食刺激性食物，保持排便通畅。

(4) 角膜移植术后 3 个月内要完全休息。1 年内注意勿用力揉眼，外出要戴防护眼镜，以免受伤。注意眼部卫生，不进游泳池，防止感染。避免眼部热敷、日晒，保护角膜移植片。

【护理评价】

病人术后眼压是否正常，有无眼部感染，有无排斥反应发生。

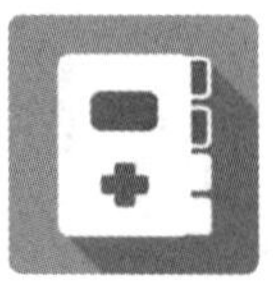

Note

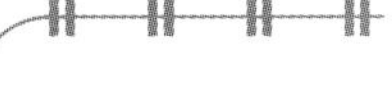

小　结

急性细菌性结膜炎是细菌感染引起的急性结膜炎症的总称，其主要特征为显著的结膜充血和黏液性或脓性分泌物，具有传染性和流行性。病毒性结膜炎是一种常见的急性传染性结膜炎，传染性强。沙眼是由沙眼衣原体引起的一种慢性传染性结膜角膜炎，应及时治疗，坚持用药，早期治愈，防治并发症。

免疫性结膜炎是一种变态反应性结膜炎，临床上常见春季结膜炎和泡性结膜炎两种，春季结膜炎 20 岁以下男性多见，表现为眼部奇痒，伴有疼痛、畏光、流泪等症状，泡性结膜炎初起为红色小病灶，不留瘢痕，病变发生在角膜缘时，愈合后可留有瘢痕。

翼状胬肉是睑区肥厚的球结膜和其下纤维血管组织增生向角膜侵袭生长的一种病变，早期一般无明显自觉症状，胬肉侵及角膜时，可引起局部不适；若侵及瞳孔区可造成视力障碍。

能力检测 4

角结膜干燥症是指泪液分泌数量下降或质量改变而导致泪膜功能异常，主要表现为眼部干涩感、异物感、烧灼感、痒感、畏光、视物模糊等。

细菌性角膜炎是由细菌感染角膜引起的急性化脓性炎症，临床上以抗感染、促进溃疡愈合、散瞳及对症处理等治疗。真菌性角膜炎是由致病真菌引起的角膜炎，局部运用抗真菌药物、散瞳，禁用类固醇皮质激素。单纯疱疹性角膜炎是由单纯疱疹病毒感染引起的角膜炎症。

角膜移植术是一种采用同种异体的透明角膜替代病变角膜的手术，应做好术前准备工作。

（邱　婕）

第三节　白内障病人的护理

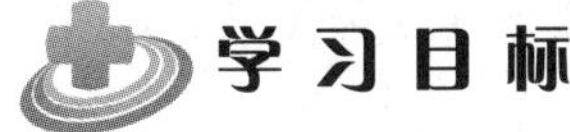

学习目标

掌握：白内障的定义，年龄相关性白内障的分类，皮质性白内障病人的护理评估和护理措施。

熟悉：糖尿病性白内障、先天性白内障的护理评估和护理措施。

了解：三种白内障的病因及发病机制。

白内障是指晶状体混浊。任何影响眼内环境的因素，如衰老、物理损伤、化学损伤、手术、肿瘤、炎症、药物（包括中毒）及某些全身代谢性或免疫性疾病，都可以导致晶状体混浊。此外，晶状体或眼球的发育异常及某些先天性综合征，都可以导致晶状体的形成异常发生白内障。白内障可按以下几种方法进行分类。

（1）根据病因：可分为发育性、年龄相关性、并发性、糖尿病性、药物及中毒性、外伤性、辐射性、后发性白内障。

（2）根据发病年龄：可分为先天性、后天获得性白内障。

（3）根据晶状体混浊部位：可分为皮质性、核性、后囊膜下性白内障等。

（4）根据晶状体混浊形态：可分为点状、冠状、绕核性白内障等。

本节重点介绍年龄相关性白内障病人的护理、糖尿病性白内障病人的护理和先天性白内

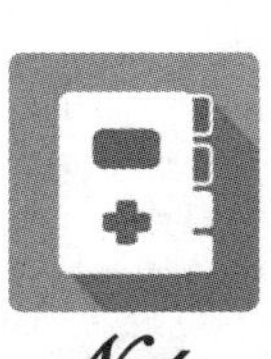

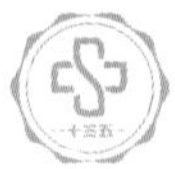

障病人的护理。

一、年龄相关性白内障病人的护理

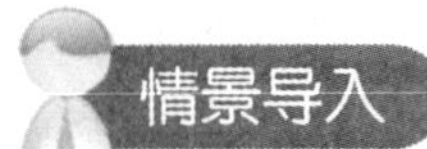

病人，女，70岁，在家务农，感觉双眼看不清已有5年，近1年来逐渐加重，只能看清眼前10 cm左右的物体，无眼部疼痛、红肿，遂来医院就诊，如果你是责任护士。

工作任务：

1. 为该病人进行护理评估。
2. 为该病人制订正确的护理措施。
3. 为该病人提供健康宣教。

【概述】

年龄相关性白内障是指从中老年开始发生的晶状体混浊，随着年龄增加，患病率明显增高，故又称老年性白内障，是最常见的白内障类型，也是最主要的致盲原因之一。

年龄相关性白内障的病因较复杂，是多种因素长期综合作用导致的晶状体退行性改变。可能与代谢、全身性疾病、辐射、酗酒、吸烟、妇女生育多等因素有关。其发病机制尚未十分清楚，一般认为，氧化损伤使晶状体内结构发生变化，使得通过晶状体的光线发生散射，导致混浊。

【护理评估】

1. 健康史 询问病人视力下降的时间、程度、发展的速度和治疗经过等。了解有无糖尿病、高血压、心血管疾病和家族史等。

2. 身体状况

1）症状 双眼呈渐进性无痛性视力下降，最后只剩下光感。早期病人眼前常出现固定不动的黑点，可有单眼复视或多视、屈光改变等表现。

2）体征 不同类型的白内障具有其特征性的混浊表现。根据晶状体开始出现混浊的部位不同，可分为皮质性、核性、后囊膜下性三种类型。以皮质性白内障最常见。按其发展过程分为四期。

（1）初发期：仅有晶状体周边部皮质混浊，呈楔状，尖端指向中央，此时晶状体大部分透明，瞳孔区未受累，视力无障碍。此期混浊发展缓慢，可达数年进入下一期。

（2）膨胀期或未成熟期：混浊逐渐向中央发展，并伸入瞳孔区，晶状体有不均匀灰白色混浊，视力明显减退。皮质吸收水分肿胀，晶状体体积增大，推虹膜向前，使前房变浅，有诱发闭角型青光眼的可能。用斜照法检查，光线透照侧的虹膜阴影投照在深层的混浊皮质上，在该侧瞳孔内出现新月形投影。新月形投影为此期特点。

（3）成熟期：晶状体内水分溢出，肿胀消退，前房深度恢复正常，晶状体完全混浊至乳白色，患眼视力降至眼前手动或光感，眼底不能窥入。此期虹膜投影消失。

（4）过熟期：成熟期持续时间过长，晶状体内水分继续丢失，晶状体体积缩小，囊膜皱缩，前房加深，虹膜震颤。病程继续发展，晶状体皮质液化，呈乳汁状物，核失去支撑，核随体位变化而移动。直立时核下沉，避开瞳孔区，视力有所提高；低头时核上浮，遮挡瞳孔区，视力突然减退。液化的皮质漏到晶状体囊外，可引起晶状体蛋白过敏性葡萄膜炎和晶状体溶解性青光眼；晶状体核脱入前房或玻璃体中可引起继发性青光眼。

3. 心理-社会状况 病人因视力障碍影响工作、学习、日常生活，产生心理不适感，对手术治疗产生恐惧，护士应评估病人的心理状况，了解视力障碍对病人自理能力的影响。

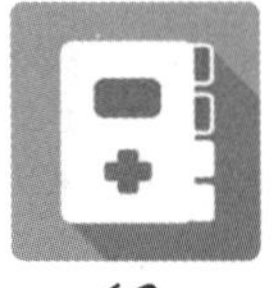

4. 辅助检查结果

(1) 眼压测量:特别是膨胀期白内障病人。

(2) 角膜内皮计数:内皮细胞计数,评估角膜内皮功能。

(3) 眼部B超检查:检查眼后节有无疾病。

(4) 人工晶状体度数测量:选择合适的人工晶状体。

【护理诊断】

1. 感知紊乱 视力下降,与晶状体混浊有关。

2. 有受伤的危险 与视力障碍有关。

3. 潜在并发症 继发性闭角型青光眼、术后眼内炎等。

4. 知识缺乏 缺乏白内障防治和自我保健相关的知识。

【护理目标】

(1) 视力得到提高。

(2) 适应正常生活,能采取预防外伤的措施。

(3) 无并发症的发生或发生并发症得到及时处理。

(4) 掌握相关的自我护理知识和技能。

【护理措施】

1. 一般护理

(1) 根据病人的情况,有重点地做好入院宣教。

(2) 保持病房安静、整洁、有序,常用物品固定摆放,避免跌倒与撞伤。有跌倒危险的病人床头悬挂"防跌倒"标识,加强巡视。

(3) 加强生活护理,及时了解和满足病人的需要。

(4) 向病人讲解白内障的相关知识,以及术前、术中、术后相关注意事项。

(5) 监测血糖、血压变化,给予病人相应的指导知识,遵医嘱正确用药。

(6) 监测眼压、生命体征的变化。

2. 心理护理 帮助病人树立信心,消除对手术恐惧的心理,耐心解答病人的疑问,安慰病人,给予心理疏导。对于老年病人,因感觉器官和神经功能的衰退,不能迅速正确地接受和理解语言信息,护士要注意沟通技巧,交流时语速放慢,耐心细致。

3. 手术护理

(1) 手术时机:现在由于显微手术技术的快速发展,如果视力下降影响工作和生活质量,即可手术。

(2) 手术方式:①白内障囊外摘除术(ECCE):手术中将晶状体摘除,保留完整的后囊膜,可减少眼内结构的颤动,并为后房型人工晶状体的植入做好准备。②白内障超声乳化吸除术:用超声乳化仪将硬的晶状体核粉碎使其呈乳糜状,通过小切口将其吸出,保留后囊膜。优点是手术时间短,切口小,不需要缝合,炎症反应轻,术后散光小,视力恢复快,可同时进行人工晶状体植入。它是目前公认的安全有效的白内障手术方法之一。③激光乳化白内障吸除术:应用激光对混浊的晶状体进行切割,然后切除,是继超声乳化术后切口更小,对组织损伤更小的手术方法,但目前该技术尚未完全成熟。

(3) 术前准备:协助病人进行各项术前检查,并说明检查目的、意义。需要进行的检查项目主要有:①全身检查:包括血压、血糖、心电图、X线片、肝功能、血尿常规、凝血功能等。②眼部检查:包括视功能、角膜、晶状体、眼压、角膜曲率半径和眼轴长度等。术前常规冲洗泪道、冲洗结膜囊。循序渐进地指导病人进行眼位训练;遵医嘱散瞳;有咳嗽的病人术前遵医嘱口服或口含止咳药。

(4) 术后护理:手术后眼部按内眼术后常规护理。①进食清淡、易消化、有营养的食物,并

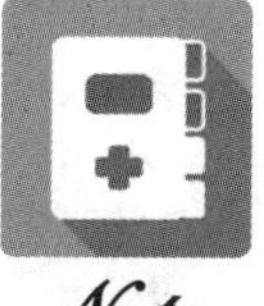

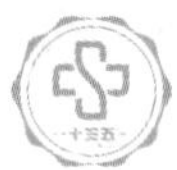

保证充足的饮水量，以促进伤口愈合，勿进食过硬的食物（如坚果等）以及刺激性食物（如辣椒）。②保护术眼：由于眼垫遮挡术眼，影响立体视觉，嘱病人卧床休息1～2天，行走时应放慢脚步，避免跌倒。③术后避免低头弯腰、打喷嚏、剧烈咳嗽等动作，避免剧烈运动等，如出现便秘，应遵医嘱给予缓泻剂或灌肠剂，嘱病人勿用力排便。④病情观察：注意观察术眼有无渗血、分泌物、眼压升高、疼痛等变化。如术眼突然疼痛，敷料有渗血，可能为伤口出血或裂开；眼痛伴头痛、恶心、呕吐等，可能为眼压升高；眼部持续疼痛，视力突然下降、流泪、畏光、有较多分泌物，可能为感染性眼内炎，应通知医生处理。⑤避免眼部感染，遵医嘱按时给予抗生素、激素类滴眼液滴眼，在上药水时动作应轻柔，勿压迫眼球，严格执行无菌操作。嘱病人不用手或不洁物品揉擦眼睛，洗头洗澡时注意避免水进入眼睛。

4. 健康指导

（1）饮食以清淡、易消化、营养丰富的食物为宜，忌食刺激性食物。适当饮水，保持排便通畅。

（2）避免剧烈运动、用力咳嗽、打喷嚏、揉眼等。

（3）注意个人卫生，特别是眼部卫生，勿用脏水洗脸、不洁净的毛巾擦眼等。

（4）注意劳逸结合，不可长时间读书看报，注意眼睛休息，避免视疲劳。

（5）外出时可戴墨镜，避免强光刺激。

（6）按时用药、按时复诊，如突然出现视力下降、眼红、眼痛应及时就诊。

【护理评价】

（1）病人视力是否得到提高。

（2）病人有无青光眼、感染等并发症发生。

二、糖尿病性白内障病人的护理

【概述】

糖尿病性白内障病人是指白内障的发生与糖尿病有直接关系的白内障，临床上分为两种类型，即真性糖尿病性白内障和合并年龄相关性白内障。

患糖尿病时血糖升高，晶状体内葡萄糖增多，转化为不能通过晶状体囊膜的山梨醇，在晶状体内大量积聚，使晶状体内渗透压增加，吸收水分，纤维肿胀变性而混浊。

【护理评估】

1. 健康史 询问病人糖尿病发病情况和治疗经过，有无家族史；了解目前糖尿病病情控制情况；评估病人视力下降的时间、程度、发展的速度等。

2. 身体状况

（1）真性糖尿病性白内障：多见于30岁以下、病情严重的幼年型糖尿病病人。常双眼发病，病情发展迅速，晶状体可于数天、数周或数月内完全混浊。血糖升高时，房水进入晶状体内使之肿胀变凸，形成近视；血糖降低时，晶状体内水分渗出，晶状体变扁平，形成远视。

（2）合并年龄相关性白内障：此型较多见。发生率比非糖尿病病人高4～6倍，临床表现与无糖尿病的年龄相关性白内障相似，只是合并年龄相关性白内障起病年龄更早，病程发展更快，容易成熟。

3. 心理-社会状况 糖尿病为终生性疾病，漫长的病程和并发症的出现可能使病人出现焦虑不安的情绪或对治疗疾病失去信心，护士应对病人的心理状态进行评估，并了解病人家庭和朋友的支持情况，及时疏导，帮助病人树立战胜疾病的信心。

4. 辅助检查结果

（1）实验室检查如血糖、尿糖及酮体检查等，了解糖尿病情况。

（2）眼电生理检查，了解视网膜和视神经功能。

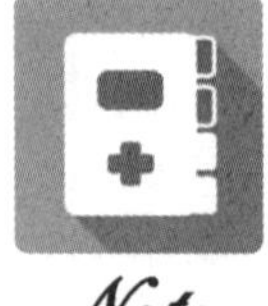

Note

【治疗要点】

积极治疗糖尿病，当白内障明显影响病人的工作和生活时，控制血糖后行白内障摘除术联合人工晶状体植入术。

【护理诊断】

1. 感知紊乱 视力下降，与晶状体混浊有关。

2. 自理缺陷 与视力障碍有关。

3. 焦虑 与糖尿病病程漫长、担心引起各种并发症有关。

4. 潜在并发症 术后眼内出血、眼内炎。

5. 知识缺乏 缺乏糖尿病和糖尿病性白内障的治疗、护理的相关知识。

【护理目标】

(1) 适应正常生活，能采取预防外伤的措施。

(2) 视力得到提高。

(3) 情绪稳定，积极配合治疗。

(4) 无并发症发生或发生并发症后得到及时处理。

(5) 掌握该疾病相关的自我护理知识和技能。

【护理措施】

1. 治疗与用药护理

(1) 遵医嘱应用降血糖药物，严密观察药物的副作用及血糖变化，如低血糖反应。

(2) 手术护理见年龄相关性白内障术后护理。

(3) 糖尿病性白内障术后易发生出血及感染，术前应严格掌握手术适应证，术后密切观察病情变化，注意无菌操作。

2. 健康指导

(1) 向病人及家属宣教糖尿病的有关知识，指导病人进行血糖监测，控制血糖，提高自我护理能力，如遇到低血糖反应的紧急处理。

(2) 饮食指导：应以控制总热量为原则，实行低糖、低脂(以不饱和脂肪酸为主)、适当蛋白质、高纤维素、高维生素饮食。

(3) 运动指导：强调因人而异、循序渐进、相对定时定量、适可而止。一般每天坚持 0.5 h 左右运动。餐后 1 h 运动可达到较好降糖效果，最好不要空腹运动，以免发生低血糖。

【护理评价】

(1) 病人视力是否得到提高。

(2) 病人住院期间有无并发症发生。

三、先天性白内障病人的护理

【概述】

先天性白内障是常见的儿童眼病，指出生时即存在或出生后第 1 年发生的晶状体混浊，是造成儿童失明和弱视的重要原因。

各种影响胎儿晶状体发育的因素均可引起先天性白内障。常见原因如下：①遗传因素：常染色体显性遗传最多见。②环境因素：母亲妊娠期(特别是前 3 个月内)的病毒性感染，如风疹病毒、单纯疱疹病毒等，是导致胎儿发生白内障的常见原因。妊娠期营养不良、盆腔放射线照射、服用某些药物(激素、水杨酸制剂、抗凝剂等)、患有系统性疾病等，都可导致胎儿晶状体发育不良。此外，早产儿、胎儿宫内缺氧等也可引起先天性白内障。③原因不明：难以确定的遗传因素或环境因素，多表现为散发。

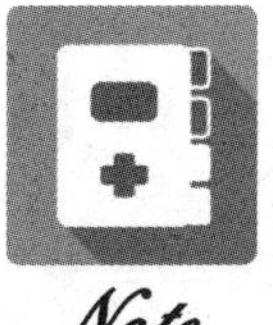

Note

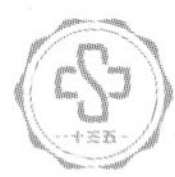

【护理评估】

1. 健康史 询问患儿母亲孕期是否有病毒感染、用药、接触放射线等情况；了解患儿出生时的健康情况，有无家族史，发现患儿白内障的时间。

2. 身体状况 可为单眼或双眼起病，多数为静止期。视力障碍程度可因晶状体混浊发生部位和形态不同而异，因不能自诉，需依赖其父母观察才发现。常合并其他眼病如斜视、眼球震颤、先天性小眼球等。

3. 辅助检查 实验室检查，如染色体、血糖、尿糖和酮体检查等，可以帮助了解病因。

4. 心理-社会状况 通常患儿父母对患儿视力障碍非常担心，对疾病的知识缺乏。护士应注意评估患儿父母的情绪状况、文化层次、经济状况等，了解患儿父母对该病的认知程度。

【护理诊断】

1. 感知紊乱 视力下降，与晶状体混浊有关。

2. 潜在并发症 形觉剥夺性弱视。

3. 家庭应对无效 与家庭照顾者掌握照顾患儿的相关知识和技能不足有关。

【护理目标】

(1) 视力得到提高。

(2) 弱视得到及时治疗。

(3) 家庭照顾者掌握照顾患儿的相关知识和技能，能够有效应对突发情况。

【护理措施】

1. 一般护理 已发生弱视的患儿，应指导家长对患儿进行正确的弱视训练，如遮盖疗法、光学药物压抑法、精细动作训练等。

2. 心理护理 向患儿家长解释手术的必要性，取得他们的理解，尽早进行手术。一般宜在患儿 3～6 个月手术，最迟不超过 2 岁，以免发生弱视。

3. 治疗与用药护理 需要手术治疗者按眼科手术和全麻手术护理常规进行。

4. 健康教育

(1) 告知患儿家长注意保护术眼，修剪患儿指甲，防止抓伤眼睛；加强安全防护，避免碰伤等意外发生。

(2) 预防先天性白内障，应提倡优生优育，有内源性先天性白内障家族史者要避免近亲结婚，或婚后尽量不生孩子。

能力检测 5

(3) 母亲在怀孕期间，特别是妊娠前 3 个月内及怀孕 6 个月内，尽可能预防感冒及其他传染病，保持充足睡眠，避免过度劳累。

(4) 先天性白内障病人要多吃深绿色、新鲜的蔬菜，避免食用油炸食品及人造脂肪、全脂奶粉等。

【护理评价】

病人是否发生弱视。

小　结

白内障是指晶状体混浊。年龄相关性白内障是最常见的白内障类型，早期病人常出现眼前固定不动的黑点，可有单眼复视或多视、屈光改变等表现。根据晶状体开始出现混浊的部位不同，可分为皮质性、核性、后囊膜下性三种类型。以皮质性白内障最常见。按其发展过程分为初发期、膨胀期或未成熟期、成熟期和过熟期。治疗以手术治疗为主，当视力下降影响工作和生活质量，即可手术。糖尿病性白内障病人是指白内障的发生与糖尿病有直接关系的白内障。首先积极治疗糖尿病，控制血糖后行白内障摘除术联合人工晶状体植入术。先天性白内

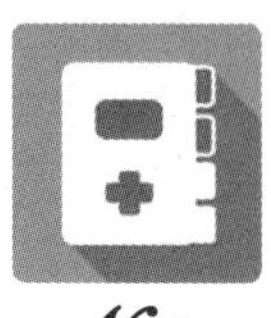

Note

障是常见的儿童眼病，指出生时即存在或出生后第 1 年发生的晶状体混浊，一般宜在患儿 3～6 个月手术，最迟不超过 2 岁，以免发生弱视。

（郭成蹊）

第四节　青光眼病人的护理

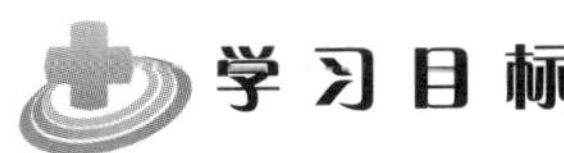

掌握：青光眼的定义与急性闭角型青光眼病人的护理措施，原发性开角型青光眼和先天性青光眼病人的护理措施，眼压测定的方法。

熟悉：急性闭角型、原发性开角型和先天性青光眼的护理评估。

了解：急性闭角型、原发性开角型和先天性青光眼的护理评估。

情景导入

病人张某，男，63 岁，退休工人。下午 5 点左右与邻居发生激烈争吵，晚 7 点出现右眼剧烈疼痛，伴头痛，呕吐 2 次，右眼视物不清，遂由女儿陪同来院就诊。查体：右眼视力眼前光感，角膜水肿，前房变浅，瞳孔散大约 8 mm，眼压 50 mmHg。如果你是责任护士。

工作任务：

1. 为该病人进行护理评估。
2. 为该病人制订正确的护理措施。

青光眼是一组以视神经萎缩和视野缺损为共同特征的疾病，病理性眼内压升高是其主要危险因素。青光眼是主要的不可逆性致盲眼病之一，若能及早诊治，大多数病人可避免失明。

眼压是眼球内容物作用于眼球壁的压力，亦称眼内压。正常人眼压平均值为 16 mmHg，标准差为 3 mmHg。统计学上，将 10～21 mmHg 作为正常眼压范围。正常眼压具有双眼对称，昼夜压力相对稳定等特点，即正常双眼眼压差应不大于 5 mmHg，24 h 眼压波动范围不应大于 8 mmHg。临床中，部分病人眼压已超过统计学的正常上限，但是长期随访观察发现并不出现视神经损害和视野缺损，称为高眼压症；而有部分病人眼压在正常范围内，却出现了青光眼典型的视神经萎缩和视野缺损，称为正常眼压型青光眼。因此，高眼压并不都是青光眼，而正常眼压也不能排除青光眼。正常眼压对维持正常视功能起着重要作用。

眼压的稳定性主要通过房水的产生与排出之间的动态平衡来维持。若房水的产生量相对不变，房水循环不畅，则会引起眼压升高；若房水循环正常，房水产生量增加，也会引起眼压升高。对青光眼的治疗和护理要遵循这一规律，以达到降低眼压保存视力的目的。根据前房角形态、病因机制及发病年龄，一般将青光眼分为原发性青光眼、继发性青光眼和先天性青光眼三大类。根据眼压升高时前房角的开放状态，原发性青光眼又分为闭角型青光眼和开角型青光眼。原发性闭角型青光眼又有急性和慢性之分。

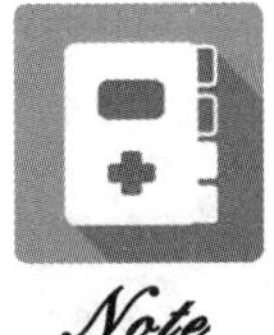

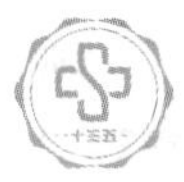

一、急性闭角型青光眼病人的护理

【概述】

急性闭角型青光眼是一种眼压急剧升高并伴有相应症状，以眼前段组织改变为特征的青光眼，多见于50岁以上的女性，男女发病比约为1∶2。双眼先后或同时发病，有一定的遗传倾向。

急性闭角型青光眼病因尚未完全明确。发病机制主要是周边虹膜堵塞了前房角导致房水排出受阻，目前认为眼轴短、前房浅及房角窄是该病主要的解剖因素。情绪激动、暗室环境、抗胆碱药物、散瞳剂等因素会引起瞳孔散大，周边虹膜松弛，从而诱发急性闭角型青光眼。长时间阅读、疲劳和疼痛也是该病的诱因。该病的治疗主要是通过药物及手术方式控制眼压。

【护理评估】

1. 健康史 询问病人发病的时间；眼胀、眼痛情况；有无恶心、呕吐等伴随症状；视力减退情况；有无青光眼家族史；有无青光眼的诱发因素。

2. 身体状况 典型的闭角型青光眼有以下几个不同的临床阶段(分期)。

(1) 临床前期：急性闭角型青光眼为双侧性眼病，一眼发病，另一眼虽未发病，但具备前房浅、虹膜膨隆、房角狭窄等青光眼解剖特点或有家族史的情况下，临床诊断为临床前期。若在诱发因素条件下如暗室激发试验后房角关闭，眼压明显升高，也可诊断为临床前期。

(2) 先兆期：表现为一过性或反复多次的小发作，多出现在傍晚时分，突感雾视、虹视，可能有鼻根部酸胀、轻度眼痛伴同侧头痛，轻度睫状充血、角膜轻度雾状混浊、眼压略高，经休息后缓解。

(3) 急性发作期：症状表现为眼胀、眼痛伴同侧头痛；视力下降明显，有雾视、虹视现象；多伴有恶心、呕吐症状。

体征：①结膜混合充血或伴球结膜水肿。②角膜水肿，呈雾状或毛玻璃状。③瞳孔中等散大，常呈竖椭圆形，对光反应迟钝或消失，有时可见局限性后粘连。④前房极浅，房角完全关闭。⑤眼压升高，可突然高达50 mmHg以上，指测眼压时眼球坚硬如石。⑥高眼压缓解后，症状减轻或消失，但眼前段留下永久性组织损伤，即青光眼三联征：角膜后壁色素沉着、虹膜节段性萎缩及色素脱落、晶状体前囊下点状或片状灰白色混浊(青光眼斑)。

知识链接 3-3

(4) 间歇期：急性发作期经药物治疗缓解或先兆期缓解后，关闭的前房角暂时重新开放，症状减退，视力部分或全部恢复，但瞳孔阻滞的病理基础尚未解除，随时有再次发作的可能。

(5) 慢性期：急性大发作或多次小发作后，房角广泛粘连，小梁功能严重受损，表现为眼压中度升高，视力进行性下降，眼底视神经萎缩，出现相应的视野缺损。

(6) 绝对期：视功能完全丧失无法复明，高眼压致剧烈眼痛，也有因长期适应而眼痛不明显。

3. 心理-社会状况 病人因眼胀、眼痛又有视力障碍，严重影响工作、生活和社交活动，对手术治疗存在恐惧。护士应了解病人对疾病的认知情况，及时疏导。

4. 辅助检查

(1) 房角镜及超声生物显微镜检查有利于判断房角情况。

(2) 自动视野计检查是评价青光眼视野的标准检查。

(3) 同步立体眼底照片是目前有价值的视乳头评价方法。

(4) 眼压测量。

【护理诊断】

1. 急性疼痛 眼痛伴头痛，与眼压升高有关。

2. 感知紊乱 视力障碍，与眼压升高致角膜水肿、视网膜和视神经损害有关。

3. 焦虑 与担心疾病的预后有关。

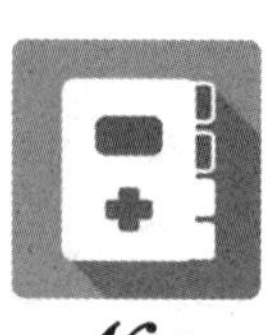
Note

4. 有外伤的危险 与视野缺损、视力下降或绝对期青光眼视力完全丧失有关。

5. 知识缺乏 缺乏急性闭角型青光眼相关的知识。

【护理目标】

(1) 病人经过积极治疗，眼压下降，眼痛、头痛症状缓解直至消失。

(2) 病人通过治疗，视力逐渐提高或稳定。

(3) 病人焦虑心理减轻或消除。

(4) 病人熟悉周围环境，无外伤发生。

(5) 病人了解急性闭角型青光眼的自我护理知识。

【护理措施】

1. 减轻疼痛

(1) 药物护理：

①拟副交感神经药(缩瞳剂)：通过缩小瞳孔，解除周边虹膜对房角的堵塞，使房角重新开放，从而降低眼压。常用1%毛果芸香碱滴眼液，每日3～5次；急性发作期5～10 min一次。注意用药后有无恶心、呕吐、流涎、腹痛、出汗、肌肉抽搐等药物反应。若出现上述反应立即停药。每次滴眼后应压迫泪囊区数分钟以预防药物中毒。

②β-肾上腺素受体拮抗药：常用滴眼液为0.25%噻吗洛尔滴眼液、0.25%倍他洛尔滴眼液等，前者为非选择性β受体拮抗药，有支气管哮喘、房室传导阻滞、窦房结病变者禁用。

③碳酸酐酶抑制剂：减少房水生成从而降低眼压。常用滴眼液为1%布林佐胺滴眼液。口服剂常用乙酰唑胺，每次50 mg，每日口服2次。使用时可出现口唇、面部及指趾麻木等药物副作用，停药后消失。该药可抑制肾小管对钾的重吸收，长期应用可产生低血钾，故需补充钾盐。

④高渗剂：可在短期内提高血浆渗透压，使眼球组织特别是玻璃体中的水分进入血液，从而减少眼内容积。常用20%甘露醇250 mL在30 min内快速滴完。用药后因颅内压降低，少数病人可出现恶心、头痛等症状，宜平卧休息。对年老体弱或有心血管疾病者，应注意呼吸及脉搏的变化，以防意外发生。

⑤充血及虹膜炎症反应重的病人可局部滴用糖皮质激素。全身症状重者，可给予止吐、镇静、安眠药物。

⑥青光眼治疗除降眼压外，应重视神经保护性治疗。可给予神经营养因子、抗氧化剂、谷氨酸受体拮抗剂、钙离子通道阻滞剂及运用某些重要措施保护视神经。

(2) 手术护理：急性闭角型青光眼早期，房角尚无广泛粘连者，一般采用周边虹膜切除术以解除瞳孔阻滞，常能根治性地预防发作。对于房角广泛粘连的急性闭角型青光眼病人一般采用小梁切除术等滤过性手术。

术前协助病人进行各项检查。术后注意观察病人的眼压情况，如有鼻根部酸胀或患眼同侧颞部跳痛等情况，应及时通知医生行眼球按摩等降眼压处理，必要时行二次手术。术后第1天开始换药，对于前房形成迟缓合并低眼压者应加压包扎。为防止出现炎症反应，应按医嘱使用散瞳剂。

2. 视力障碍病人的护理

(1) 遵医嘱用药，点眼药时要特别注意缩瞳剂与散瞳剂的区别。

(2) 对病人进行安全教育，预防眼外伤。

(3) 按照方便病人使用的原则，无障碍有序地摆放物品。

3. 焦虑病人的护理 多与病人进行语言沟通，了解病人的发病经过，讲解青光眼手术治疗的意义，让病人对预后有合理的判断，消除其焦虑情绪。

4. 健康教育

(1) 指导病人正确使用滴眼液，遵医嘱按时用药。

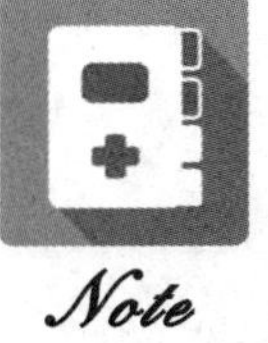

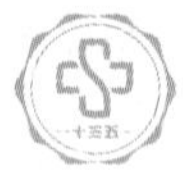

(2) 避免青光眼诱发因素:①保持心情舒畅,保证充足睡眠,避免情绪激动。②避免过度疲劳和长时间近距离用眼,不要在暗处停留时间过长。③避免短时间内饮水过多(以一次饮水量少于 300 mL 为宜),以免加重病情或引起发作。④饮食宜清淡、易消化,保持大便通畅。⑤不宜饮用烟酒、浓茶、咖啡和食用辛辣刺激性食物。

(3) 指导病人识别青光眼发作先兆,如鼻根部酸胀、眼胀并伴同侧头部不适等。

(4) 说明坚持用药和定期复查的重要性。

【护理评价】

(1) 病人经过治疗,眼痛、偏头痛、恶心、呕吐等症状是否减轻。

(2) 病人通过治疗,视力是否稳定。

(3) 病人是否能正确运用青光眼的预防和治疗知识进行自我护理。

二、原发性开角型青光眼病人的护理

【概述】

原发性开角型青光眼的特点为发病缓慢,症状隐匿,眼压升高,但房角始终是开放的,并有特征性的视神经损害和(或)视野缺损表现。这类青光眼多数没有明显症状,早期不易发现。我国原发性青光眼中开角型少于闭角型,但近年闭角型的发生率有上升趋势。发病年龄多分布在 20～60 岁,随着年龄的增高,发病率也随之增高。糖尿病、甲状腺功能低下、心血管疾病和血液流变学异常、近视眼,以及视网膜静脉阻塞等病人是原发性开角型青光眼的高发人群。

原发性开角型青光眼病因目前尚不十分清楚,一般认为是由于房水排出通道变性所致。

【护理评估】

1. 健康史 评估病人的发病年龄,有无近视眼及视网膜静脉阻塞;询问有无青光眼家族史;有无糖尿病、甲状腺功能低下、心血管疾病;有无血液流变学异常。

2. 身体状况

(1) 症状:由于原发性开角型青光眼早期眼压不稳定,波动大,多数病人无任何自觉症状。眼压水平较高时出现眼胀、雾视或头痛等症状。晚期中心视力一般不受影响,但视野逐渐缩小。

(2) 眼压:眼压可有昼夜波动和季节波动,一般在清晨和上午较高,到下午逐渐下降,至半夜最低,冬天眼压高于夏天眼压。随病情进展,眼压水平逐渐升高,但很少超过 60 mmHg。

(3) 眼底表现:①视盘凹陷进行性扩大和加深。②视盘上、下方局限性盘沿变窄,C/D(杯盘比,即视杯直径与盘直径之比)值增大,形成切迹。③双眼凹陷不对称,C/D 差值>0.2。④视盘上或其周围浅表线状出血。⑤视网膜神经纤维层缺损。

(4) 视功能:主要表现为视野缺损,是原发性开角型青光眼诊断和病情评估的重要指标。①中心视野的损害:早期改变最常见的是旁中心暗点或鼻侧阶梯,随病情发展,可出现弓形暗点、环形暗点。②周边视野损害:通常先损害鼻上方视野,然后是鼻下方视野,最后是颞侧视野。晚期仅存颞侧视岛和管状视野。

3. 心理-社会状况 原发性开角型青光眼除视野改变外,黄斑功能也会受损,严重影响工作和生活,病人易产生焦虑、抑郁、悲观心理。护士应注意评估病人的心理状况,了解病人的自理能力、教育程度和对疾病的认知程度。

4. 辅助检查

(1) 24 h 眼压测定:在 24 h 内,每隔 2～4 h 测眼压 1 次,并记录。最高眼压与最低眼压差值正常不应大于 5 mmHg,若大于或等于 8 mmHg 则为病理状态。

(2) 前房角、眼前段超声生物显微镜检查:观察和评价前房角的结构,对明确诊断、用药及手术方式的选择有重要意义。

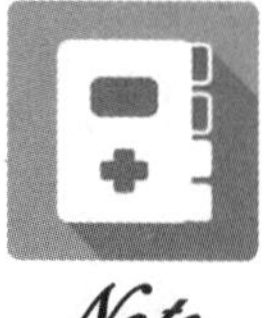

(3) 视野、光学相干断层成像(OCT)检查:了解视神经的损害情况,反映病变的损害程度。

【护理诊断】

1. 感知紊乱 视野缺损,与眼压升高、视神经受损有关。

2. 自理能力缺陷 与视神经损害导致视力和视野改变有关。

3. 焦虑 与担心原发性开角型青光眼预后差有关。

4. 知识缺乏 缺乏原发性开角型青光眼相关的知识。

【护理目标】

(1) 病人经过治疗,视野损害不再继续发展。

(2) 病人通过熟悉周围环境,无外伤发生。

(3) 病人情绪稳定,积极配合治疗。

(4) 病人和家属了解和掌握本病的自我护理知识。

【护理措施】

1. 用药护理 参考急性闭角型青光眼的护理措施。

2. 心理护理 鼓励病人表达自己的感受,协助病人树立积极治疗疾病、战胜疾病的信心,克服焦虑、恐惧心理,保持良好的心态,配合治疗护理。

3. 健康教育

(1) 有屈光不正的病人,应定期验光检查,以得到恰当的处理。

(2) 注意饮食卫生,给予营养丰富、易消化、清淡的饮食。一次性饮水不能过多,一般不超过 300 mL,但无须限制每天的摄入量。

(3) 注意用眼卫生,合理分配用眼时间,避免长时间低头弯腰。

(4) 强调遵医嘱坚持用药和按时复诊的重要性。

(5) 有青光眼家族史者应定期进行眼部检查。

【护理评价】

(1) 病人经过治疗,视神经损害是否减轻,视野是否不再缩小。

(2) 病人情绪是否稳定,是否恢复正常社交。

(3) 病人是否获得本病的防治知识。

三、先天性青光眼病人的护理

【概述】

先天性青光眼是指发育时期,前房角发育异常,影响了小梁网及 Schlemm 管系统的房水引流功能,导致眼压升高,可分为婴幼儿型青光眼、青少年型青光眼和伴有其他先天异常的青光眼三类。

先天性青光眼病因目前尚不完全清楚,目前认为是多基因遗传。发育性青光眼在解剖上有三类发育异常:①单纯的小梁网发育不良;②虹膜小梁网发育不良;③角膜小梁网发育不良。

【护理评估】

1. 健康史 评估病人发病时间,治疗过程,有无家族史等。

2. 身体状况

(1) 婴幼儿型青光眼:3 岁内发病,畏光、流泪、眼睑痉挛是本病的三大症状。体征可见眼球增大,眼轴增长,角膜横径常大于 12 mm,角膜水肿,后弹力层破裂,Haab 线形成,眼底检查可见青光眼性视盘凹陷。

(2) 青少年型青光眼:6～30 岁发病,早期一般无自觉症状,发展到一定程度可出现虹视、眼胀、头痛等症状。房角多数开放,视野、眼底表现与开角型青光眼相似,可有变性近视出现。

(3) 伴有其他先天异常的青光眼:这类青光眼同时伴有角膜、虹膜、晶状体、视网膜、脉络

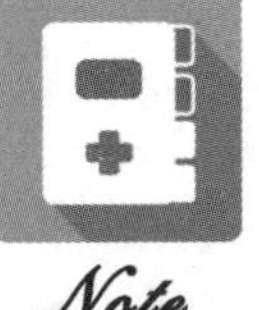

Note

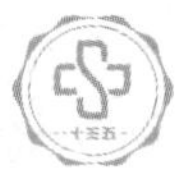

膜等的先天异常，或伴有全身其他器官的发育异常，多以综合征形式表现。

3. 心理-社会状况 患儿发病年龄较小，发病后会出现恐惧、孤单的心理。患儿家长对该病的相关知识缺乏了解，出现焦虑、紧张的情绪。护士应做好患儿及家长情绪状况的评估，了解患儿的年龄、性别、家庭状况以及父母对疾病的认知程度。

4. 辅助检查

(1) 眼压测量。

(2) 前房角镜检查房角情况。

(3) 超声检查了解眼轴长度和眼内情况。

【护理诊断】

1. 感知紊乱 视力障碍，与眼压升高、视神经受损有关。

2. 家庭应对无效 与家庭主要成员缺乏该病的防治知识有关。

3. 潜在并发症 前房积血、眼球破裂等。

【护理目标】

(1) 病人通过治疗，能够控制眼压，保护视功能。

(2) 病人的家庭照顾者掌握本病的相关知识和技能，能有效应对突发情况。

(3) 病人治疗后无并发症发生。

【护理措施】

1. 手术护理 围手术期护理指导：参照内眼手术和全麻手术护理常规进行。注意保护术眼，防止意外伤。术后为防止碰撞，术眼加盖保护眼罩，嘱患儿勿从事剧烈活动。

2. 健康教育

(1) 向病人家庭主要成员介绍本病的有关知识，婴幼儿出现怕光、流泪和不愿睁眼者，应尽早到医院检查。若遇眼球明显增大的患儿，应特别注意保护眼睛，避免受到意外伤害而出现眼球破裂。

(2) 教会患儿家长正确使用滴眼液、涂眼药膏的正确方法，定期门诊随访。

(3) 如合并有身体其他器官发育异常要同时进行积极治疗。

【护理评价】

(1) 病人经过治疗后视力是否稳定。

(2) 病人及其家庭照顾者是否了解和掌握关于本病的防治知识。

(3) 病人经过治疗后是否发生并发症。

小　　结

能力检测 6

本节重点介绍了青光眼，青光眼是一组以视神经萎缩和视野缺损为共同特征的疾病，病理性眼内压升高是其主要危险因素。正常人眼压平均值为 16 mmHg，标准差为 3 mmHg。房水循环不畅，则会引起眼压升高。急性闭角型青光眼发病机制主要是周边虹膜堵塞了前房角致房水排出受阻，依据其临床过程分为临床前期、先兆期、急性发作期、间歇期、慢性期、绝对期，长时间阅读、疲劳和疼痛、情绪激动、暗室环境、抗胆碱药物、散瞳剂等因素会诱发急性闭角型青光眼，该病的治疗主要是通过药物及手术方式控制眼压。原发性开角型青光眼发病缓慢，症状隐匿，眼压升高但房角始终是开放的，早期不易发现，眼压有昼夜波动和季节波动，一般在清晨和上午较高，到下午逐渐下降，至半夜最低，冬天眼压高于夏天眼压。先天性青光眼是在发育时期，前房角发育异常，影响了小梁网及 Schlemm 管系统的房水引流功能，导致眼压升高。

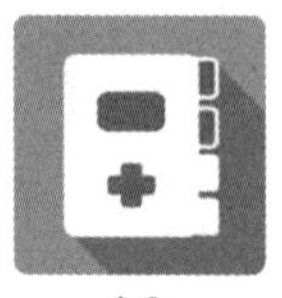

Note

（郭成蹊）

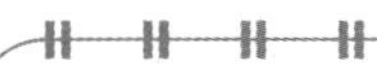

第五节 葡萄膜、视网膜和玻璃体疾病病人的护理

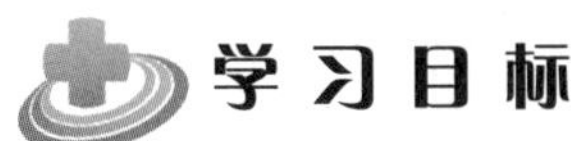

掌握:虹膜睫状体炎及视网膜动静脉阻塞、糖尿病性视网膜病变、视网膜脱离的护理评估及护理措施。

熟悉:高血压性视网膜病变和玻璃体混浊的护理评估。

了解:虹膜睫状体炎及视网膜动静脉阻塞、糖尿病性视网膜病变、视网膜脱离、高血压性视网膜病变和玻璃体混浊的治疗措施。

情景导入

病人,男,27 岁,主因右眼突然眼红、眼痛、畏光、流泪、视力下降 1 天就诊。检查示左眼正常,右眼视力 0.4,不能矫正,睫状充血,房水混浊,虹膜纹理不清,瞳孔缩小。如果你是责任护士。

工作任务:

1. 为该病人进行护理评估。

2. 为该病人制订正确的护理措施。

一、葡萄膜炎病人的护理

【概述】

葡萄膜为眼球壁中层组织,富含色素和血管,而且血流速度缓慢,这些特点使葡萄膜容易受到自身免疫、感染、血行、肿瘤等影响而发生各种疾病。葡萄膜疾病中,最常见的是葡萄膜炎,是眼科常见病,多发生于青壮年,常反复发作。按其发生部位可分为前葡萄膜炎、中间葡萄膜炎、后葡萄膜炎和全葡萄膜炎。本节主要介绍虹膜睫状体炎(前葡萄膜炎)。

【护理评估】

1. 健康史 病人常反复发作,需仔细询问病史。询问病人有无微生物感染,有无自身免疫性疾病、眼外伤史等。

2. 身体状况

(1) 症状:病人可出现眼痛、畏光、流泪、不同程度的视力减退。

(2) 体征:①睫状充血或混合充血。②角膜后沉着物(KP):由于炎症时血-房水屏障的破坏,房水中进入大量炎症细胞或色素所致。③房水混浊:裂隙灯下前房内光束增强,呈灰白色半透明带,称为前房闪辉,混浊的房水中可见漂浮的炎症细胞,称为 Tyndall 现象,是炎症活动期的表现。④虹膜改变:虹膜水肿,纹理不清,因炎症渗出增多可能发生虹膜粘连。⑤瞳孔改变:瞳孔缩小、变形、闭锁,对光反射迟钝甚至消失,瞳孔完全闭锁可继发青光眼。

3. 心理-社会状况 虹膜睫状体炎因发病急,病情重,病人易出现焦虑、紧张的心理;又因本病复发率较高,病人容易产生悲观心理。

4. 辅助检查 血常规检查了解机体有无感染;怀疑与类风湿或结核病相关的应进行血沉检查。

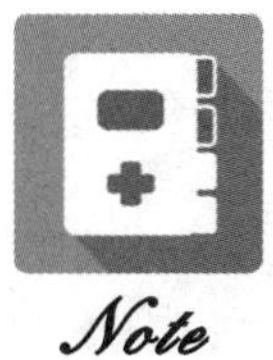

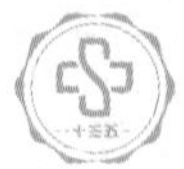

【护理诊断】

1. 疼痛　与炎症刺激有关。

2. 感知改变　视力下降，与房水混浊、角膜后沉着物和眼部并发症有关。

3. 焦虑　与视功能障碍、病情重、反复发作及担心预后有关。

4. 知识缺乏　缺乏虹膜睫状体炎防治相关的知识。

5. 潜在并发症　继发性青光眼、并发性白内障、眼内炎等。

【护理目标】

(1) 病人经过治疗眼痛等不适症状减轻或消失。

(2) 病人通过治疗视力恢复或稳定。

(3) 病人情绪稳定，对治疗、生活有信心。

(4) 病人或其家属能说出疾病相关的防治知识。

(5) 病人不出现并发症或者并发症得到及时发现并及时处理。

【护理措施】

1. 一般护理　嘱病人多休息、多喝水、清淡饮食，少用眼，局部热敷。

2. 用药护理

(1) 散瞳剂：1%阿托品或托吡卡胺滴眼液滴眼，滴眼后压迫泪囊区 3～5 min 以防止药物经鼻黏膜吸收中毒，严重虹膜粘连者可结膜下注射。

(2) 糖皮质激素：常用妥布霉素地塞米松滴眼液滴眼，也可根据病情选择结膜下注射。应用激素时需检测眼压，因长期应用有升高眼压的可能。若全身服用激素则有可能出现向心性肥胖、骨质疏松等副作用。

(3) 非甾体消炎药：双氯酚酸钠、吲哚美辛等，轻者点眼，重者口服。此类药品刺激性强，应提前告知病人。

3. 心理护理　向病人提供疾病信息，详细讲解治疗及护理措施，安抚病人情绪，树立病人战胜疾病的信心。

4. 健康教育　指导病人正确用药及自我护理，向病人宣教疾病的病因和发病机制，防止反复发作。嘱病人加强锻炼，增强体质，提高机体抵抗力。

【护理评价】

(1) 经过治疗病人的眼痛等不适症状是否减轻或消失。

(2) 病人视力是否恢复或稳定。

(3) 病人情绪是否稳定，是否对治疗、生活有信心。

(4) 病人或其家属是否能够说出虹膜睫状体炎防治相关的知识。

二、视网膜动脉阻塞病人的护理

【概述】

视网膜动脉阻塞是指视网膜中央动脉或其分支阻塞。视网膜内近 70%的组织的营养来源于视网膜中央动脉。视网膜动脉为终末血管，缺乏交通支，一旦发生阻塞，受阻塞的动脉供给营养的视网膜由于缺血缺氧而水肿，细胞迅速死亡，是严重损害视功能的疾病，抢救不及时，可导致失明。

【护理评估】

1. 健康史　评估病人的年龄，有无高血压、糖尿病、心脏病、颈动脉粥样硬化等病史。评估失明发生的时间，有无明显诱因，之前有无一过性失明并自行恢复的病史，是否采取治疗措施。

2. 身体状况

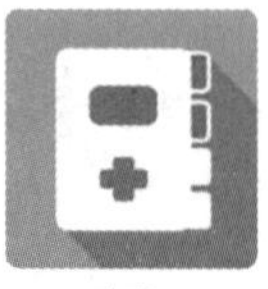

Note

(1) 视网膜中央动脉阻塞：病人表现为突然发生的一眼无痛性视力急剧下降甚至失明。

血管痉挛病人表现为一过性的视力丧失。检查可见瞳孔散大，直接对光反射消失，间接对光反射存在；眼底视盘早期水肿，边界不清。视网膜呈灰白色水肿，与黄斑区透见的其深面脉络膜红色背景，形成鲜明对比，称为“樱桃红点”。数周后视盘苍白，视网膜萎缩，血管变细。

(2) 视网膜分支动脉阻塞：病人表现为一眼突然出现视物遮挡，眼底检查可见该动脉分布区的视网膜呈灰白色水肿，有时可以见到栓子阻塞部位，阻塞区以下血管呈“白线状”。

3. 心理-社会状况 本病发病急，对视力影响大，病人有严重焦虑、紧张心理，易有悲观情绪。

4. 辅助检查 荧光素眼底血管造影可帮助显示血管阻塞的情况。

【护理诊断】

1. 感觉紊乱 视力突然丧失或视物遮挡，与视网膜动脉栓塞有关。

2. 焦虑 与视力突然下降，担心预后有关。

3. 知识缺乏 缺乏视网膜动脉阻塞防治相关的知识。

【护理目标】

(1) 病人视力恢复或稳定。

(2) 病人情绪稳定，对治疗、生活有信心。

(3) 病人或其家属能说出视网膜动脉阻塞防治相关的知识。

【护理措施】

视网膜是神经组织，耗氧量高，长期缺氧可造成不可逆损伤，因此抢救要争分夺秒，有效抢救时间应在 90 min 内。

1. 药物护理

(1) 血管扩张剂：急诊时应立即舌下含服硝酸甘油 0.5 mg 或吸入亚硝酸异戊酯 0.2 mL，或球后注射乙酰胆碱、妥拉苏林、罂粟碱等。

(2) 纤溶制剂：对怀疑有血栓形成的病人应用溶栓药物。用药期间要注意检测血纤维蛋白原。

(3) 营养神经药物：维生素 B_1、维生素 B_{12}、羟苯磺酸钙。

2. 吸氧 吸入 95%氧气和 5%二氧化碳混合气体，白天每小时吸氧一次，每次 10 min，晚上每 4 h 一次。

3. 降眼压 可促使视网膜动脉扩张，改善血供。可按摩眼球、应用降眼压药物或前房穿刺放出少量房水。

4. 心理护理 耐心解释治疗方法，解除病人的紧张心理，使其配合。主动安慰病人，帮助病人树立战胜疾病的信心。

5. 健康教育 本病与很多全身性疾病相关，因此应向病人及其家属宣讲相关知识，使其掌握相关自救知识，去除诱因，减少发病机会。嘱病人随身携带血管扩张剂，遇到视力突降的现象马上服用后去医院抢救。

【护理评价】

(1) 病人经过治疗视力是否恢复或稳定。

(2) 病人情绪是否稳定，是否对治疗和生活有信心。

(3) 病人或其家属是否能运用视网膜动脉阻塞防治相关的知识进行自我护理。

三、视网膜静脉阻塞病人的护理

【概述】

视网膜静脉阻塞是比较常见的眼底血管病。临床上根据阻塞部位的不同，分为视网膜中央静脉阻塞和视网膜分支静脉阻塞两种。本病比视网膜中央动脉阻塞更多见，常为单眼发病，

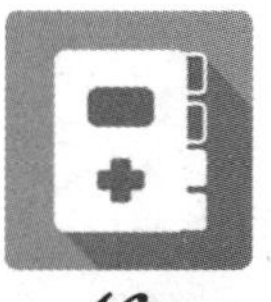

Note

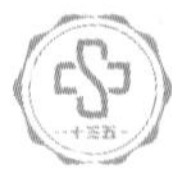

左右眼发病率无差异。

【护理评估】

1. 健康史 评估病人是否有高血压、动脉硬化等病史，血液黏稠度和血流动力学检查是否异常。评估视力下降的时间、发展过程、严重程度、治疗过程等。

2. 身体状况

(1) 视网膜中央静脉阻塞：病人表现为不同程度的视力下降，起病急，病程长。眼底检查：①缺血型：视盘高度水肿充血，边界模糊。黄斑区可见水肿充血，并可形成囊样水肿。视网膜静脉高度迂曲扩张，视网膜水肿，大量片状火焰状出血沿静脉布满整个眼底。病程久者可见各种黄白色硬性渗出物或棉絮斑。②非缺血型：表现较轻，出血少，偶有渗出，视盘、黄斑区正常或轻度水肿。

(2) 视网膜分支静脉阻塞：以颞侧支阻塞最常见，是否影响视力与黄斑是否受影响有关。出血、渗出等表现与视网膜中央静脉阻塞类似，只是局限于被阻塞的分支所在的视网膜区域。

3. 并发症 视网膜静脉阻塞严重者可产生新生血管，由于新生血管的形成，可引发一系列并发症。若新生血管发生于虹膜周边或瞳孔区，则可能继发新生血管性青光眼，若发生于视网膜周边部，则有可能增加眼底出血的机会，从而发生玻璃体积血、增殖性视网膜病变甚至导致视网膜脱离。

4. 心理-社会状况 本病病程较长，治疗困难，视功能障碍明显，病人焦虑心理严重。

5. 辅助检查 荧光素眼底血管造影检查有助于疾病分型和激光治疗。OCT 检查可帮助发现黄斑病变情况。

【护理诊断】

1. 感知改变 视力下降，与视网膜出血、渗出等有关。

2. 焦虑 与视力下降、病人担心预后有关。

3. 知识缺乏 缺乏视网膜静脉阻塞相关的防治知识。

4. 潜在并发症 新生血管性青光眼、玻璃体积血、增殖性视网膜病变、视网膜脱离等。

【护理目标】

(1) 病人视力稳定或有所恢复。

(2) 病人紧张心情得到缓解，能够积极配合治疗。

(3) 病人了解视网膜静脉阻塞防治相关的知识。

(4) 病人的并发症能够得到及时的治疗。

【护理措施】

1. 积极治疗原发病 向病人讲解药物治疗的必要性，取得病人的配合，治疗期间注意检测血液中纤维蛋白原和凝血酶原时间，若有异常，及时向主治医生报告。

2. 激光疗法 对于有新生血管的病人多需要激光光凝，耐心向病人解释治疗方法和注意事项，并指导病人配合。

3. 并发症的治疗 对于由新生血管引起的玻璃体积血、增殖性视网膜病变和视网膜脱离等，采取玻璃体切割手术。根据不同的病人情况采取不同的手术护理。

4. 心理护理 向病人解释各种治疗措施的实施原理，以期得到病人的积极配合，对于可能的预后，给予详细解释，减轻病人对手术及其预后的紧张焦虑，增强治疗疾病的信心。

5. 健康教育

(1) 对于视力障碍严重的病人，要指导病人使用呼叫器。

(2) 积极治疗原发病，注意饮食习惯等，减少血栓形成的可能。

(3) 手术的病人，注意切勿剧烈活动或从事重体力劳动。

(4) 按时用药，定期复查。

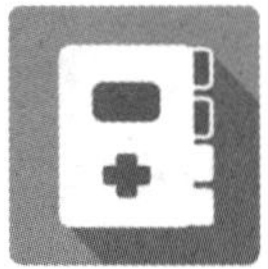
Note

【护理评价】

(1) 病人经过治疗视力是否稳定或有所恢复。

(2) 病人紧张心情是否得到缓解并能够积极配合治疗。

(3) 病人是否能够了解视网膜静脉阻塞相关的防治知识。

四、高血压性视网膜病变病人的护理

【概述】

高血压性视网膜病变是指由于高血压导致视网膜血管内壁损害的总称，可以发生于任何原发性或继发性高血压病人。

长期高血压作用使视网膜动脉管壁硬化、管径狭窄，血管管壁开始渗漏血浆，导致视网膜水肿、渗出等。

【护理评估】

1. 健康史 评估病人的高血压史，血压控制状况及是否合并有其他高血压的并发症。

2. 身体状况 临床上主要表现为不同程度的视力障碍，根据 Wagener 及 Keith 的分类将高血压视网膜病变分为四级。

(1) Ⅰ级：主要表现为血管收缩、变窄，视网膜小动脉反光带加宽，动脉交叉处压迹不明显。

(2) Ⅱ级：主要表现为动脉硬化。视网膜动脉反光带加宽，呈铜丝或银丝样外观，动静脉交叉处压迹明显，视网膜可见硬性渗出或小片状出血。

(3) Ⅲ级：主要表现为渗出，可见棉绒斑或片状出血。

(4) Ⅳ级：在Ⅲ级眼底改变的基础上有视盘水肿和动脉硬化的各种并发症。

3. 心理-社会状况 病人长期高血压并伴有严重视功能障碍，易产生焦虑情绪。

4. 辅助检查 荧光素眼底血管造影检查有助于疾病的诊断、治疗指导及预后判定。

【护理诊断】

1. 感知改变 与视网膜和视神经损伤有关。

2. 焦虑 与视力下降、病程长、反复发作等原因有关。

3. 知识缺乏 缺乏高血压性视网膜病变防治相关的知识。

【护理目标】

(1) 病人视力稳定。

(2) 病人焦虑情绪减轻或消失。

(3) 病人或家属了解高血压性视网膜病变的相关知识。

【护理措施】

(1) 积极治疗原发病，按高血压护理要求，指导病人饮食和用药，改变不良的生活方式和习惯。

(2) 适当使用营养神经和促进微循环的药物。

(3) 对于视力严重下降的病人，协助病人生活护理，有条件者请专人看护。

(4) 定期复查。

【护理评价】

(1) 病人视力是否稳定或有所提高。

(2) 病人焦虑情绪是否减轻或消除。

(3) 病人或家属是否了解高血压性视网膜病变的相关知识，进行自我护理。

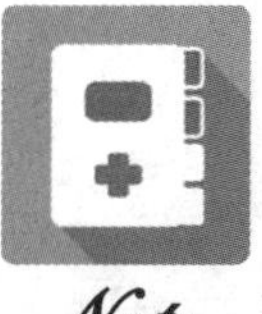

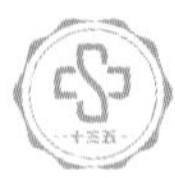

五、糖尿病性视网膜病变病人的护理

【概述】

糖尿病性视网膜病变是在糖尿病的病程中引发的视网膜微循环障碍，造成一部分毛细血管无灌注区的局限性视网膜缺血缺氧症，是糖尿病常见并发症。本病可引发很多并发症，是常见的致盲性眼病。

【护理评估】

1. 健康史 病人有多年的糖尿病史，由于高血糖对视网膜微小血管的影响，导致毛细血管内皮受损，失去其屏障功能，发生渗漏，而进一步形成无灌注区，导致相应的视网膜缺血缺氧。最后出现广泛的缺血，造成新生血管的形成，从而形成各种并发症。

2. 身体状况

(1) 病人除了糖尿病的"三多一少"症状之外，眼部主要表现为不同程度的视力障碍。

(2) 糖尿病视网膜病变分为单纯型和增生型两种类型，两种类型共分为六级。

①单纯型：

a. Ⅰ级是以后极部为中心，出现微血管瘤和小出血点。

b. Ⅱ级主要是指出现黄白色硬性渗出及出血斑。

c. Ⅲ级是指出现白色棉绒斑和出血斑。

②增生型：

a. Ⅳ级是指眼底出现新生血管或有玻璃体积血。

b. Ⅴ级是指眼底出现新生血管或有纤维增生。

c. Ⅵ级是指眼底出现新生血管或有纤维增生，并发牵引性视网膜脱离。

3. 心理-社会状况 本病基于长期糖尿病的基础上，可有严重的视力障碍，甚至失明，反复发生次数多，病人易产生焦虑情绪，并对预后产生悲观心理。

4. 辅助检查 荧光素眼底血管造影检查对疾病的诊断、治疗及判断预后都有重要意义。

【护理诊断】

1. 感觉改变 与不同程度的视力下降有关。

2. 自理缺陷 与严重的视力下降甚至失明有关。

3. 潜在并发症 新生血管性青光眼、玻璃体积血、视网膜脱离等。

4. 焦虑 与疾病的反复发生和担心预后有关。

5. 知识缺乏 缺乏糖尿病性视网膜病变的防治知识。

【护理目标】

(1) 病人视力稳定或有不同程度的恢复。

(2) 病人简单的生活可以自理。

(3) 病人的并发症得到及时的治疗。

(4) 病人或家属对糖尿病性视网膜病变相关知识有所了解。

【护理措施】

(1) 积极治疗原发病。严格控制血糖。指导病人合理饮食和养成良好的生活习惯，如戒烟戒酒，合理运动等。

(2) 药物治疗：适当应用营养神经和促微循环的药物，如羟苯磺酸钙、递法明等。

(3) 详细解释并指导病人配合激光治疗。

(4) 并发症的治疗。

(5) 心理护理：向病人解释各种治疗措施的实施原理和可能的预后，以期得到病人的积极配合，减轻病人对手术及其预后的紧张焦虑，增强治疗疾病的信心。

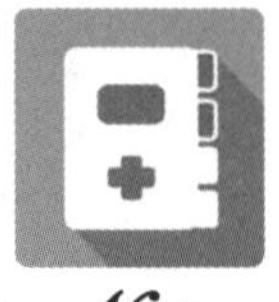

Note

(6) 健康教育：对于视力障碍严重的病人，要指导病人使用呼叫器。积极治疗原发病，注意饮食习惯等，减少血栓形成的可能。手术后病人，注意切勿剧烈活动或从事重体力劳动。按时用药，定期复查。

【护理评价】

(1) 病人视力是否稳定或有不同程度的恢复。

(2) 病人是否可以进行简单自理。

(3) 病人的并发症是否已得到及时的治疗。

(4) 病人或家属是否对糖尿病性视网膜病变相关知识有所了解。

六、视网膜脱离病人的护理

【概述】

视网膜脱离是指视网膜的神经上皮层和色素上皮层之间的脱离，可分为孔源性(原发性)、牵拉性及渗出性(继发性)三类。

【护理评估】

1. 健康史 孔源性视网膜脱离多见于有高度近视者、老年人、有眼外伤者等。牵拉性和渗出性则可能与糖尿病、视网膜静脉阻塞、葡萄膜炎、妊娠高血压综合征等有关。

2. 身体状况

(1) 症状：眼前闪光感和眼前黑影飘动，视力下降，视野缺损。

(2) 体征：散瞳检查可见视网膜周边裂孔，脱离的视网膜呈青灰色隆起，大面积脱离者呈现波浪状起伏，有明显视网膜表面增殖的，可在表面形成固定皱褶。眼压有所降低，多低于正常值低限。

3. 心理-社会状况 因本病对视力有不同程度影响，严重者可致失明，且由于预后的不确定，病人的焦虑、悲观情绪严重。

4. 辅助检查 荧光素眼底血管造影检查和眼部B超有助于疾病的诊断和治疗。

【护理诊断】

1. 感知改变 与视力突然下降和视野缺损有关。

2. 焦虑 与视功能严重受损和对预后的不确定有关。

3. 知识缺乏 缺乏与视网膜脱离相关的防治知识。

4. 潜在并发症 术后眼内出血、眼压升高和视网膜再脱离等。

【护理目标】

(1) 病人视力稳定或有所提高。

(2) 病人焦虑心理减轻或消除。

(3) 病人或家属了解或掌握与视网膜脱离相关的防治知识。

(4) 病人经过积极治疗不发生并发症。

【护理措施】

1. 生活护理 病人安静卧床休息，适当限制眼球运动。卧床时使裂孔处于最低位，减少视网膜脱离进一步扩大的机会。卧床期间协助病人各种生活需要。

2. 手术护理

(1) 术前护理：①常规手术护理。②术前充分散瞳，以便详细查明裂孔。③耐心向病人讲解手术过程及术后注意事项，消除焦虑，配合手术。④有高血压、糖尿病和呼吸系统等疾病的病人，应根据病情采取必要的治疗和护理措施。⑤指导病人如何抑制咳嗽和打喷嚏，例如，用舌尖顶压上颚或用手指压人中，以免术中及术后因突然震动引起前房积血或切口裂开。

(2) 术后护理：①包扎双眼，术眼加盖保护眼罩，安静卧床，采取恰当的体位，如俯卧位(用

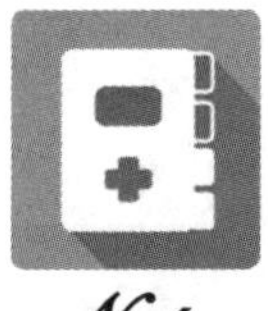
Note

于玻璃体注气或注油的病人)、低头位等。嘱病人切勿揉眼、用力挤眼、咳嗽或大声说话及剧烈运动,以免影响伤口的愈合。②病情观察:观察术眼反应、纱布有无渗血、眼压情况等。③药物护理:术后继续散瞳1个月,炎症反应严重的,应用消炎药物。④出院后继续戴小孔眼镜,少用眼,勿剧烈活动。⑤对于注油的病人嘱其3个月之后复诊,准备做取出手术。在等待手术期间,部分病人可能因阻塞房角而诱发青光眼,因此应告知病人若出现眼疼、眼胀、恶心、呕吐等症状随时就诊。

3. 心理护理 向病人详细解释手术的情况和术后注意事项,鼓励病人积极配合,缓解病人的焦虑情绪,争取早日康复。

4. 健康教育 告知病人至少半年之内切勿剧烈活动或从事体力劳动,避免低头持重物及头部震荡,以免视网膜脱离复发。定期复查,如有异常,及时就诊。

【护理评价】

(1) 病人经过治疗视力是否稳定或有所提高。

(2) 病人焦虑心理是否减轻或消除。

(3) 病人或家属是否获取与视网膜脱离相关的防治知识。

(4) 病人治疗后是否发生并发症。

七、玻璃体混浊病人的护理

【概述】

玻璃体为透明的屈光介质,呈凝胶状态,其正常代谢依赖于睫状体、脉络膜和视网膜的正常生理功能。玻璃体的基本病理改变是一种变性的过程,即玻璃体液化和玻璃体混浊,玻璃体液化常伴有混浊。

【护理评估】

1. 健康史 玻璃体混浊可见于老年人和高度近视者,另眼内有炎症时,部分炎性渗出物、玻璃体积血等都可表现为玻璃体混浊。

2. 身体状况

(1) 症状:自觉眼前有大小不一、形状不等随眼球飘动的小黑影,称为飞蚊症,可伴有不同程度的闪光感;根据原有疾病的不同,混浊物的大小性质不同,可有不同程度的视力障碍。如果原有黑影面积忽然增大增多,或闪光感频发,视力障碍突然加重,则有可能发生眼底出血甚至继发视网膜脱离。

(2) 体征:用检眼镜检查,可见瞳孔区橘红色背景出现形状各异、大小不一的黑影,严重者眼底模糊不清,甚至只见或不见红光反射。

3. 心理-社会状况 有严重视力障碍的病人,往往因为担心预后而产生焦虑情绪。

4. 辅助检查 眼部B超可帮助诊断并判断病情的轻重,对疾病的恢复也有重要意义。

【护理诊断】

1. 感知改变 视力障碍,与较严重的玻璃体混浊有关。

2. 焦虑 与治疗效果不肯定和严重视力障碍后担心预后有关。

3. 潜在并发症 严重的可引发视网膜脱离。

4. 知识缺乏 缺乏与玻璃体混浊防治相关的知识。

【护理目标】

(1) 病人视力稳定或恢复。

(2) 病人焦虑心理减轻或消除。

(3) 病人经过治疗后不发生并发症。

(4) 病人或家属了解或掌握玻璃体混浊相关防治知识。

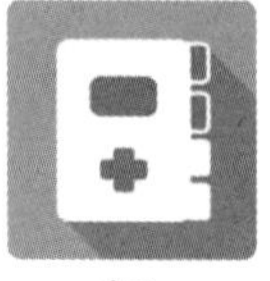
Note

【护理措施】

(1) 积极寻找、治疗原发病，有玻璃体积血者应卧床休息，减少活动，应用药物和局部热敷。酌情使用止血药物。用药治疗3～6个月之后，仍有积血未吸收者，或合并视网膜脱离者，应做好玻璃体切割手术准备。生理性玻璃体混浊不需治疗，门诊随访即可。对于有要求的病人，可应用氨碘肽点眼，口服卵磷脂络合碘片等。

(2) 向病人解释相关治疗及预后情况，帮助病人树立战胜疾病的信心，消除焦虑心理，密切配合治疗。

(3) 告知病人切勿剧烈活动，按医嘱用药和定期复查，发现病情加重或突发视力异常，要立即就诊。

(4) 向病人和家属讲述与玻璃体混浊相关的防治知识和注意事项，使其对本病有一定程度的了解。

【护理评价】

(1) 病人视力是否稳定或恢复。

(2) 病人焦虑心理是否减轻或消除。

(3) 病人治疗后是否发生并发症。

(4) 病人或家属是否了解或掌握玻璃体混浊相关的防治知识。

小　　结

葡萄膜炎按其发生部位可分为前葡萄膜炎、中间葡萄膜炎、后葡萄膜炎和全葡萄膜炎，本节主要介绍虹膜睫状体炎(前葡萄膜炎)的典型体征：睫状充血或混合充血、角膜后沉着物(KP)、房水混浊、虹膜改变等。视网膜中央动脉阻塞病人表现为突然发生的一眼无痛性视力急剧下降甚至失明；视网膜分支动脉阻塞病人表现为一眼突然出现视物遮挡，抢救要争分夺秒，否则可造成不可逆损伤。视网膜中央静脉阻塞病人表现为不同程度的视力下降，可引发一系列并发症。长期高血压可使视网膜动脉管壁硬化、管径狭窄，血管管壁开始渗漏血浆，导致视网膜水肿、渗出等，从而影响视力。视网膜脱离病人可见眼前闪光感和眼前黑影飘动，视力下降，视野缺损，嘱病人安静卧床休息，卧床时使裂孔处于最低位，减少视网膜脱离进一步扩大的机会，必要手术治疗时，做好术前、术后护理。糖尿病性视网膜病变病人一般多有糖尿病史，由于高血糖对视网膜微小血管的影响，导致毛细血管内皮受损发生渗漏，致相应的视网膜缺血缺氧。应严格控制血糖，指导病人合理饮食和养成良好的生活习惯，适当应用营养眼底神经和促微循环的药物，是该疾病护理的主要任务。玻璃体混浊多见于老年人和高度近视者，病人自觉眼前有小黑影、闪光感，有玻璃体积血者应卧床休息，减少活动。

(郭成蹊)

第六节　屈光不正及老视病人的护理

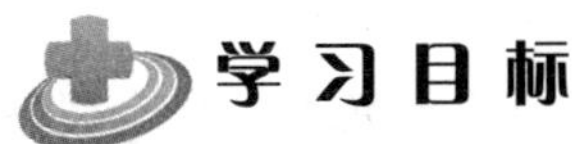

掌握：近视、远视、散光及老视病人的身体状况及护理措施。

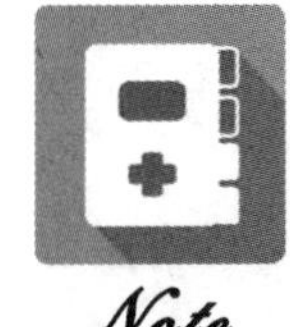

熟悉：近视、远视、散光及老视病人的病因及护理诊断。

了解：近视、远视、散光及老视病人的辅助检查情况。

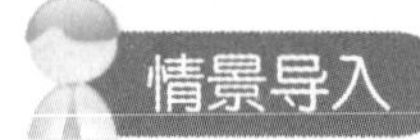

病人，女，25岁，因工作原因每天使用电脑时间较长，最近感觉看电脑模糊，总爱眯眼睛，且工作时间久了感觉眼胀等。检查视力：左眼0.7，右眼0.8，余无明显异常。如果你是责任护士。

工作任务：

1. 该病人的护理诊断是什么？
2. 为该病人制订正确的护理措施。

眼在调节静止状态下，外界平行光线经眼的屈光系统折射后，聚焦在视网膜黄斑中心凹处，形成清晰的物像，这种屈光状态称为正视。若平行光线不能聚焦在视网膜黄斑中心凹则称为屈光不正。屈光不正包括近视、远视和散光。

一、近视病人的护理

【概述】

近视是指眼在调节静止状态下，外界平行光线经眼的屈光系统折射后，聚焦在视网膜之前的一种屈光状态。按近视程度可分为轻度、中度和高度。小于－3.00D为轻度近视；－3.00～－6.00D为中度近视；大于－6.00D为高度近视。按是否有屈光成分的参与，可分为轴性近视和屈光性近视。

近视的病因目前尚未完全清楚，可能与以下因素有关。

1. 遗传因素 近视有一定的遗传性，高度近视可能为常染色体隐性遗传，中度近视可能属多因子遗传。

2. 发育因素 婴幼儿因眼轴较短，常为生理性远视；但随年龄的增长，眼轴逐渐增长而趋于正视，若过度发育则可形成近视。眼轴增长1 mm，近视增加－3.00D。

3. 环境因素 长时间近距离工作学习、光线不足、读书写字姿势不正确等因素均可导致近视。

【护理评估】

1. 健康史 询问病人有无近视家族史及日常用眼习惯，了解病人近视出现的时间、发展程度，是否配镜等。

2. 身体状况

(1) 视力：远视力减退，近视力基本正常。

(2) 视力疲劳：常出现异物感、眼干、眼胀、头痛等症状，看远时常眯眼。

(3) 眼位偏斜：正视眼在看近处物体时，调节增加，同时集合也增强。高度近视者看近处物体时因不用或少用调节，故集合功能相应减弱，易出现隐斜或外斜视。

(4) 眼底改变：多见于高度近视。表现为眼底变性、黄斑出血、视网膜裂孔、视网膜脱离及白内障等。

3. 心理-社会状况 部分病人因怕影响形象，而不愿戴眼镜矫正视力。护理人员需充分了解其心理状况，并做好心理评估和护理。

4. 辅助检查 综合性验光了解病人屈光不正的性质和程度，若有眼底病变可进行相应的检眼镜检查或B超检查等。

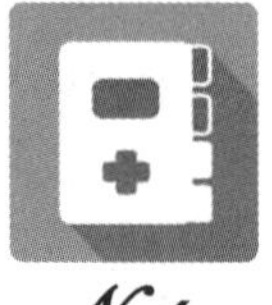

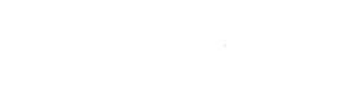

【护理诊断】

1. 感知改变 视力下降,与远视力下降未矫正有关。

2. 知识缺乏 缺乏防治近视的相关知识。

3. 潜在并发症 视网膜脱离、青光眼及白内障等。

【护理目标】

(1) 病人经过妥善处理,远视力得到有效矫正。

(2) 病人能够掌握近视防治的有关知识。

(3) 病人眼部并发症得到有效控制。

【护理措施】

1. 视力下降的护理 向病人及家属解释近视后验光配镜的重要性,以及可能引起的并发症。选用凹透镜矫正,为精确度数,宜先散瞳后验光,选择镜片时遵循最佳视力最低度数的原则。可根据需要选择框架眼镜或角膜接触镜,若有需要也可采用屈光手术。

(1) 框架眼镜:取戴方便,干净卫生,但剧烈运动或出汗时易滑落。

(2) 角膜接触镜:俗称隐形眼镜,佩戴美观,相差小;但佩戴时应注意卫生,避免因佩戴不当引起角膜病变。

(3) 屈光手术:根据手术部位可分为角膜屈光手术、眼内体屈光手术和巩膜屈光手术三种。常用的手术方式有非激光手术及激光手术。前者包括放射状角膜切开术、表层角膜镜片术、角膜基质环植术等;后者包括准分子激光角膜切削术、准分子激光角膜原位磨镶术等。积极做好术前及术后护理。术前进行内眼手术常规护理,完善相关眼部检查,停止戴角膜接触镜,并向病人介绍术中注意事项及配合方法。术后遵医嘱用药,定期复查。3 天内不宜洗头,洗脸时避免污水流入眼内。1 周内避免揉眼、看书、玩电脑及手机。多食蔬菜水果及富含维生素 A 的食物,促进角膜伤口愈合。

2. 高度近视者的护理 一旦出现各种并发症,应及时给予针对性治疗。

3. 健康教育 指导病人及家属掌握正确用眼的知识。

(1) 学习、工作姿势正确,要做到"三个一",即一拳一尺一寸。连续用眼时间不宜过久,一般连续用眼 1 h 需休息 5~10 min。

(2) 不宜在光线过强或过暗处看书,不宜长时间使用电脑、手机等电子产品,特别是儿童。

(3) 坚持做眼保健操及适当的体育锻炼,高度近视者不宜剧烈运动,如打篮球等。

知识链接 3-4

(4) 多食新鲜蔬菜、水果及动物肝脏、鱼等富含维生素和蛋白质的食物。

(5) 定期进行视力检查,特别是用眼较多的青少年人群,要及时根据视力状况调整眼镜度数。

【护理评价】

(1) 经验光配镜或屈光手术,病人视力是否得到有效矫正。

(2) 经健康教育,病人及家属是否掌握近视防治的相关知识。

(3) 病人是否出现并发症或得到妥善治疗。

二、远视病人的护理

【概述】

远视指眼在调节静止状态下,外界平行光线经眼的屈光系统折射后,聚焦在视网膜之后的一种屈光状态。

按远视程度可分为轻度、中度和高度。小于+3.00D 为轻度远视;+3.00~+5.00D 为中度远视;大于+5.00D 为高度远视。按是否有屈光成分的参与,可分为轴性远视和屈光性远视。前者指眼球屈光力正常,但前后径较正常人短,是形成远视的主要原因,多由发育不足所

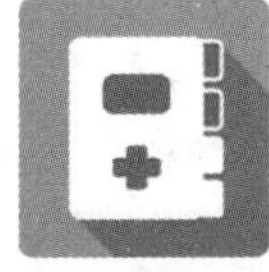

Note

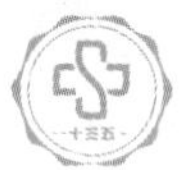

致。后者指眼的屈光力较弱，但眼球前后径正常，如扁平角膜或无晶状体眼等。

【护理评估】

1. 健康史 询问病人有无视疲劳、弱视及远视家族史，远视出现的时间、发展程度及治疗经过等。

2. 身体状况

(1) 视力改变：远视病人的视力状况，与远视的程度有关。轻度远视者，因调节代偿，远视力和近视力都无明显异常；若超出代偿能力，则近视力下降；若度数较高，如无晶状体眼，病人远视力和近视力均下降。

(2) 视疲劳：远视病人视物时因调节过度，易产生视疲劳，可有视物模糊、头痛、眼球及眼眶胀痛等表现。休息后可缓解或消失。

(3) 眼位偏斜：远视者视物时，常有过度调节并伴集合过度，易发生调节性内斜视。

(4) 眼底改变：高度远视眼眼底视盘较小，色红，边界较模糊，稍隆起，但矫正视力正常，视野亦无改变，长期观察眼底情况无变化，称假性视乳头炎。

3. 心理-社会状况 轻度远视者不易发现，常于体检时查出，因戴眼镜影响形象，部分病人不愿配合。需充分评估远视对病人生活、工作、学习的影响，以及病人对远视知识的了解情况。

4. 辅助检查 常用的检查有验光、眼底检查、使用角膜曲率计检查等。

【护理诊断】

1. 舒适改变 与远视引起的视疲劳有关。

2. 感知改变 视力下降，与视力改变未矫正有关。

3. 知识缺乏 缺乏防治远视的相关知识。

【护理目标】

(1) 病人眼部不适感减轻或消失。

(2) 病人视力矫正达到正常。

(3) 病人掌握远视防治的相关知识。

【护理措施】

1. 配镜护理 远视病人是否需要配镜矫正，取决于病人的远视程度。轻度远视，若无视力障碍、视疲劳或斜视等症状，则无须矫正；反之，则应在睫状肌麻痹的条件下验光配以凸透镜片矫正。对幼儿及青少年，尤为必要。

2. 定期检查 注意观察病人视力和屈光度的改变，观察有无眼位偏斜等。

【护理评价】

(1) 经治疗，病人眼部不适感是否消失。

(2) 病人视力是否经矫正达到正常。

(3) 经健康教育，病人是否掌握远视防治的相关知识。

三、散光病人的护理

【概述】

散光是指由于眼球各屈光面在各子午线的屈光力不同，外界平行光线进入眼内不能形成唯一焦点的一种屈光状态。根据屈光线的规律性，将散光分为规则散光和不规则散光两类。散光对视力的影响取决于散光的度数和轴性。

1. 规则散光 屈光系统屈光力最大和屈光力最小的子午线呈垂直关系，是最常见的散光类型，可用柱镜矫正。根据各子午线的屈光状态，规则散光可分为五种，分别为单纯近视散光、单纯远视散光、复性近视散光、复性远视散光和混合散光。此外，规则散光又可分为顺规散光、

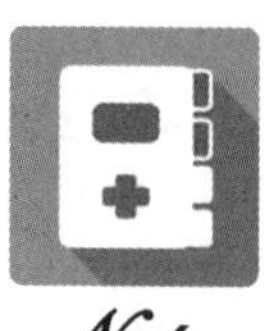

Note

逆规散光和斜向散光。

2. 不规则散光 眼球各子午线的屈光力不等，屈光力最大和最小的经线没有垂直关系，需用硬性透氧性角膜接触镜方可矫正。常见于圆锥角膜、角膜瘢痕等。

【护理评估】

1. 健康史 了解病人散光出现的年龄及配镜史，有无眼病家族史等。

2. 身体状况

(1) 视疲劳：头痛、眼胀、流泪、看近物不能持久，单眼复视，看书错行等。高度散光病人无此症状或较轻，轻度散光病人症状较明显。

(2) 视力下降：散光的度数及轴向是影响视力的主要因素。低度散光对视力影响不大；高度散光，视近视远均模糊不清，常眯眼视物。

(3) 代偿性头位：利用头位倾斜和斜颈等自我调节，以求得较清晰的视力。

(4) 眼底：眼底检查有时可见视盘呈垂直椭圆形，边缘模糊，用检眼镜不易看清眼底。

3. 心理-社会状况 高度散光对病人视力影响较大，常引起焦虑情绪。

4. 辅助检查 客观验光法和主观验光法检查可确定散光轴向及度数。此外还可利用角膜曲率计或角膜地形图检查散光情况。

【护理诊断】

1. 感知改变 视力下降，与高度散光影响视力有关。

2. 舒适性受损 与散光引起的视疲劳有关。

3. 知识缺乏 缺乏与散光相关的防治知识。

【护理目标】

(1) 病人视力稳定或提高。

(2) 视疲劳缓解。

(3) 病人掌握散光的相关知识。

【护理措施】

1. 配镜的护理 向病人及家属介绍散光的相关知识及矫正治疗的必要性，取得其配合。规则散光可用柱镜矫正，不规则散光可用硬性透氧性角膜接触镜矫正。必要时可行准分子激光屈光性角膜手术矫正散光。

2. 健康教育

(1) 定期进行视力检查，及时发现视力变化，调整眼镜度数。

(2) 指导病人掌握眼镜或角膜接触镜的使用方法及护理方法。

(2) 避免用眼过度，合理饮食，锻炼身体，增强体质。

【护理评价】

(1) 经治疗矫正，病人视力是否稳定或提高。

(2) 病人视疲劳是否得到缓解。

(3) 病人是否掌握散光防治的相关知识。

四、老视病人的护理

【概述】

老视俗称老花眼，是指随年龄的增长，晶状体弹性逐渐下降，睫状肌功能逐渐减退，导致眼的调节功能减弱，近距离工作学习困难的一种生理现象。老视不属于屈光不正。视力正常者，多发生于 40～45 岁，远视眼者老视出现较早，近视眼者出现较晚或不发生。

【护理评估】

1. 健康史 了解老视病人的年龄、阅读习惯、视力情况和眼镜配戴史。

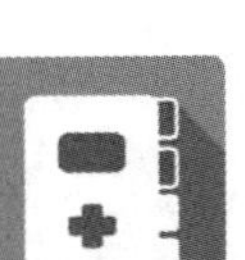

Note

2. 身体状况 近距离阅读或工作时，因过度调节及过度集合，常有头痛、眼胀、流泪、看近物不能持久等症状。视近物困难，常需将物体远移才能看清；但随年龄的增长，放远也无法看清。

3. 心理-社会状况 老视是不可避免的生理现象，老视病人视近困难时常有烦躁情绪，应评估其年龄、受教育水平，学习、生活及工作环境等情况，以及病人对老视知识的了解程度。

4. 辅助检查 通过验光确定老视的度数。

【护理诊断】

1. 舒适改变 与长时间视近时出现的视疲劳有关。

2. 知识缺乏 缺乏老视的相关知识。

【护理目标】

(1) 近视力提高，视疲劳缓解。

(2) 掌握老视的相关知识。

【护理措施】

1. 配镜的护理 根据老视者的工作情况及阅读习惯，指导其选择合适的镜片，且随年龄的增长及时调整眼镜度数。视近用的凸透镜片选用规律：原为正视者，一般 45 岁左右约需＋1.50D，50 岁左右约需＋2.00D，60 岁左右约需＋3.00D。非正视者，所用眼镜的屈光度数为上述年龄所需屈光度数与原有屈光度数的代数和。

2. 健康教育 向老视病人介绍老视的相关知识，并注意避免长时间近距离阅读或工作。

【护理评价】

(1) 经戴镜矫正，近视力是否稳定，视疲劳是否缓解。

(2) 经健康教育，老视病人是否掌握老视的相关知识。

小　结

能力检测 8

本节重点介绍了近视、远视、散光及老视病人的护理。近视是指眼在调节静止状态下，外界平行光线经眼的屈光系统折射后，聚焦在视网膜之前的一种屈光状态。按近视程度可分为轻度、中度和高度，主要表现为远视力下降，视疲劳等。用凹透镜或行屈光手术矫正，重在预防。远视视力表现取决于远视程度，用凸透镜或屈光手术矫正。散光分为规则散光和不规则散光，前者用柱镜矫正，后者用角膜接触镜矫正。老视是一种生理现象，可根据年龄选择凸透镜矫正。

（杨　慧）

第七节　斜视及弱视病人的护理

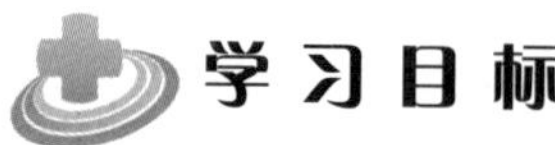

掌握：斜视及弱视病人的身体状况及护理措施。

熟悉：斜视及弱视病人的病因及护理诊断。

了解：斜视及弱视病人的辅助检查情况。

Note

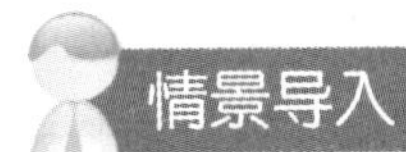

病人，男，3岁，妈妈发现他看人时总歪着脑袋，偏向一侧，来医院就诊。检查：右眼裸视力0.6，左眼裸视力0.1。眼位检查：左眼映光点偏向瞳孔颞侧，位于瞳孔缘，右眼映光点位于角膜中央。余无异常。初步诊断：共同性内斜、左眼弱视。如果你是责任护士。

工作任务：

1. 该病人的护理诊断有哪些？
2. 为该病人制订正确的护理措施。

正常情况下双眼视物时，两眼同时注视目标，且看到的目标在双眼视网膜的对应部位成像，经大脑视觉中枢整合为一个单一的像，称为融合。视觉中枢融合功能失调时，两眼不能同时注视目标，一眼注视目标时，另一眼偏离目标，称为斜视。若眼位偏斜倾向可被融合功能控制，不显斜视，且保持双眼单视，称为隐斜；不能被融合功能控制的眼位偏斜称为显斜视。根据病因可分为共同性斜视与麻痹性斜视。

一、共同性斜视病人的护理

【概述】

共同性斜视是指双眼不能同时注视一个目标，且向各方向注视时，偏斜度均相等。

本病病因较为复杂，可能与解剖异常、神经支配异常、融合功能障碍等导致的调节与集合失衡有关。部分病人可能有斜视家族史，可能为多基因遗传。

【护理评估】

1. 健康史 询问病人斜视发生的时间，有无复视、头位偏斜、头部外伤史及家族史，了解其诊断治疗经过。

2. 身体状况 主要表现为眼位偏斜，但两眼运动基本正常。双眼向各方向注视时，偏斜角度均相等，即第一斜视角（健眼固视时斜视眼的偏斜角度）等于第二斜视角（斜视眼固视时健眼的偏斜角度）。一般无复视及代偿性头位。常伴有屈光不正和弱视，部分病人可有异常视网膜对应。

3. 心理-社会状况 本病常见于未成年人，多因外观改变和视功能受损，而影响其学习和社交，引起不同程度的心理障碍。应评估病人及家属受教育水平、生活环境和对共同性斜视的认识程度，还应着重评估其对疾病治疗的依从性。

4. 辅助检查 通过遮盖试验、角膜映光法、三棱镜法及同视机检查等，确定斜视类型和度数。

【护理诊断】

1. 自我形象紊乱 与眼位偏斜及代偿性头位有关。

2. 知识缺乏 缺乏共同性斜视相关的治疗知识。

【护理目标】

(1) 病人眼位偏斜能够矫正，外观改善。

(2) 病人能够了解或掌握共同性斜视的相关知识。

【护理措施】

1. 心理护理 关心、尊重病人，多与其沟通交流。向病人及家属介绍共同性斜视的相关知识，增强其治疗信心。

2. 矫正屈光不正 有屈光不正者，应验光配镜。有弱视者积极治疗弱视。

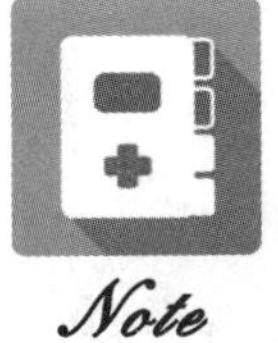

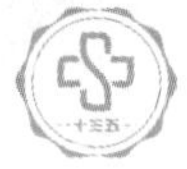

3. 手术治疗 对于斜视角已稳定，或经以上治疗眼位仍有偏斜者，应及早行手术治疗。成年人共同性斜视手术只能改善外观，术前应向病人及家属做好充分的解释。术后可能发生融合无力性复视者，一般不宜手术。按外眼手术护理常规进行护理。术后包扎双眼，限制眼球运动。

4. 健康教育

(1) 向病人及家属介绍斜视的相关知识，提高对疾病保守治疗和门诊复查的依从性。

(2) 指导病人及家属配合斜视及弱视相关训练。

(3) 定期进行儿童眼部功能检查，发现问题及时就诊。

【护理评价】

(1) 病人眼位偏斜是否得到矫正，外观是否改善。

(2) 病人是否了解或掌握共同性斜视的相关知识。

二、麻痹性斜视病人的护理

【概述】

麻痹性斜视是指支配眼球运动的眼外肌、神经核或神经功能障碍引起的眼位偏斜，又称非共同性斜视。与共同性斜视的主要区别是有无眼球运动障碍。常见的原因有先天性眼外肌发育异常、支配眼外肌的神经炎症或受损、肿瘤压迫及代谢性疾病等。

【护理评估】

1. 健康史 询问病人有无外伤、炎症、肿瘤等疾病，有无家族史及全身性疾病。

2. 身体状况 表现为眼位偏斜，且斜视眼眼球运动障碍，向麻痹肌作用方向的对侧偏斜，第一斜视角小于第二斜视角。可有复视，常伴有头晕、恶心、呕吐等症状，遮盖一眼后症状消失。为减轻复视症状，常有代偿性头位，头向麻痹肌作用方向偏斜。

3. 心理-社会状况 麻痹性斜视病因复杂，治疗难度大。应仔细评估病人的年龄、文化水平，有无复视及代偿性头位。了解病人对本病的认知情况和心理状况，及时疏导病人的焦虑、自卑等负面情绪。

4. 辅助检查 麻痹性斜视检查常用红波片试验法和 Parks 三步法。

【护理诊断】

1. 感知受损 视力下降，与复视有关。

2. 焦虑 与斜视、复视、自我形象改变有关。

3. 知识缺乏 缺乏麻痹性斜视防治的相关知识。

【护理目标】

(1) 复视症状改善，眼位偏斜得到矫正。

(2) 病人悲观、焦虑等心理减轻或消失。

(3) 能够了解或掌握麻痹性斜视防治的相关知识。

【护理措施】

1. 病因治疗 积极寻找病因，针对性治疗。若为神经损伤可应用维生素 B_1、维生素 B_{12} 等营养神经药物，也可进行针灸或理疗。必要时行手术治疗。

2. 心理护理 与病人及家属充分沟通，解释清楚病人眼部情况。解除自卑、焦虑等负面情绪，取得病人及家属的配合。

3. 健康教育 对病人及家属介绍麻痹性斜视的相关知识。出院后仍要坚持康复训练，提高视功能。

【护理评价】

(1) 病人复视症状是否改善，眼位偏斜是否得到矫正。

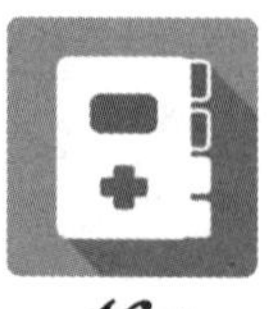
Note

(2) 病人情绪是否积极乐观。

(3) 是否了解麻痹性斜视防治的相关知识。

三、弱视病人的护理

【概述】

弱视是指在视觉发育过程中,各种原因导致视觉细胞有效刺激不足,单眼或双眼最佳矫正视力低于同龄正常儿童,而眼无明显器质性病变的一种视觉状态。我国弱视发病率为2%～4%,严重危害儿童视觉发育。早发现,早治疗,预后较好。

根据发病原因可分为以下五种类型。

1. 斜视性弱视 为消除由斜视引起的复视和视觉紊乱,大脑皮质中枢主动抑制由斜视眼传入的视觉信息,使其视觉功能长期被抑制而形成弱视。

2. 屈光参差性弱视 两眼屈光状态不一致者称为屈光参差。当两眼屈光参差差别在2.50D以上时,两眼视网膜所成物像大小不等,融合困难,屈光不正较重的一侧受到抑制,而形成弱视。

3. 屈光不正性弱视 在视觉发育期间,双眼高度近视或高度远视而未给予矫正,使物象不能清晰地聚焦于黄斑中心凹,导致视觉发育被抑制而引起弱视。

4. 形觉剥夺性弱视 婴幼儿期,由于角膜混浊、先天性或外伤性白内障,上睑下垂或不恰当的遮眼等,导致视觉细胞受到的光刺激不足,而发生弱视。

5. 先天性弱视 包括器质性弱视,如新生儿视网膜或视路出血等。

【护理评估】

1. 健康史 询问病人有无眼病史、不当遮眼史等,了解其诊断和治疗经过。

2. 身体状况

(1) 视力减退:矫正视力低于同龄正常儿童。矫正视力0.6～0.8者为轻度弱视,矫正视力0.2～0.5者为中度弱视,低于0.1者为重度弱视。由于年龄较小,往往不宜发现。婴幼儿视力检查可用观察法或图形视力表等。

(2) 拥挤现象:因对比敏感度下降,对单个视标的分辨力较成行视标的分辨力强。

(3) 异常固视:弱视眼可有固视不良,多为旁中心注视。

3. 心理-社会状况 弱视多见于学龄前幼儿,年龄略大者与同龄人交往可能出现自卑心理。应注意评估患儿及家长对弱视的认知水平及心理障碍的程度等。

4. 辅助检查 通过视力检查确定弱视,若有斜视者参照斜视病人的护理。

【护理诊断】

1. 感知改变 视力低下,与弱视、无立体视有关。

2. 知识缺乏 缺乏弱视的防治知识。

【护理目标】

(1) 病人视力能够得到提高。

(2) 病人及家属能够掌握弱视的防治知识。

【护理措施】

1. 病因治疗的护理 有上睑下垂、先天性白内障等原发性疾病的,应尽早手术矫治,详情参照第三章相关疾病的护理。

2. 矫正屈光不正 由屈光不正引起的弱视,精确验光后配镜。

3. 弱视矫正治疗指导

(1) 常规遮盖疗法:常采用遮盖优势眼,强迫弱视眼注视的方法,并结合精细目力训练,是治疗弱视最有效的方法。必须严格彻底遮盖,避免病人偷看而影响疗效。为防止健眼发生遮

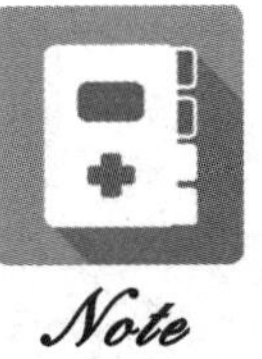

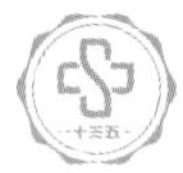

盖性弱视，应根据患儿年龄、两眼视力情况适当调整遮盖时间和程度。一般3岁左右儿童健眼遮盖3天，去除遮盖1天。5岁左右儿童每次遮盖健眼1周后去除遮盖1天。6岁以后每次遮盖健眼2周后去除遮盖1天。定期随访，记录患儿视力和屈光度改变情况，以便观察治疗效果。

（2）其他疗法：光栅疗法、红光闪烁刺激疗法、后像疗法等。

4. 生活护理 多食富含蛋白质、维生素的食品，如新鲜水果、蔬菜、动物肝脏、鱼、蛋等。

5. 健康教育

（1）弱视的治疗效果与开始治疗的年龄、依从性等多种因素有关。根据人眼视觉发育的时间特点，一般6岁以下弱视者治愈率高且疗效容易巩固，15岁以上的病人治疗效果较差。故应提醒家长及早进行治疗。

（2）斜视性弱视者在治疗中，随弱视眼视力的提高，受抑制的黄斑中心凹开始注视。但因斜视的存在，双眼睁开后可出现复视，这是治疗有效的现象，应向病人及家属做出解释，以免引起不必要的担心。

（3）为巩固疗效、防止弱视复发，所有治愈者均应随访观察，直到视觉成熟，一般随访三年。要与病人及家属做好沟通，增强治疗信心。

【护理评价】

（1）病人视力是否得到提高，双眼视功能是否建立。

（2）经健康教育，病人及家属是否掌握弱视相关的防治知识。

小　结

本节重点介绍了斜视和弱视病人的护理。斜视包括共同性斜视和麻痹性斜视两种，两者最主要的区别是有无眼球运动障碍。共同性斜视主要表现为眼位偏斜，但两眼运动基本正常。一般无复视及代偿性头位。麻痹性斜视者斜视眼眼球运动障碍，可有复视及代偿性头位。弱视是指在视觉发育过程中，各种原因导致视觉细胞有效刺激不足，单眼或双眼最佳矫正视力低于同龄正常儿童，而眼无明显器质性病变的一种视觉状态。早发现，早治疗，预后较好。

能力检测9

（杨　慧）

第八节　眼外伤病人的护理

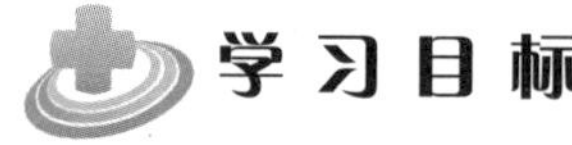

掌握：各型眼外伤病人的身体状况及护理措施。

熟悉：各型眼外伤病人的病因及护理诊断。

了解：各型眼外伤病人的辅助检查情况。

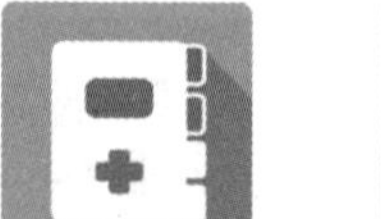

情景导入

病人，黄某，男，20岁，在铁路边行走时，将玻璃瓶砸向行驶的列车，随后感到左眼剧烈疼痛，遂来医院就诊。检查：面部皮肤擦伤，左眼睁眼困难，角膜有伤口，无明显眼球内容物脱出。右眼正常。如果你是责任护士。

工作任务：

1. 为该病人做出护理诊断。

2. 为该病人制订正确的护理措施。

眼外伤是指机械性、物理性和化学性等因素直接作用于眼部，引起的眼结构和功能的损害。眼外伤是单眼失明的最主要原因，多见于男性青壮年。根据致伤原因不同，可分为机械性和非机械性两大类。前者包括眼挫伤、穿通伤和异物伤等；后者包括热烧伤、化学伤和辐射伤等。

一、眼挫伤病人的护理

【概述】

眼挫伤是由机械性钝力引起的眼部外伤，可造成眼球或眼附属器损伤，引起眼内多种结构和组织的病变。眼挫伤占眼外伤发病总数的33%以上，严重危害视功能。常因石块、木棍、球类、拳头打击及爆炸产生的气浪等冲击眼部所致。钝力除在打击部位造成直接损伤外，还可使眼球撞击眼球壁，引起间接损伤。

【护理评估】

1. 健康史 询问病人有无明确外伤史，了解外伤发生的时间、地点、致伤物、致伤的过程。是否进行现场处理，了解处理方法。

2. 身体状况 眼挫伤发生时，眼球和眼附属器常同时受损。但由于损伤部位不同，有不同的症状和体征。

(1) 眼睑挫伤：由于眼睑部位组织结构疏松，受损时常表现为眼睑水肿、皮下淤血，重者出现眼睑皮肤裂伤，泪小管断裂等。

(2) 结膜挫伤：可有结膜水肿、结膜下淤血及结膜裂伤等。

(3) 角膜挫伤：可引起角膜上皮擦伤，角膜基层水肿、增厚及混浊，后弹力层出现皱褶。表现为眼痛、畏光、流泪，视力不同程度下降等。

(4) 巩膜挫伤：多见于巩膜最薄弱的角巩膜缘或眼球赤道部。

(5) 虹膜睫状体挫伤：可引起外伤性虹膜睫状体炎、虹膜根部离断、前房积血、房角后退等。前房积血或前房角后退，使房水排出受阻，导致眼压升高，可引起外伤性青光眼。

(6) 晶状体挫伤：可引起晶状体脱位、半脱位及外伤性白内障。

(7) 眼挫伤损伤视网膜、脉络膜或睫状体血管时，可发生玻璃体积血、视网膜震荡或脱离及视神经损伤。

3. 心理-社会状况 眼挫伤多为意外损伤，若受损严重，病人可有焦虑、恐惧或自卑等不良情绪。应评估病人的年龄、职业、家庭经济情况，并做好心理护理工作。

4. 辅助检查

(1) X线、CT检查可明确眼眶有无骨折。

(2) 超声波检查可协助判断眼内出血部位、有无晶状体脱位、玻璃体积血的程度、有无视网膜脱离及脱离程度、有无眶内血肿等。

【护理诊断】

1. 感知改变 视力减退，与眼内积血和眼内组织损伤等因素有关。

2. 自我形象紊乱 与外伤引起的软组织损伤有关。

3. 潜在并发症 继发性青光眼、外伤性白内障、玻璃体积血和视网膜脱离等。

4. 焦虑 与担心预后有关。

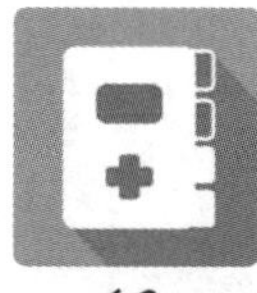

Note

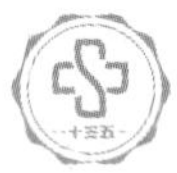

5. 知识缺乏 缺乏眼挫伤防治的相关知识。

【护理目标】

(1) 病人视力稳定或提高。

(2) 病人软组织损伤减轻或恢复。

(3) 不出现并发症或得到控制。

(4) 病人情绪稳定。

(5) 病人及家属能够掌握眼挫伤的相关知识。

【护理措施】

1. 日常护理 眼挫伤时病人视力受损程度存在较大差异,若病人视力受损严重,生活无法自理,需告知家属留人陪护。

2. 用药护理 遵医嘱用药并密切观察病人的病情变化。若需手术,做好手术前后的护理工作。

3. 对症护理

(1) 眼睑水肿及淤血的护理:先冷敷,1~2天后热敷,一般2周左右水肿及淤血可被自行吸收。

(2) 眼睑皮肤裂伤的护理:修复缝合。

(3) 角膜上皮损伤的护理:涂抗生素眼药膏并妥善包扎,以预防感染;角膜基质层水肿者,可选用糖皮质激素治疗。

(4) 前房积血的护理:嘱病人取半坐卧位休息,双眼包扎。适当应用止血剂和镇静剂;伴眼压升高者,行降眼压治疗,密切观察眼压变化和眼内积血的吸收情况;出血较多或有较大血凝块,眼压不宜控制者,可行手术治疗。

4. 心理护理 眼挫伤多为意外损伤,若受损严重,病人可有焦虑、恐惧或自卑等不良情绪。评估病人的年龄、职业、家庭经济情况,并做好心理护理。

5. 健康教育

(1) 嘱病人保持情绪稳定,积极配合治疗。

(2) 改善劳动环境,加强安全生产监督管理,提高工人自我防护能力。一旦发生意外应及时就医,以免延误治疗。

【护理评价】

(1) 经治疗,病人视力是否稳定或有所提高。

(2) 病人受损的软组织是否恢复。

(3) 病人是否出现并发症或已得到有效治疗。

(4) 病人情绪是否稳定,积极配合治疗。

(5) 病人及家长是否掌握眼挫伤防治的相关知识。

二、眼球穿通伤病人的护理

【概述】

眼球穿通伤是指由锐器刺破或异物碎片击穿眼球壁所致的眼球损伤,致盲率较高。异物击穿眼球壁后可存留于眼球内,称为眼内异物伤,严重危害视力。按其损伤部位分为角膜穿通伤、角巩膜穿通伤和巩膜穿通伤。穿通伤的部位、程度、致伤物的性质、是否合并感染等决定其预后的好坏。常见病因有锐器如针、刀、剪等刺入眼球或由金属碎片、玻璃碎片等溅入眼内引发损伤。

【护理评估】

1. 健康史 询问病人有无明确外伤史,了解外伤发生的时间、地点、致伤物、致伤的过程。

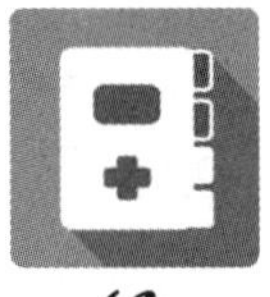

是否进行现场处理，了解处理方法。

2. 身体状况 损伤部位、程度及时间不同，会出现不同程度的视力下降及眼组织损害等表现。

(1) 角膜穿通伤：较小的伤口可自行闭合，检查时仅见角膜线状条纹；较大的伤口可伴有虹膜脱出、嵌顿，前房变浅。若伤及晶状体，可出现晶状体混浊。

(2) 角巩膜穿通伤：伤口常累及睫状体、晶状体和玻璃体，可有眼内出血。

(3) 巩膜穿通伤：较少见。

(4) 其他：继发感染及交感性眼炎(眼球穿通伤后伤眼炎症反应持续不退，经一段潜伏期后另一眼也发生非化脓性葡萄膜炎，伤眼称为诱发眼，另一眼称为交感眼)。

3. 心理-社会状况 此伤多为意外损伤，若眼部受损严重，病人可有焦虑、恐惧或自卑等不良情绪。评估病人的年龄、职业、家庭经济情况，并做好心理护理。

4. 辅助检查

(1) X 线或 CT 检查可明确眼眶有无骨折，有无异物存留、异物的性质及位置。

(2) 超声波检查可协助判断有无眼球壁破裂及眼内积血的程度。

【护理诊断】

1. 感知改变 视力下降，与眼部组织损伤及眼内积血有关。

2. 焦虑 与担心预后有关。

3. 潜在并发症 外伤性白内障、继发性青光眼、虹膜睫状体炎和交感性眼炎等。

4. 知识缺乏 缺乏眼球穿通伤的防治知识。

【护理目标】

(1) 病人视力能够稳定或提高。

(2) 病人情绪稳定。

(3) 不出现并发症，或并发症得到控制。

(4) 病人及家属能够掌握眼球穿通伤的防治知识。

【护理措施】

治疗原则是及时缝合伤口以恢复眼球的完整性，局部及全身应用抗生素防治感染与并发症。视功能及眼球外形无法恢复者，行眼球摘除术，做好术前、术后护理。

1. 伤口缝合护理 小于 3 mm 的伤口可不缝合，大于 3 mm 的伤口应在显微手术条件下缝合。操作时严格执行无菌操作原则，治疗和检查时动作轻柔，避免按压眼球而加重眼组织脱出和出血。

2. 用药护理 遵医嘱及时用药并观察用药反应。

3. 心理护理 积极与病人沟通，稳定情绪。对行眼球摘除术者，应向病人及家属详细解释进行手术的必要性、手术方式及术后安装义眼等事宜，以取得病人及家属的配合。

4. 健康教育

(1) 加强眼部安全教育，增强自我保护意识，如戴护目镜等。

(2) 向病人及家属讲解交感性眼炎的临床表现，做到早发现和早治疗。

(3) 出院后遵医嘱按时用药并定期复查。

【护理评价】

(1) 病人视力是否稳定或提高。

(2) 病人情绪是否稳定，是否积极配合治疗。

(3) 病人是否出现并发症或并发症得到控制。

(4) 病人及家属是否已掌握眼球穿通伤的防治知识。

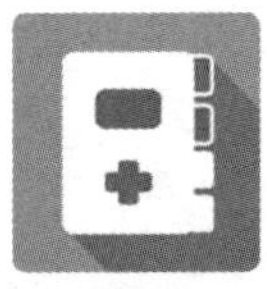
Note

三、眼内异物伤病人的护理

【概述】

眼内异物伤是指异物击穿眼球壁并存留于眼内，是眼球穿通伤的一种，严重威胁视力。眼内异物伤除直接损伤眼球各组织外，还可合并感染引起化脓性眼内炎。金属异物如铜、铁等，化学性质不稳定，还可以引起眼组织的化学和毒性反应。

【护理评估】

1. 健康史 询问病人有无明确外伤史，了解外伤发生的时间、地点、异物的性质、致伤的过程及伤后诊疗经过。

2. 身体状况 异物的性质、穿入眼球壁的部位及异物在眼内存留位置不同，病人临床症状和体征可有不同。

(1) 多伴有眼球穿通伤的症状和体征。

(2) 眼内异物可引起外伤性虹膜睫状体炎、化脓性眼内炎及交感性眼炎等。若异物的化学性质不稳定，如铁质异物在眼内溶解氧化，可产生眼铁质沉着症。铜质异物在眼内组织沉着可产生眼铜质沉着症。

3. 心理-社会状况 若外伤导致病人严重视力下降，病人常有焦虑、恐惧心理。评估病人的年龄、性别、职业、家庭状况、情绪状态及对本病的认知水平等。

4. 辅助检查 X线、超声波、CT检查等，可明确眼内有无异物并确定异物的性质及位置。

【护理诊断】

1. 感知改变 视力下降，与异物引起的眼内组织损伤及积血等因素有关。

2. 组织完整性受损 与外伤有关。

3. 焦虑 与担心容貌和视力不可恢复有关。

4. 潜在并发症 外伤性白内障、继发性青光眼、眼内炎、眼铁质沉着症、眼铜质沉着症、交感性眼炎等。

5. 知识缺乏 缺乏眼内异物伤的防治知识。

【护理目标】

(1) 病人视力不再继续下降或有所提高。

(2) 病人伤口得到妥善护理。

(3) 病人情绪稳定，积极乐观。

(4) 积极治疗，病人不发生并发症或得到有效治疗。

(5) 能够掌握眼内异物伤的防治知识。

【护理措施】

1. 清理异物的护理 伤口处存在多种异物时，应根据化学性质稳定性妥善安排清理顺序。一般情况下，眼球内铁质、铜质异物对眼内组织有严重损害，需及早取出。泥沙、玻璃等异物化学性质相对稳定，可稍后处理。手术病人及时做好术前准备，为防污染眼球内部组织，禁忌剪眼睫毛和进行结膜囊冲洗。

2. 防治感染的护理 全身及眼局部应用抗生素防治眼内感染，酌情使用糖皮质激素以减轻眼内炎症反应。

3. 病情观察 密切观察病人视力和伤口的变化。注意观察有无眼铁质沉着症、眼铜质沉着症等并发症的发生。若非受伤眼出现眼痛、畏光、流泪及视力下降等症状，应警惕交感性眼炎。

4. 心理护理 眼内异物伤，常导致眼部外形改变和视力严重受损。应耐心向病人解释病情及治疗情况，消除病人焦虑、恐惧的心理，使病人情绪稳定，能够配合治疗。

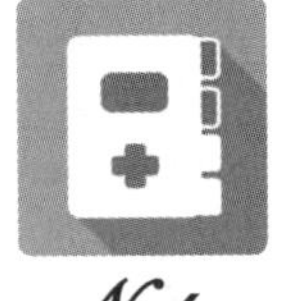

Note

5. 健康教育

(1) 加强生活与生产安全教育,预防眼外伤的发生。

(2) 定期随访,向病人及家属普及交感性眼炎的相关知识,做到早发现和早治疗。

【护理评价】

(1) 病人视力是否稳定或提高。

(2) 病人伤口组织是否修复。

(3) 病人情绪是否稳定,是否配合治疗。

(4) 是否发生并发症或并发症得到缓解。

(5) 病人及家属是否掌握了眼内异物伤的防治知识。

四、眼化学伤病人的护理

【概述】

眼化学伤是指化学物品类溶液、粉尘或气体接触眼部,引起的眼部损伤,又称眼化学性烧伤。眼化学伤多发生于实验室、化工厂等处,其中最常见的是酸碱烧伤,碱性烧伤较酸性烧伤损伤程度重。

致伤化学物质的性质、浓度、量及与眼部的接触时间决定了组织损伤的程度。酸性烧伤常见于盐酸、硫酸、硝酸等,强酸能使组织蛋白凝固坏死,凝固的蛋白不溶于水,可阻止酸性物质继续向组织深层渗透,损伤相对较轻。碱性烧伤多见于氢氧化钠、石灰、氨水等,碱能溶解脂肪和蛋白质,与组织接触后能够很快渗透到组织深层和眼内,使细胞分解坏死,故碱性眼化学伤损伤程度较重,且预后差。

【护理评估】

1. 健康史 询问病人受伤经过,详细了解致伤化学物质的名称、浓度、量及接触时间,是否进行紧急处理及伤后处理过程。

2. 身体状况 病人可有不同程度的眼痛、畏光、流泪、视力下降等。根据酸碱烧伤后组织损伤程度,可分为轻度、中度和重度三种。

(1) 轻度:多由弱酸或稀释的弱碱引起。主要表现为结膜轻度充血、水肿,角膜上皮可有点状脱落,数日后恢复,一般不留瘢痕,视力多不受影响。

(2) 中度:可由强酸或浓度较低的碱性物质引起。眼睑皮肤可有水疱或糜烂;结膜水肿,出现小片状缺血性坏死;角膜混浊,上皮完全脱落呈白色凝固,愈后可留有角膜斑翳,影响视力。

(3) 重度:多由强碱引起。结膜广泛缺血性坏死,角膜全层混浊或呈瓷白色,形成溃疡甚至穿孔,可引起虹膜睫状体炎、继发性青光眼及并发性白内障等。

3. 心理-社会状况 病人多因意外受伤,导致视力严重受损,常有焦虑、恐惧心理。评估病人的年龄、性别、职业、情绪状况及对本病的认知程度等。

4. 辅助检查 裂隙灯显微镜检查可明确眼部受损部位及损伤程度。结膜囊 pH 值测定,可确定致伤物质的化学性质。

【护理诊断】

1. 舒适受损 疼痛,与化学物质引起的角膜损伤有关。

2. 感知改变 视力下降,与角膜、晶状体等结构损伤有关。

3. 焦虑 与担心外观及视力无法恢复有关。

4. 知识缺乏 缺乏化学性眼外伤的相关知识。

5. 潜在并发症 角膜溃疡、虹膜睫状体炎、继发性青光眼、并发性白内障及眼睑畸形等。

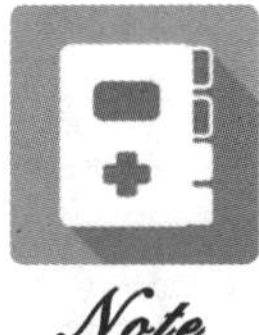

【护理目标】

(1) 病人疼痛等不适感缓解或消失。

(2) 病人视力不继续下降。

(3) 病人情绪稳定。

(4) 病人及家属能够掌握化学性眼外伤的相关防护知识。

(5) 并发症得到妥善处理。

【护理措施】

1. 现场急救 病人预后好坏取决于现场急救的实施情况,应立即争分夺秒在现场进行彻底冲洗。选用大量清水或其他水源反复冲洗伤眼,冲洗时要翻开上、下睑,并嘱病人转动眼球,充分暴露穹窿部,彻底冲洗化学物,至少冲洗 30 min。

2. 用药护理 医护人员接诊病人后,若伤眼未进行彻底冲洗,应先彻底冲洗再行后续治疗。酸性化学伤可用2%碳酸氢钠溶液或5%磺胺嘧啶钠溶液行结膜囊冲洗或球结膜下注射;碱性化学伤用维生素C或3%硼酸溶液行结膜囊冲洗或球结膜下注射。病情重者可局部和全身应用抗生素控制感染。

3. 预防并发症的护理 用1%阿托品散瞳防止虹膜后粘连。局部应用胶原酶抑制剂,防止角膜溃疡及穿孔。

4. 病情观察 密切观察病情变化,若出现眼部红肿、充血及眼压升高等,及时通知医生处理。

5. 心理护理 向病人及家属解释病情及治疗情况,安抚情绪,争取病人及家属的积极配合。若病人双眼视力严重受损,应协助做好生活护理。

6. 健康教育

(1) 指导病人及家属掌握用药的方法,定期门诊随访。

(2) 加强卫生宣传教育,向病人及家属普及眼化学伤的防护及急救知识,提高自我保护能力。

【护理评价】

(1) 病人疼痛是否缓解。

(2) 病人视力是否稳定。

(3) 病人情绪是否稳定,是否积极配合治疗。

(4) 病人及家属是否掌握眼化学伤的相关防护知识。

(5) 病人是否发生并发症或并发症得到控制。

五、辐射性眼外伤病人的护理

【概述】

辐射性眼外伤是指由电磁波谱各种辐射线造成的眼组织及结构损害,如微波、红外线、紫外线、X线、可见光等。不同波长的射线,对眼组织损害亦不同。

紫外线对组织有光化学作用,使蛋白质凝固变性,角膜上皮坏死脱落。常见于高原、雪地及海面等紫外线较强的地方,又称电光性眼炎。波长 800～1200 nm 的短波红外线可被晶状体吸收,引起白内障,多见于玻璃加工和高温环境中工作的人群,曾被称为“吹玻璃工人白内障”。X线、γ线或质子束可引起离子辐射性损伤,导致放射性白内障、放射性视网膜病变或视神经病变等,应注意防护。

【护理评估】

1. 健康史 询问病人的年龄、性别、职业及家庭状况,有无射线接触史及对辐射性眼外伤的了解程度。

2. 身体状况

(1) 紫外线损伤一般发生在照射后 3～12 h,表现为有强烈的异物感,刺痛、畏光、流泪及

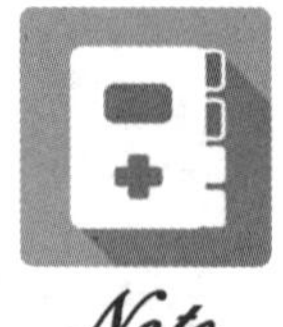

Note

睑痉挛，角膜上皮出现点状脱落。

(2) 红外线、离子辐射可引起白内障等病变。

【护理诊断】

1. 舒适受损 疼痛、畏光、流泪，与角膜上皮受损有关。

2. 感知改变 视力下降，与射线导致的白内障有关。

3. 知识缺乏 缺乏辐射性眼外伤的相关知识。

【护理目标】

(1) 病人不适症状缓解或消除。

(2) 病人视力提高。

(3) 病人能够掌握辐射性眼外伤的相关知识。

【护理措施】

1. 疼痛的护理 可用1%的丁卡因滴眼液镇痛，再涂抗生素眼药膏预防感染。一般24 h后角膜上皮可愈合。

2. 其他护理 出现白内障或其他眼部病变者，按照相应疾病进行常规护理。

3. 健康教育

(1) 加强健康教育，指导病人及家属掌握本病的相关防治知识。

(2) 加强安全生产教育，注意个人防护。长时间在室外强光下应戴太阳镜，电焊工人应戴防护镜，在X线环境中应用铅板或铅屏保护。

【护理评价】

(1) 病人疼痛是否缓解，不适症状是否消失。

(2) 病人视力是否得到改善或提高。

(3) 病人及家属是否掌握了辐射性眼外伤的防治知识。

小　　结

本节重点介绍了各型眼外伤病人的护理。眼挫伤是由机械性钝力引起的眼部外伤，可造成眼球或眼附属器损伤，引起眼内多种结构和组织的病变。眼球穿通伤是指由锐器刺破或异物碎片击穿眼球壁所致的眼球损伤。异物击穿眼球壁后可存留于眼球内，称为眼内异物伤，严重危害视力。护理时应及时清除异物、缝合伤口以恢复眼球的完整性，局部及全身应用抗生素防治感染与并发症。眼化学伤是指化学物品类溶液、粉尘或气体接触眼部，引起的眼部损伤，又称眼化学性烧伤，最常见的是酸碱烧伤，应争分夺秒，在现场进行彻底冲洗是护理眼外伤的关键。辐射性眼外伤是指由电磁波谱各种辐射线造成的眼组织及结构损害。

能力检测10

（杨　慧）

第九节　盲和低视力病人的康复及护理

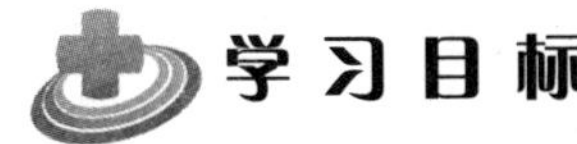

掌握：盲与低视力的概念。

熟悉：盲与低视力的发病原因。

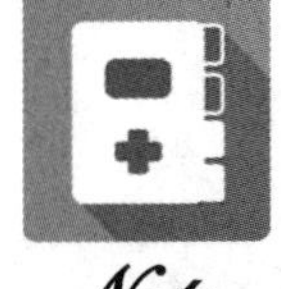

Note

了解：盲与低视力的发展现状。

病人，王阿姨，68岁。2天前晚上在家中与老伴吵架后，出现眼痛并伴同侧头痛，视物模糊。在家中自行滴用氧氟沙星滴眼液后，症状无明显改善，且视力下降严重，遂来院就诊。检查：右眼视力0.02，左眼视力0.03，眼压60 mmHg。余无明显异常。如果你是责任护士。

工作任务：

如何为病人进行日常生活护理？

盲与低视力严重影响人们的身体健康和生活质量，是全世界面临的重大的公共卫生问题。

【概述】

参照世界卫生组织（WHO）1973年制定的低视力及盲的诊断标准，低视力是指双眼中较好眼的最佳矫正视力低于0.3但高于或等于0.05；盲是指双眼中较好眼最佳矫正视力低于0.05或最佳矫正视力高于0.05但视野直径小于20°。

盲分为可避免盲和不可避免盲两大类。经过有效预防和治疗，可以避免的，称为可避免盲；病因复杂较难治疗的称为不可避免盲。1999年世界卫生组织（WHO）和国际防盲协会（IAPB）等机构联合发起了“视觉2020，全球行动消灭可避免盲，享有看见的权利”行动，争取到2020年在全球范围内消除包括白内障、沙眼、儿童盲、屈光不正和低视力导致的可避免盲，我国政府积极参与其中。

常见的致盲性眼病有以下几种。

1. 白内障　白内障是致盲的主要原因。大多数白内障病人可以通过手术恢复到接近正常的视力。

2. 青光眼　青光眼是一种不可逆性致盲性眼病。应早发现、早治疗，为病人尽可能地保留视功能。

3. 角膜病　各种角膜病常引起角膜混浊，也是我国导致致盲性眼病的主要原因。

4. 沙眼　针对沙眼较难彻底治愈的特点，世界卫生组织提出了有效控制沙眼的“SAFE”战略（即手术、抗菌药、清洁面部和改善环境），我国也已应用，并取得了较好的效果。

5. 屈光不正和低视力　我国是儿童近视眼高发地区。高度近视病人还可发生黄斑变性、视网膜脱离等眼病，严重的可致盲。应定期检查视力，早发现，早矫正，并积极预防近视。

6. 儿童盲　主要因先天性或遗传性眼病和早产儿视网膜病变及维生素A缺乏、麻疹等引起。应加强健康宣教，注意孕期保健，提倡优生优育，可有效地减少此类眼病的发生。

【护理评估】

1. 健康史　询问病人有无眼病家族史、患病经过及诊疗史等。

2. 身体状况　主要表现为视力减退或丧失，病人常无法独立行走，生活自理能力及工作能力严重下降或丧失。部分低视力病人还伴有色觉障碍、暗适应能力减退等。

3. 心理-社会状况

(1) 视力丧失特别是短时间内视力突然丧失，往往使病人产生悲观、恐惧、焦虑等情绪，不利于疾病的治疗和康复。

(2) 视力残疾还影响病人的正常社交，病人易产生偏执、敏感、孤独、怯懦等心理问题。

4. 辅助检查　常用检查有检影验光、视野检查、色觉检查、暗适应检查、对比敏感度检查及B超检查。

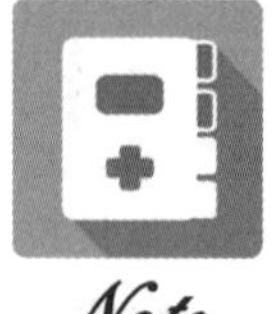
Note

【护理诊断】

1. 感知改变 盲和低视力,与眼部致盲性疾病有关。

2. 自卑、焦虑 与视力障碍引起的生活及社交受限有关。

3. 知识缺乏 缺乏致盲性疾病的防治知识。

【护理目标】

(1) 病人视力稳定,能够在一定程度上照料自己的生活。

(2) 病人情绪稳定,能够积极应对视力障碍。

(3) 病人及家属能够掌握致盲性疾病的防治知识。

【护理措施】

1. 日常生活护理 指导低视力病人及家属,生活用品固定位置摆放,取放方便,以提高生活自理能力;低视力残疾人的生活、居住环境应安全且无障碍物,以免受伤。若有条件,可找专人照护。

2. 助视器的护理 助视器有光学助视器和非光学助视器。前者包括眼镜助视器(最常用)、望远镜、放大镜等;后者包括大字号印刷品、有声读物等。

3. 心理护理 嘱家属与病人多沟通,及时了解其心理状态,合理引导,使其保持积极健康的心态。鼓励病人多参加社会活动,多与人沟通,增强自信。

4. 健康教育

(1) 加强健康教育,在社区等处设立展板,介绍致盲性眼病的防治知识,以便早发现、早诊断、早治疗。

(2) 根据需要选择合适的助视器。低视力儿童应尽早使用助视器,以便更好地适应生活和学习。

【护理评价】

(1) 病人借助助视器视力是否提高,生活自理能力是否提高。

(2) 病人情绪是否稳定,心态是否积极乐观。

(3) 病人及家属是否掌握致盲性疾病的防治知识。

小 结

本节重点介绍了盲与低视力病人的护理。低视力是指双眼中较好眼的最佳矫正视力低于0.3但高于或等于0.05;盲是指双眼中较好眼最佳矫正视力低于0.05或最佳矫正视力高于0.05但视野直径小于20°。盲分为可避免盲和不可避免盲两大类。常见的致盲性眼病包括白内障、青光眼、角膜病、沙眼、屈光不正和低视力及儿童盲等。其主要护理措施是加强心理护理,积极协助病人使用助视器,以提高其生活自理能力。

能力检测11

(杨　慧)

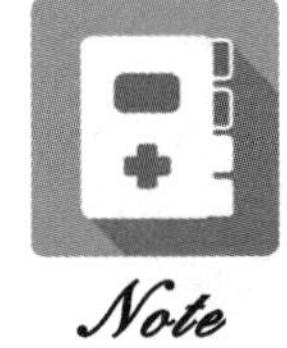

第二篇

耳鼻咽喉科病人的护理

ERBIYANHOUKEBINGRENDEHULI

第四章　耳鼻咽喉的应用解剖生理

第一节　耳的应用解剖生理

本章 PPT

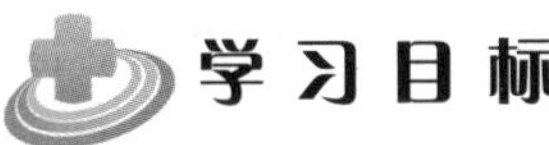

掌握：中耳的构成及生理作用，听小骨的构成。

熟悉：声音的传播途径。

了解：内耳组织学结构，鼓室壁的构成及咽鼓管的生理作用。

一、耳的应用解剖

耳是听觉和位觉感受器，由三个部分组成，由外向内依次为外耳、中耳、内耳。颞骨包括外耳道骨部、中耳、内耳和内耳道(图 4-1)。

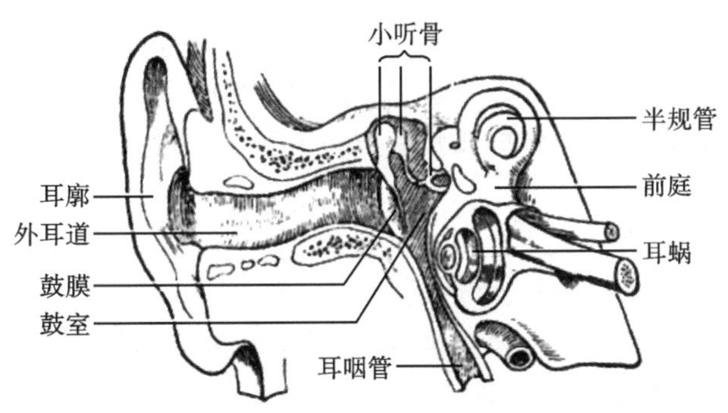

图 4-1　耳的解剖示意图

（一）外耳

外耳包括耳廓和外耳道。

1. 耳廓　耳廓借韧带、肌肉、软骨和皮肤附着于头颅两侧颞部。耳廓主要由弹性软骨作支架，其软骨与外耳道软骨部相连。除耳垂由脂肪和结缔组织构成外，其余部分被覆软骨膜、皮肤和极少的皮下组织。因皮下组织较少，炎症时，压迫或牵拉耳廓可发生剧痛。

耳廓血液由耳后动脉及颞浅动脉供给，血管位置表浅，血液供应差，且皮肤薄，皮下组织少，天气寒冷时，易冻伤，伤后易感染；炎症时，局部抗感染能力较差，炎症不易控制，易形成血肿，若软骨感染形成软骨炎，软骨容易坏死，如果处理不当，会造成耳廓畸形。

2. 外耳道　始于外耳道口，向内止于鼓膜。成年人外耳道全长 2.5～3.5 cm。外侧 1/3

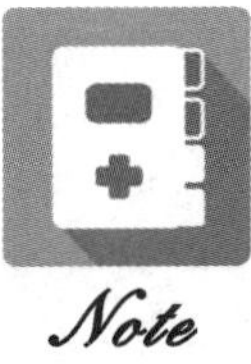
Note

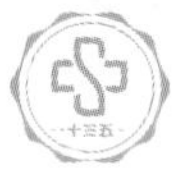

为软骨部，内侧2/3为骨部，骨和软骨交界处称外耳道峡部。成年人外耳道略呈"S"形弯曲，故检查外耳道深部及鼓膜时，需将耳廓向后上外方提起将耳道拉直，方能看清楚。儿童外耳道因骨部尚未发育成熟，较狭小，故检查时应向下方牵拉耳廓，才可使外耳道成直线。

外耳道皮肤几乎与软骨膜和骨膜相贴。软骨部皮肤内含有丰富的毛囊、皮脂腺和耵聍腺，易发生耳疖；而骨性外耳道的皮肤薄，毛囊及腺体少。外耳道皮下组织甚少，故当外耳道感染肿胀时进食牵拉可引起剧痛。

外耳道的血液供应主要来自颈外动脉的分支上颌动脉。

外耳道的神经由三叉神经、面神经及迷走神经的相应分支支配，主要有下颌神经的耳颞支和迷走神经耳支。下颌神经的耳颞支分布于外耳道前半部，故口腔及颞下颌关节疾病可放射至外耳道，引起反射性耳痛。迷走神经耳支分布于外耳道后半部，故刺激外耳道皮肤可引起反射性咳嗽和恶心。

(二) 中耳

中耳包括鼓室、鼓窦、乳突和咽鼓管。

1. 鼓室 又名中耳腔，为鼓膜与内耳外侧壁之间的含气空腔，位于颞骨内，是颞骨内最大的不规则的含气空腔(图4-2)。借鼓膜与外耳道分隔，通过鼓窦入口与乳突气房相连，经咽鼓管与鼻咽部相通。以鼓膜紧张部上、下缘水平为界，将鼓室分为上鼓室、中鼓室、下鼓室三个部分。

1）鼓室内容物 鼓室内有听小骨、肌肉及韧带等，腔内被覆黏膜。

(1) 听小骨：共有三块，分别为锤骨、砧骨和镫骨，是人体中最小的一组骨头，借韧带与关节相连构成听骨链。其中锤骨以锤骨柄与鼓膜相贴，镫骨以镫骨底板通过环韧带与前庭窗相连，砧骨居二者之间，听小骨将鼓膜振动的能量传入内耳。

(2) 鼓室内的肌肉：共有二条肌肉，分别为鼓膜张肌和镫骨肌。鼓膜张肌收缩时牵拉锤骨柄向内，可增加鼓膜张力，减小鼓膜及听骨链振幅，防止鼓膜震破或损伤内耳。镫骨肌是人体最小的一块肌肉，起自鼓室后壁锥隆起内，肌腱止于镫骨颈，肌收缩时牵拉镫骨小头，减少内耳压力。镫骨肌通过限制镫骨的活动度，起保护内耳及鼓膜的作用。

(3) 鼓室内的韧带：连接听小骨的韧带有锤骨上韧带、前韧带和外侧韧带，砧骨上韧带和后韧带，以及镫骨环韧带六条韧带。

(4) 鼓室内的神经：主要为鼓室神经丛和鼓索神经。

(5) 鼓室的血管：主要来自颈外动脉系统。

2）鼓室壁 鼓室似一竖立的小火柴盒，有上、下、内、外、前、后六个壁。

(1) 上壁：又称鼓室盖，为一薄骨板，与颅中窝的大脑颞叶相隔。此壁损伤可致脑脊液耳漏或颅内感染。鼓室盖上有一条骨缝，称为岩鳞裂，婴幼儿期常未闭合，是化脓性中耳炎引起耳源性颅内感染的感染途径。

(2) 下壁：又称颈静脉壁，为一薄骨板，将下鼓室与颈内静脉和颈静脉球相隔。先天性缺损时，颈静脉球突入鼓室，颈静脉球的暗蓝色透过鼓膜下部隐约可见。

(3) 前壁：又称颈动脉壁，其下部通过极薄的骨板与颈内动脉相隔。前壁的上部有两个开口，上有鼓膜张肌半管的开口，下有咽鼓管的鼓室口。

(4) 后壁：面神经垂直段在此通过。上部有鼓窦入口，鼓室借此与鼓窦及乳突相通。中耳手术的重要标志为砧骨窝。胆脂瘤的发病部位在面神经隐窝及鼓室窦。

(5) 内壁：又称迷路壁，即内耳的外侧壁。正中为鼓岬，其后上方为前庭窗(又称卵圆窗)，后下方为蜗窗(又称圆窗)。前庭窗的上方为外半规管凸和面神经管凸。面神经的水平部管凸，位于前庭窗上方。外半规管凸位于面神经管凸后上方，易被胆脂瘤破坏引起眩晕。

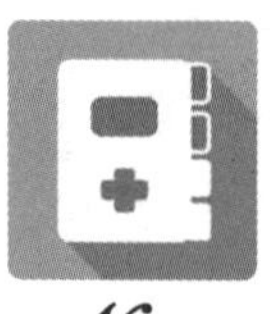

Note

(6) 外壁：由骨部及膜部组成。骨部包括上鼓室的外壁和骨性鼓环，膜部即鼓膜。鼓室的外壁主要为鼓膜。鼓膜介于鼓室与外耳道之间，为椭圆形、灰白色、有弹性的半透明薄膜。由后外上向前内下方斜置于外耳道内，略向内凹，呈浅漏斗状。鼓膜分为紧张部与松弛部两个部分。正常鼓膜有鼓膜脐、锤骨柄、光锥等解剖标志。鼓膜的中心部最凹处相当于锤骨的柄尖端，称为鼓膜脐；自鼓膜脐斜向前上有一白色条纹，称为锤纹，为锤骨柄透过鼓膜表面的影像；锤纹达紧张部上缘处，有一灰白色小突起为锤骨短突；自锤骨短突向前至鼓切迹前端有锤骨前襞，向后至鼓切迹后端有锤骨后襞，二襞均为锤骨短突挺起鼓膜所致，是紧张部与松弛部的分界线。在锤骨柄的前下方可见一向前下达鼓膜边缘的三角形反光区，称为光锥，系外来光线被鼓膜的凹面集中反射而成(图 4-3)。婴儿无光锥，成年人鼓膜内陷光锥消失。

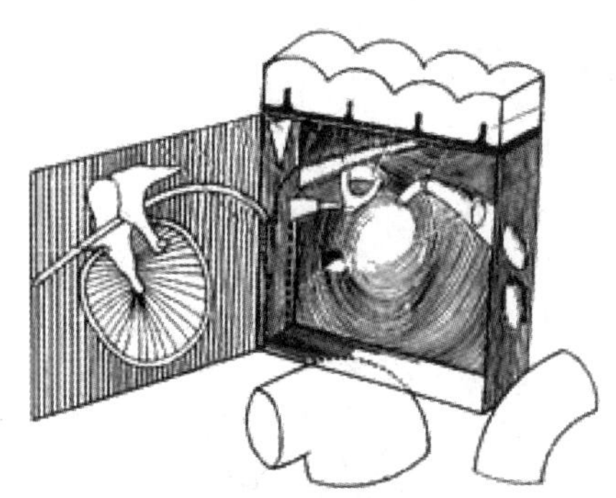

图 4-2 鼓室结构示意图

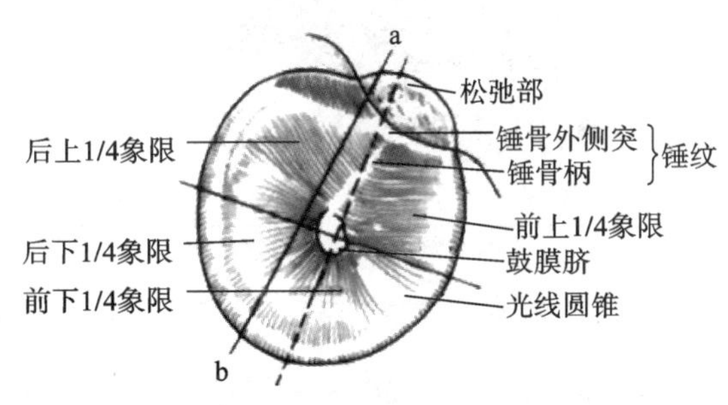

图 4-3 正常鼓膜结构示意图

2. 鼓窦 鼓室后上方较大的含气骨气腔。鼓窦向前与鼓室相通，向后与乳突气房相通。上方以鼓窦盖与颅中窝相隔，是乳突气房与鼓室相通的要道，也是中耳乳突手术的重要解剖标志。

3. 乳突 乳突腔似蜂窝状，内含许多形态不一、大小不等的气房，且各气房彼此相互连通，其内无纤毛黏膜覆盖。乳突壁借骨板与乙状窦和颅后窝相隔。根据乳突气房发育程度不同可分为气化型、板障型、硬化型和混合型。

4. 咽鼓管 起自鼓室前壁下部的鼓室口，向前、内、下方斜行，止于鼻咽侧壁的咽鼓管咽口。咽鼓管是沟通鼓室与鼻咽的通道，其外 1/3 为骨部，内 2/3 为软骨部，骨部与软骨部交界处最窄，称为峡部。软骨部静息时处于关闭状态，仅在张口、吞咽、打呵欠或捏鼻鼓气时开放，使外界空气进入鼓室，以调节鼓室与外界气压的平衡，保持鼓膜内外压力平衡，维持中耳的正常生理功能。咽鼓管对鼓室分泌物有引流作用；咽鼓管的关闭状态能阻挡说话声、呼吸声传入中耳鼓室并振动鼓膜；咽鼓管软骨段黏膜较厚，表面的皱襞具有活瓣作用，加上黏膜上皮的纤毛运动，可以防止呼吸道的液体、异物、感染病灶传入中耳。

咽鼓管鼓室口和咽口不在同一水平面，成年人咽鼓管鼓室口高于咽口 20～25 mm；而儿童的咽鼓管较成年人而言则接近水平位，且较成年人的短宽，因此儿童的咽部炎症易经此管侵

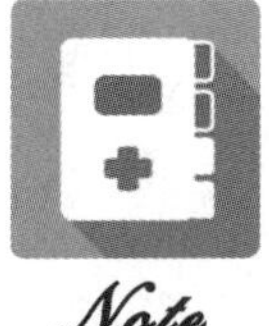

入鼓室引起化脓性中耳炎(图 4-4)。

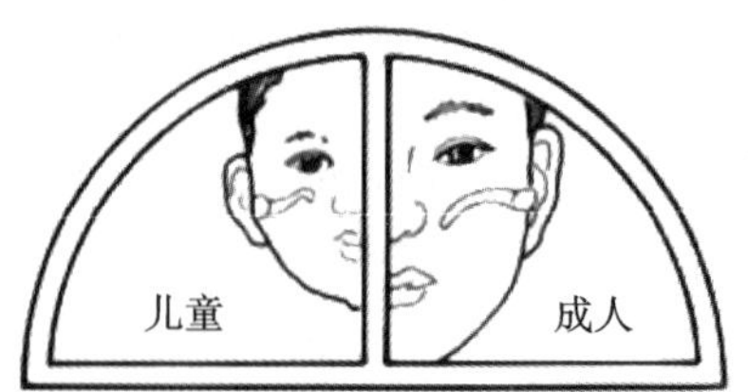

图 4-4　儿童、成年人咽鼓管比较示意图

(三) 内耳

内耳又称迷路,位于颞骨岩部内,是含有听觉和位置觉的感受装置。内耳解剖结构复杂而且精细,包括骨迷路和膜迷路,二者结构相似,骨迷路是内耳的骨性结构,膜迷路位于骨迷路中,骨迷路与膜迷路之间的间隙内含外淋巴液,膜迷路内含有内淋巴液,两种淋巴系统互不相通。外淋巴系统是开放的,与脑脊液相通。

1. 骨迷路　骨性结构,由致密骨板构成,可分为耳蜗、前庭和半规管(图 4-5)。

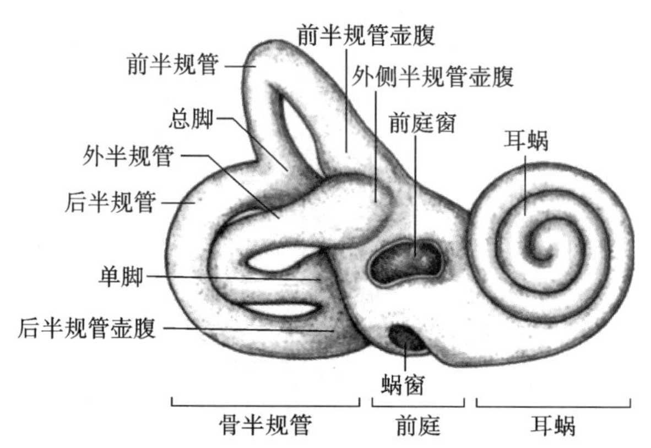

图 4-5　骨迷路结构示意图

(1) 耳蜗:位于骨迷路的前部,形似蜗牛壳,为一螺旋骨管,内含膜迷路,主要由中央蜗轴和周围的骨蜗管构成。骨蜗管(蜗螺旋管)围绕蜗轴 2.5～2.75 周,全长 21～33 mm,底部突出于鼓室内壁,形成鼓岬,蜗顶朝向前外下方。围绕蜗轴突入管腔的螺旋状骨板,称为骨螺旋板,与基底膜(膜螺旋板)一同将骨蜗管分为上、下两个腔。上腔又被前庭膜一分为二,因此骨蜗管共有三个管腔,即前庭阶、中阶和鼓阶。前庭阶起自前庭窗,鼓阶起自蜗窗,中阶即膜蜗管,位于前庭阶内,属膜迷路。前庭阶和鼓阶的外淋巴通过蜗孔与耳蜗相通。耳蜗底的最下部分邻近蜗窗处有蜗水管的内口,其外口在岩部下方颈静脉窝与颈内动脉管的三角凹里,鼓阶外淋巴液经蜗水管与蛛网膜下腔相通(图 4-6)。

(2) 前庭:位于耳蜗与半规管之间,略呈椭圆形,后上部与三个骨半规管的五个开口相通,其外侧为鼓室内壁的一部分,上有前庭窗和蜗窗。

(3) 骨半规管:位于前庭的后上方,为三个呈弓状弯曲的骨管,彼此相互垂直。根据其所在位置,分别称为外骨半规管、前骨半规管和后骨半规管。每个骨半规管的两端均开口于前庭,近前庭处膨大部分称壶腹。骨半规管管径相同,0.8～1 mm。前骨半规管内端与后骨半规管上端合成总脚通向前庭。因此,三个骨半规管共有五个孔与前庭相通。

2. 膜迷路　借网状纤维束固定于骨迷路内,由膜蜗管、椭圆囊、球囊和三个膜半规管构成,各部之间相互连通(图 4-7)。整个膜迷路系统是密闭的,腔内充满内淋巴。膜迷路悬浮于外淋巴中。膜迷路含有听觉和司平衡结构,包含膜蜗管、位觉斑、内淋巴囊和壶腹嵴。

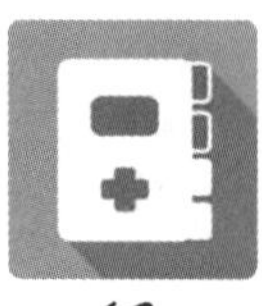

Note

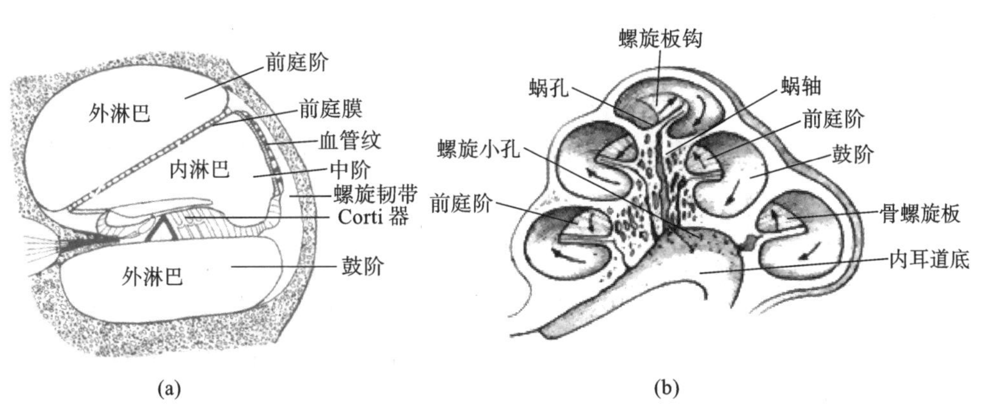

(a) (b)

图 4-6 耳蜗结构示意图

(a)蜗管剖面;(b)耳蜗轴剖面

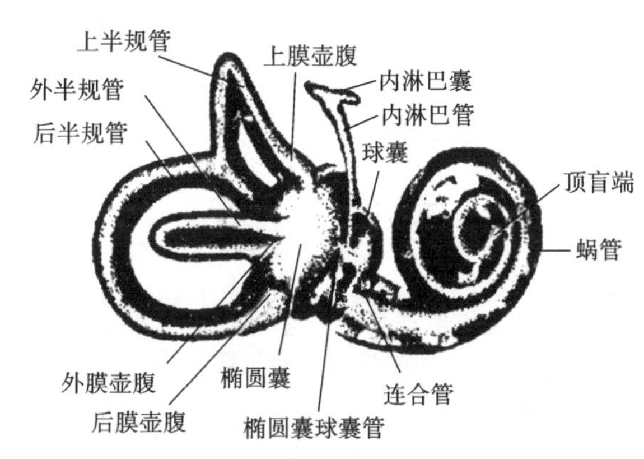

图 4-7 膜迷路结构示意图

椭圆囊和球囊内的椭圆囊斑和球囊斑,以及膜半规管内的壶腹嵴均有前庭神经末梢的感受器,为位觉感受器,感受位觉,亦称位觉斑。膜蜗管有外、上、下三个壁。外侧壁为螺旋韧带,上壁为前庭膜,底壁为基底膜。在基底膜上有支持细胞、内毛细胞、外毛细胞和胶状盖膜组成的螺旋器,又称 Corti 器,为听觉感受器(图 4-8)。

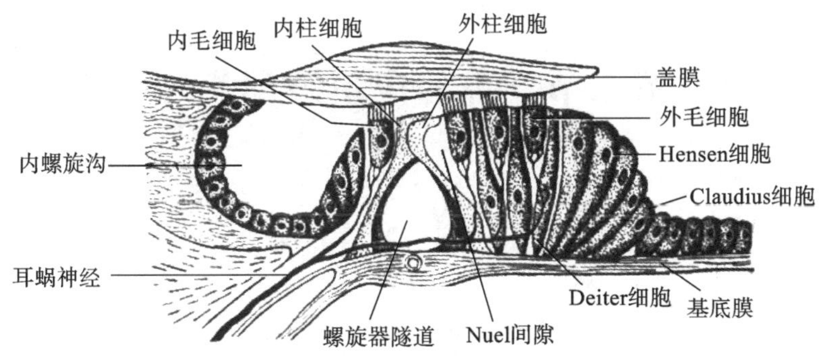

图 4-8 螺旋器结构示意图

二、耳的生理功能

耳主司听觉和平衡觉。

(一) 听觉生理

声音通过空气传导和骨传导传入内耳,通常在正常情况下以空气传导为主。声波在介质

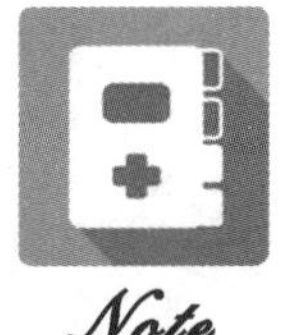

内以机械能的形式传播，最终将能量传至内耳 Corti 器，换能后以生物电的形式传导至大脑皮质听觉中枢并产生听觉。人耳听觉的声波频率为 20～20000 Hz，但对 1000～3000 Hz 的声波最敏感。声音的强度称声强，声强级以分贝(dB)为单位。引起人耳听觉的某一最小声强值称为听阈，人耳的听阈随声波频率的不同而不同。一般中耳起传音作用，而外耳只起收音作用。

1. 空气传导 空气传导过程可简要示意如下。

声波→耳廓→外耳道→鼓膜→听骨链→前庭窗→外淋巴液→内淋巴液→Corti 器→蜗神经→听神经→大脑皮层听觉中枢。

2. 骨传导 声波直接振动颅骨，使外、内淋巴液发生相应波动，并刺激耳蜗的螺旋器产生听觉。在正常听觉功能中，通过骨传导传入耳蜗的声能甚微，几乎无实际意义。但由于骨传导听觉在耳聋的鉴别诊断中很重要，应给予足够的重视。

知识链接 4-1

（二）平衡生理

人体维持平衡主要依靠前庭、视觉和本体感觉三个系统的协调作用来完成，其中前庭系统最为重要。前庭主要感知头位及其变化。骨半规管主要感受人体及头部旋转运动的刺激，如转身和回头等动作。球囊斑和椭圆囊斑主要感受直线加速或减速运动的刺激。内耳前庭感受器在调节身体平衡方面起着重要的作用。

小　结

本节重点介绍了耳的解剖结构和生理功能。①耳是听觉和位觉感受器，由三个部分组成，由外向内依次为外耳、中耳、内耳。②中耳包括鼓室、鼓窦、乳突和咽鼓管。鼓室壁有上、下、内、外、前、后六个壁，上壁损伤可致脑脊液耳漏或颅内感染。鼓室盖上有岩鳞裂，婴幼儿期常未闭合，是化脓性中耳炎引起耳源性颅内感染的感染途径。③耳主司听觉和平衡觉。声音通过空气传导和骨传导传入内耳，通常在正常情况下以空气传导为主。此外，内耳前庭感受器在调节身体平衡方面起着重要的作用。

（孙德凤）

第二节　鼻的应用解剖生理

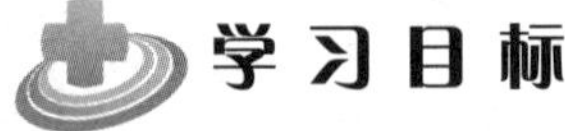

掌握：鼻腔的结构，四对鼻窦的名称及解剖位置。

熟悉：鼻中隔的结构，不同年龄人群的易出血部位。

了解：鼻窦的各鼻道开口，临床上经常发病的鼻窦。

一、鼻的应用解剖

鼻由外鼻、鼻腔和鼻窦三个部分构成。

（一）外鼻

外鼻突出于颜面中央，呈三棱锥体状，由骨及软骨支架构成(图 4-9)，外覆皮肤而成(图

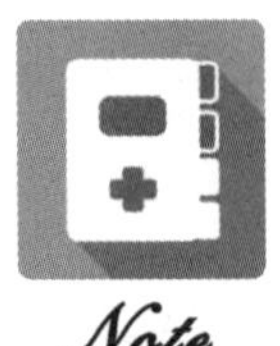
Note

4-10)。外鼻鼻骨左右成对,上端窄厚,下端宽薄,故外伤时易造成骨折。鼻尖、鼻翼及鼻前庭皮肤较厚,与其下软骨膜深部组织粘连较紧密,发生炎症时痛感明显。富含皮脂腺、汗腺及毛囊,是鼻部疖肿、痤疮和酒渣鼻的好发部位。

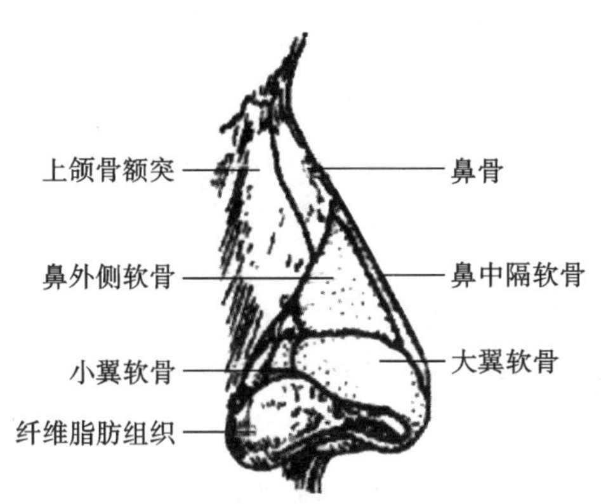

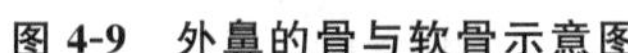
图 4-9 外鼻的骨与软骨示意图

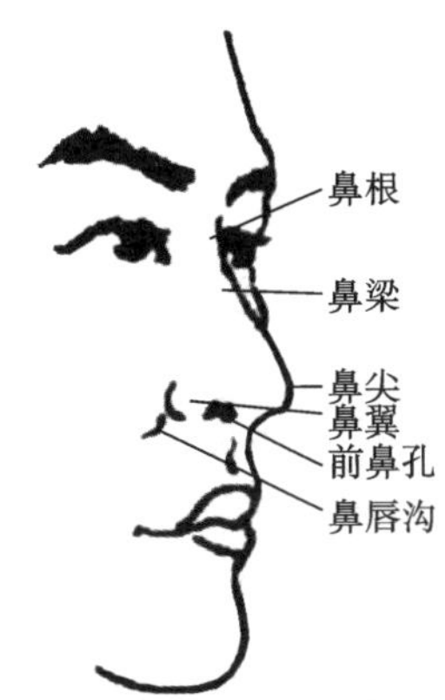

图 4-10 外鼻各部位名称示意图

(二)鼻腔

鼻腔位于两侧面颅之间,为顶窄底宽、前后开放的狭长不规则腔隙,左右各一。前端起于前鼻孔,经后鼻孔与鼻咽部相通,并以鼻中隔为界分为左右两腔。鼻腔以鼻内孔为界分为鼻前庭和固有鼻腔两个部分。

1. 鼻前庭 位于鼻腔前段,即鼻翼内面所对应的空间,与固有鼻腔以鼻内孔(又称鼻阈)为界。鼻前庭和固有鼻腔黏膜交接处称鼻阈。由皮肤覆盖,长有鼻毛,且富含皮脂腺和汗腺,易发生疖肿。由于皮肤与软骨膜紧密连接,缺乏皮下组织,故患疖肿时疼痛剧烈。

2. 固有鼻腔 简称鼻腔,起自鼻阈,止于后鼻孔,由黏膜覆盖。鼻中隔将其分为左右两腔,各有内、外、顶、底四个壁。

(1) 内侧壁:即鼻中隔,由软骨和骨构成,软骨膜和骨膜外覆盖有黏膜。鼻中隔最前下部黏膜内动脉血管汇聚成网,称利特尔区(图 4-11),此血管网位置表浅,是鼻出血的好发部位,又称易出血区。

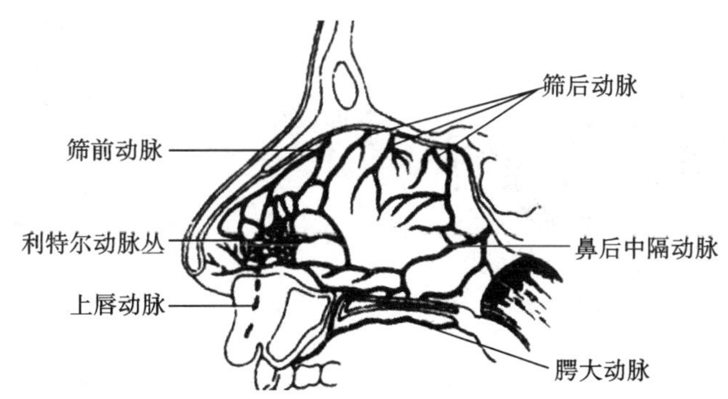

图 4-11 利特尔区结构示意图

(2) 外侧壁:鼻腔的重要部位,组成上颌窦和筛窦的内壁。外侧壁表面有三个阶梯状纵行排列的长条骨片,外有黏膜及骨膜覆盖,构成鼻甲,从下向上依次为下鼻甲、中鼻甲、上鼻甲,其大小依次缩小 1/3,前端位置递次后退 1/3。各鼻甲外下方的间隙,为鼻道,自下而上依次为下鼻道、中鼻道及上鼻道。各鼻甲与鼻中隔之间的间隙称为总鼻道(图 4-12)。

下鼻甲最大,前端接近鼻阈,后端距咽鼓管咽口仅 1.0～1.5 cm,故下鼻甲肿胀或肥大时常引起鼻塞,也可压迫咽鼓管咽口导致咽鼓管通气引流障碍而出现耳鸣、听力下降等症状。下

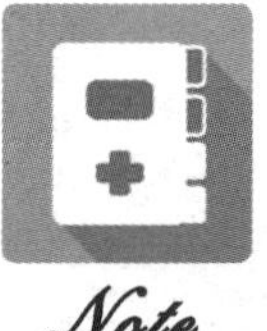

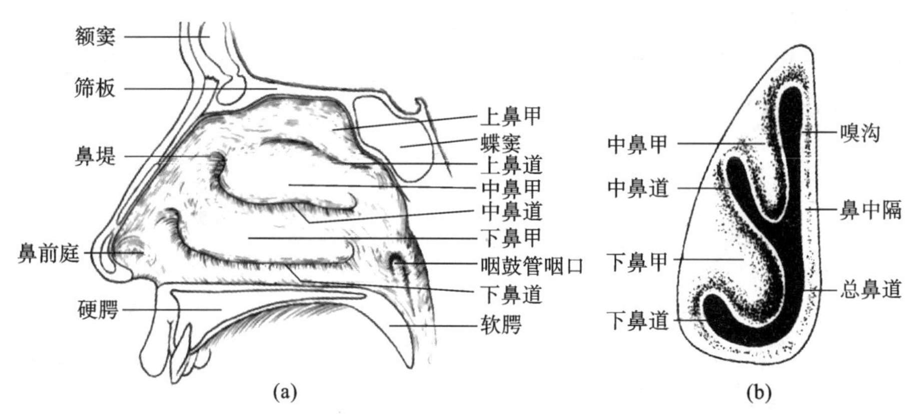

图 4-12　鼻腔外侧壁结构示意图

(a)鼻甲;(b)鼻道

鼻道的顶端有鼻泪管开口。下鼻道外侧壁前段近下鼻甲附着处骨壁最薄,是上颌窦穿刺冲洗的最佳进针部位。在下鼻道的后端近鼻咽处的黏膜下有一表浅扩张的鼻后静脉丛,又称鼻-鼻咽静脉丛,是鼻腔后部出血的主要位置,老年人鼻腔后部的出血常发生在此处。

中鼻甲附着于筛窦的顶壁,筛骨水平板或眶骨纸样板,是鼻内镜筛窦手术的重要解剖标志。中鼻道外侧壁有两个隆起,前下为钩突,后上为筛泡,两者之间为半月裂孔(图 4-13)。半月裂孔向前下和外上逐渐扩大为筛漏斗,前组鼻窦开口于此。额窦经鼻额管开口于中鼻道最上部,向后下依次为前组筛窦开口和上颌窦开口。现代鼻科学将中鼻甲、中鼻道及其附近区域称为窦口鼻道复合体(图 4-14)。中鼻甲游离缘与鼻中隔之间的间隙称为嗅裂(又称嗅沟),嗅裂以上的鼻腔黏膜分布有嗅觉感觉神经末梢,为嗅区黏膜。其余部分鼻腔黏膜为呼吸区黏膜。上鼻甲最小,前鼻镜检查难以窥见,其后上方有蝶筛隐窝,为蝶窦开口处。后组筛窦开口于上鼻道。鼻甲与鼻中隔之间的腔隙称为总鼻道。

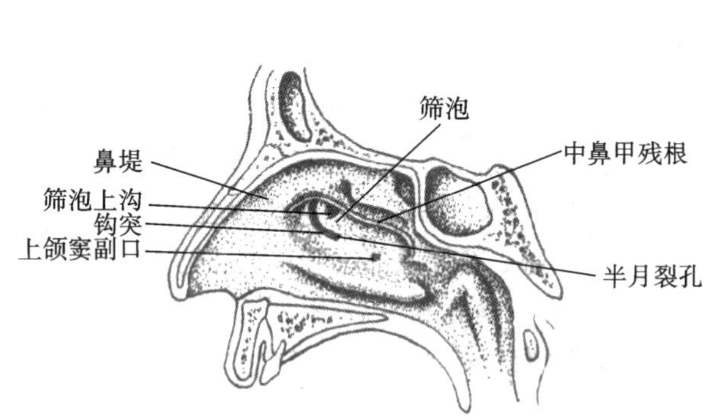

图 4-13　鼻腔中鼻道外侧壁结构示意图

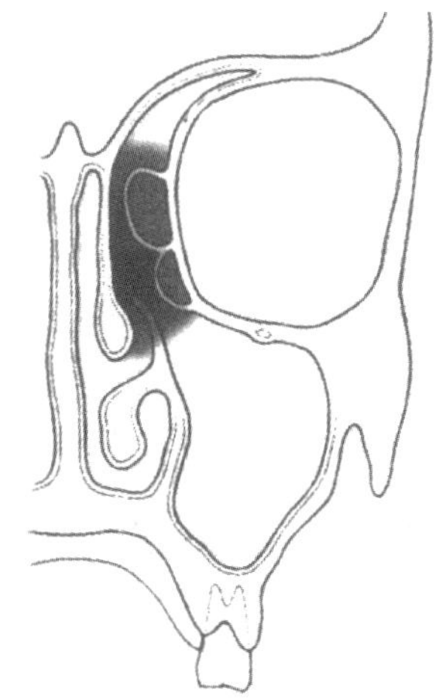

图 4-14　窦口鼻道复合体位置(阴影部分)示意图

(3) 顶壁:呈穹窿状,借筛骨水平板与颅中窝相隔,其中段呈水平状,为分隔颅前窝与鼻腔的筛骨水平板,又称筛板。其上布有许多细孔,称筛孔,嗅神经穿过筛孔进入颅内。该板窄、薄且脆,外伤或手术易误伤致脑脊液鼻漏或颅内感染。

(4) 底壁:硬腭的鼻腔面,由上颌骨腭突和腭骨水平部构成,借此与口腔相隔。

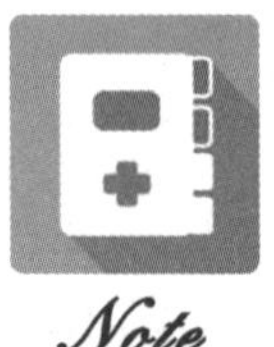

Note

（三）鼻窦

鼻窦是位于鼻腔周围颅骨内的骨性含气空腔，共四对。依据其所在的颅骨命名，分别为上颌窦、筛窦、额窦和蝶窦。按鼻窦的位置及引流方向和位置分为前与后两组鼻窦。鼻窦借自然窦口开口于鼻腔(图 4-15)，上颌窦、前组筛窦、额窦开口于中鼻道，通称为前组鼻窦。后组筛窦和蝶窦分别开口于上鼻道和蝶筛隐窝，统称为后组鼻窦。临床上，若脓性分泌物聚集于中鼻道则提示为前组鼻窦炎，若脓性分泌物聚集于上鼻道或嗅裂后段，则提示为后组鼻窦炎。

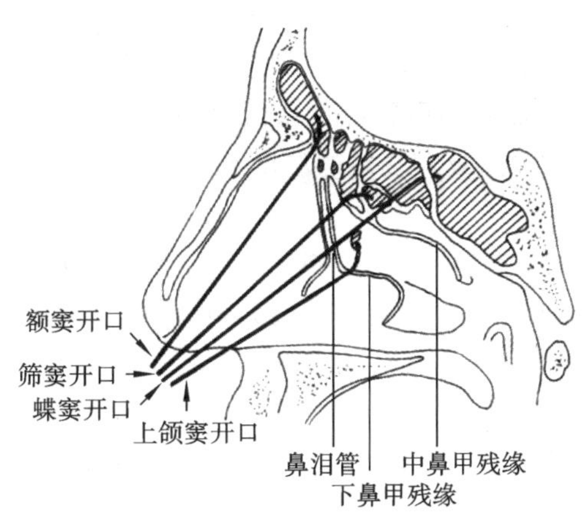

图 4-15　鼻窦开口部位示意图

1. 上颌窦　位于上颌骨体内，为鼻窦中最大者，有五个壁。①前壁：有眶下孔和尖牙窝，后者为常用的上颌窦手术的进路。②后外侧壁：与翼腭窝和颞下窝毗邻，近翼内肌，上颌窦病变破坏此壁可致张口困难。③上壁：眶底壁，故上颌窦疾病与眶内疾病可相互影响。④底壁：上颌骨牙槽突，根尖感染可引起牙源性上颌窦炎，窦内病变也可引发牙痛。⑤内侧壁：鼻腔外侧壁下部，有上颌窦窦口与中鼻道相通。上颌窦窦口大小不一致，前鼻镜不易查看。因上颌窦窦口位置较高，不易引流，故感染机会较多。

2. 筛窦　位于鼻腔外侧壁上部的筛骨中，介于鼻腔和眼眶之间，为蜂窝状结构。前组筛窦开口于中鼻道，后组筛窦开口于上鼻道。筛窦顶壁借薄骨板与颅前窝相隔。筛板位置低，同筛顶内侧缘构成一陡壁，骨质非常薄，术中易引起脑脊液鼻漏和颅前窝底损伤。以中鼻甲基板为界分为前后两组。筛窦外侧壁即眼眶内侧壁，称纸样板，薄如纸，故筛窦病变、外伤及手术可造成眶内或颅内并发症。

3. 额窦　位于额骨下部内、外板之间。额窦最狭窄处为底部窦口，以额窦口为界划分成上下两部分，分别为额窦腔和额隐窝。前壁为额骨外骨板，含骨髓，炎症或外伤时可致额骨骨髓炎；后壁较薄，为额骨内骨板，为颅前窝前壁的一部分，有导静脉或骨裂隙存在，故额窦炎可侵入颅内引起脑膜炎或额叶肿胀。底壁相当于眼眶内上角，甚薄，炎症时压痛明显。底壁内下方有额窦开口，经鼻额管引流到中鼻道前端。

4. 蝶窦　位于蝶骨体内。形态较好的蝶窦方便术者行垂体瘤手术。外侧壁与颅中窝、海绵窦、颈内动脉和视神经管毗邻，是蝶窦手术的危险区域。顶壁为蝶鞍底。前壁有窦口，下壁即鼻咽顶。故蝶窦病变常累及上述结构。

二、鼻的生理功能

（一）鼻腔的生理功能

1. 呼吸功能　鼻腔位于呼吸道的起始端，对吸入的空气有过滤、清洁作用，能够形成鼻阻力，调节空气温度及湿度。鼻阻力有助于肺泡气体交换。

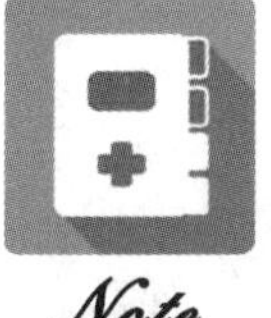
Note

(1) 清洁和过滤作用:空气中较大的尘粒被鼻毛阻挡,微小的尘埃和微生物可被黏膜表面的黏液毯黏附,借纤毛运动送入咽部咽下或吐出。酸性黏液及溶菌酶对微生物有一定的抑制和溶解作用。反射性喷嚏可排出吸入的异物或刺激物等。

(2) 鼻阻力助于肺泡气体交换:鼻阻力的产生是维持通气的前提,形成鼻阻力的两个区域为鼻内孔及两侧下鼻甲,正因为它们的存在使气流分成层流和湍流两个部分,层流是进行气体交换的主要部分。

(3) 温度调节作用:鼻腔黏膜下有由丰富的血管组成的海绵窦,可散发热量,调节吸入气流的温度,使温度保持相对恒定,并接近正常体温,减少其对肺部的刺激。

(4) 湿度调节作用:鼻黏膜富含杯状细胞、浆液腺和黏液腺,渗出液、分泌液每昼夜总量可达 1000 mL,其中大部分用以提高吸入气体的湿度,便于肺泡的气体交换和维持呼吸道黏膜的正常纤毛运动。

2. 嗅觉功能 含有气味的空气进入鼻腔嗅区后,刺激嗅觉感受器,引起神经冲动,经嗅神经通路传至嗅觉中枢而产生嗅觉。嗅觉为条件反射,可影响食欲或辨别某些有害物质,正常儿童的嗅觉比成年人敏感。

3. 共鸣作用 喉发出的声音经鼻腔的三维构筑产生共鸣,使声音变得洪亮、清晰、悦耳。若共鸣作用受到影响,则音质改变。例如,鼻阻塞时出现闭塞性鼻音,鼻腔闭合不全或腭裂时则出现开放性鼻音。

4. 反射作用 受到刺激性气体或粉尘刺激时,通过喷嚏反射,可清除鼻腔内的刺激物。

(二) 鼻窦的生理功能

鼻窦的生理功能迄今尚无定论,一般认为鼻窦对鼻腔的呼吸、共鸣等功能有辅助作用。另外,鼻窦可减轻头颅重量,缓冲外来冲击力,保护颅脑免受损伤,对机体的重要器官起一定的保护和保温作用,如上颌窦可以防止鼻腔热量丧失,其余鼻窦可以使眶内组织和颅内组织不受鼻腔温度变化的影响。鼻窦黏膜同样具有分泌黏液的功能。鼻窦分泌物可通过窦口引流至鼻腔。

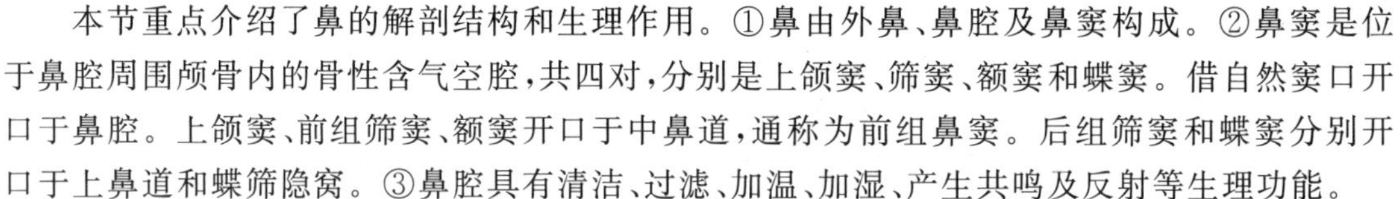

小　　结

知识链接 4-3

本节重点介绍了鼻的解剖结构和生理作用。①鼻由外鼻、鼻腔及鼻窦构成。②鼻窦是位于鼻腔周围颅骨内的骨性含气空腔,共四对,分别是上颌窦、筛窦、额窦和蝶窦。借自然窦口开口于鼻腔。上颌窦、前组筛窦、额窦开口于中鼻道,通称为前组鼻窦。后组筛窦和蝶窦分别开口于上鼻道和蝶筛隐窝。③鼻腔具有清洁、过滤、加温、加湿、产生共鸣及反射等生理功能。

(孙德凤)

第三节　咽的应用解剖生理

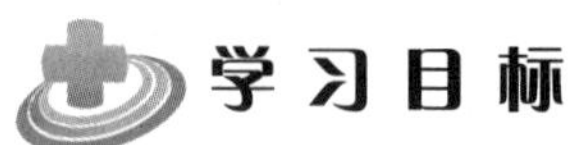

学习目标

掌握:咽的淋巴组织、咽扁桃体及腭扁桃体的解剖位置。

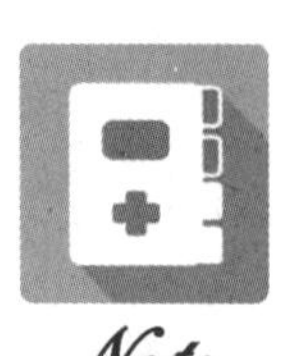
Note

熟悉:咽的生理功能。

了解:咽的淋巴组织。

一、咽的应用解剖

咽是呼吸道和消化道的共同通道,上起颅底,下至第 6 颈椎,成年人全长约 12 cm。咽腔前后扁平,上宽下窄,呈漏斗形,内衬黏膜,为垂直的肌性管道。其前方与鼻腔、口腔及喉腔相通,后方经椎前筋膜与颈椎毗邻,下端相当于环状软骨下缘与食管入口连接处,两侧与大血管和神经相邻。

(一) 咽的分部

咽自上而下分为鼻咽、口咽和喉咽三部分(图 4-16)。

1. 鼻咽 又称上咽。位于颅底与软腭游离缘平面之间,自硬腭向后作一假想的水平线,此线平面之上的咽部即为鼻咽(图 4-17)。鼻咽前方经后鼻孔与鼻腔相通。后方正对第 1、2 颈椎。顶部由蝶骨体、枕骨底部构成,呈穹窿状。顶部与后壁交界处黏膜内有丰富的淋巴组织集聚,称为腺样体,又称咽扁桃体。左右两侧壁有咽鼓管咽口及咽隐窝。若腺样体肥大,可影响鼻通气,或阻塞咽鼓管咽口引起听力减退。咽鼓管咽口位于下鼻甲后端后方 1.0～1.5 cm 处,咽口周围有散在的淋巴组织,称为咽鼓管扁桃体。咽口上方有一隆起的部分称为咽鼓管圆枕,咽鼓管圆枕后上方与咽后壁之间有一凹陷区称为咽隐窝,是鼻咽癌的好发部位,其上方与颅底破裂孔接近,鼻咽癌易经此处侵及颅内。鼻咽的下方与口咽相通。正常生理吞咽时,软腭上抬与咽后壁接触,将鼻咽与口咽暂时隔开。软腭功能异常时可出现进食反呛。

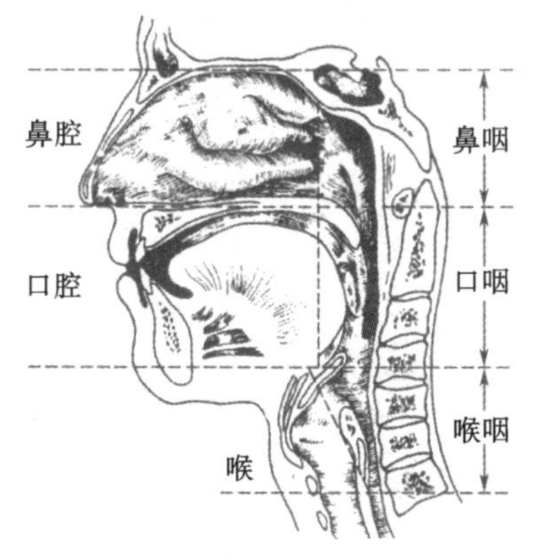

图 4-16 咽的矢状面示意图

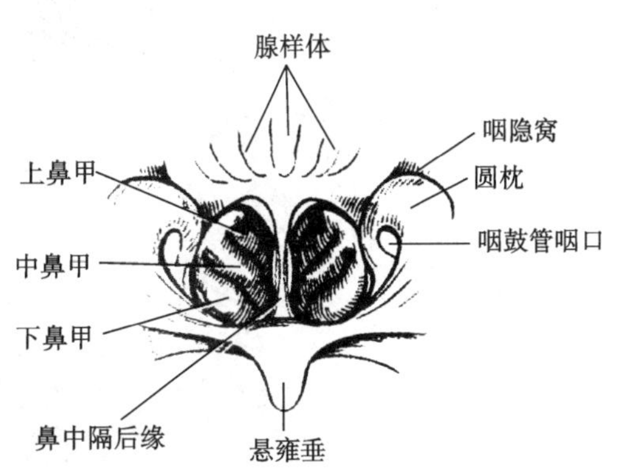

图 4-17 鼻咽部示意图

2. 口咽 又称中咽(图 4-18),介于软腭与会厌上缘平面之间,后壁平对第 2、3 颈椎,前方经咽峡与口腔相通。咽峡系指上方腭垂和软腭游离缘、下方舌背、两侧腭舌弓和腭咽弓共同构成的环形狭窄部分。口咽部淋巴组织丰富,两侧有腭扁桃体和咽侧索,后壁黏膜下有散在的淋巴滤泡。口腔顶部称腭,前 2/3 为硬腭,后 1/3 为软腭。舌的后 1/3 为舌根,上面有淋巴组织团块,称舌扁桃体。

3. 喉咽 又称下咽,上接口咽,下接食管入口,前方通喉腔,后方相当于第 3、4、5、6 颈椎。舌根与会厌之间有一对浅窝,称会厌谷,在喉入口两侧各有一个较深的隐窝,称梨状隐窝,二者均是咽部异物容易存留的部位。喉上神经内支经梨状隐窝入喉,分布于梨状隐窝黏膜下,在此进行表面麻醉可达理想效果。两侧梨状隐窝之间、环状软骨板之后称环后隙,其下是食管入口。

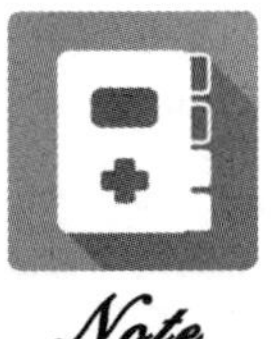

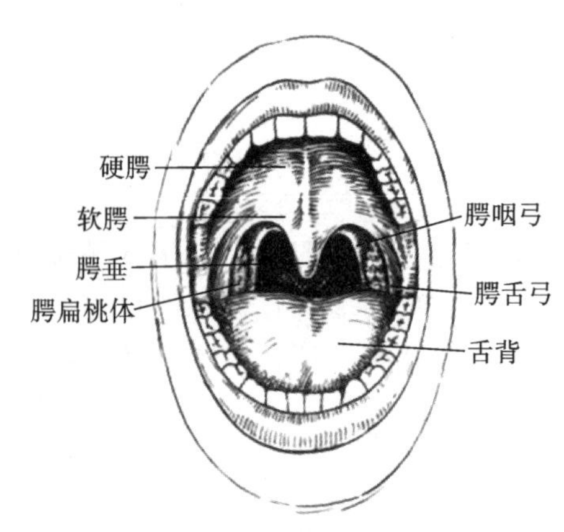

图 4-18　口咽部示意图

（二）咽的淋巴组织

咽部黏膜下有丰富的淋巴组织，淋巴管彼此相通，较大的淋巴组织团块呈环状排列，称为咽的淋巴环（图 4-19）。咽的淋巴环分为咽淋巴内环和咽淋巴外环。咽淋巴内环主要由咽扁桃体（腺样体）、咽鼓管扁桃体、腭扁桃体、咽侧索、咽后壁淋巴滤泡及舌扁桃体等构成。内环淋巴流向颈部淋巴结，后者又互相交通，形成咽的淋巴外环。淋巴外环主要由咽后淋巴结、胸锁乳突肌前缘及后缘淋巴结、下颌下淋巴结、颏下淋巴结和舌下淋巴结等组成。咽淋巴内环的淋巴组织在儿童时期发育比较明显，常增生肥大，有重要的免疫生理功能，青春期后开始退化萎缩。

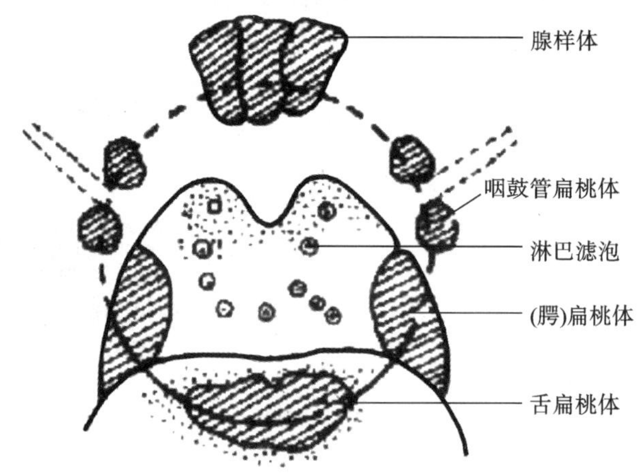

图 4-19　咽的淋巴环示意图

1. 腭扁桃体　习惯称扁桃体，左右各一，位于舌腭弓和咽腭弓之间的扁桃体窝内，是咽部最大的淋巴组织团。扁桃体内侧面朝向咽腔，覆盖复层鳞状上皮。上皮组织向扁桃体实质内陷入形成 6～20 个隐窝，最上面的一个隐窝深而大，接近扁桃体被膜，称扁桃体上隐窝。其他隐窝形成一些分枝状小盲管。细菌易存留于上述隐窝中繁殖，形成感染病灶。扁桃体外侧面有结缔组织被膜包绕，故手术易于彻底剥离。

2. 咽扁桃体　又称腺样体，位于鼻咽顶后壁交界处，表面不平，有 5～6 条纵行沟隙，形似半个剥了皮的橘子，易存留细菌。其基底部无结缔组织被膜，故手术不易彻底切除。腺样体如过度肥大，可引起鼻腔和中耳功能障碍。腺样体出生后即存在，6～7 岁时最显著，一般 10 岁以后逐渐退化萎缩。

3. 舌扁桃体　位于舌根，呈颗粒状聚积。舌扁桃体炎症肥大时，影响呼吸、吞咽及语言功能。

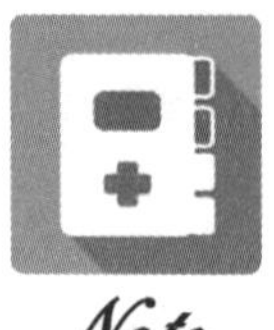
Note

二、咽的生理功能

咽为呼吸和消化的共同通道，具有以下常见的生理功能。

（一）呼吸功能

咽是上呼吸道的重要组成部分。咽黏膜内或黏膜下含有丰富的腺体，空气经过咽部时，对吸入的气体起到调温、湿润和清洁作用，但其作用弱于鼻腔。

（二）吞咽功能

吞咽过程包括口腔前期、口腔期、咽期和食管期四个时期。咽参与吞咽活动的多个环节。吞咽动作是一种由多块肌肉参与的反射性协同运动。当食物进入咽部，吞咽动作由反射活动来完成，可引起软腭反射性上抬，关闭鼻咽，防止食物进入鼻腔；喉头上升，会厌后倾覆盖喉入口，声门暂时关闭，呼吸暂停，从而隔绝了喉腔与咽部的连通；在咽缩肌的作用下，食物可越过会厌经梨状隐窝进入食道。

（三）防御保护功能

防御保护功能主要通过咽反射来完成。咽部淋巴组织具有重要防御功能。咽黏膜内富有黏液腺和杯状细胞，所分泌的黏液中含有溶菌酶，可吞噬和消灭细菌，具有抑菌和杀菌作用。来自鼻腔、鼻窦和咽鼓管的分泌物可借咽的反射作用吐出。在吞咽或呕吐时，由于反射性地关闭了鼻咽和声门，从而避免食物反流入鼻腔或呛入气管。异物误入咽腔，可引起咽反射以利于异物排出，从而对机体发挥保护作用。

（四）言语形成和共鸣功能

在软腭、口、舌、唇、齿等协同作用下，可发出不同声音构成各种语言。咽腔作为可变的肌性管腔，发音时可改变其形状，起到共鸣的作用，使声音清晰悦耳。

（五）扁桃体的免疫功能

扁桃体为外周免疫器官，在儿童期，其免疫功能尤为活跃。含有 B 细胞、T 细胞、浆细胞及吞噬细胞，并能产生抗链球菌素、干扰素和免疫球蛋白等，具有细胞免疫和体液免疫的功能。腺样体也是免疫器官，但作用较小。3～5 岁时，儿童因接触外界变应原的机会较多，扁桃体显著增大，不应视为病理现象，可能是免疫活动的征象，故儿童期扁桃体肥大视为正常征象。青春期后，扁桃体的免疫活动趋于减退，组织本身也逐渐缩小。

（六）调节中耳气压功能

由于咽部不断进行吞咽动作，咽鼓管经常获得开放机会，使中耳气压与外界气压得以平衡，有利于中耳传音机构的自由振动。

小　　结

本节重点介绍了咽的解剖结构和生理功能。①咽自上而下分为鼻咽、口咽和喉咽三个部分。②鼻咽左右两侧壁有咽鼓管咽口及咽隐窝。若腺样体肥大，可影响鼻通气，或阻塞咽鼓管咽口引起听力减退。扁桃体左右各一，位于舌腭弓和咽腭弓之间的扁桃体窝内，是咽部最大的淋巴组织团，上皮组织向扁桃体实质内陷入形成 6～20 个隐窝，细菌易存留于隐窝而形成感染。3～5 岁时，儿童的扁桃体显著增大，不应视为病理现象，可能是免疫活动的征象，故儿童期扁桃体肥大视为正常征象。青春期后，扁桃体逐渐缩小。③咽主要具有以下功能：呼吸功能、吞咽功能、防御保护功能、言语形成和共鸣功能、扁桃体的免疫功能和调节中耳气压功能等。

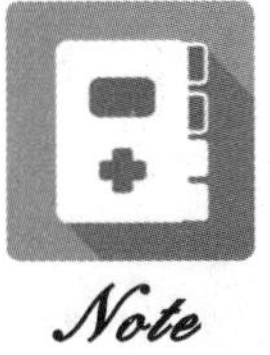

（孙德凤）

第四节　喉的应用解剖生理

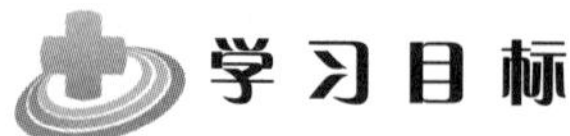

掌握:喉的构成。

熟悉:喉腔的分区。

了解:支配喉的神经的损伤带来的影响。

一、喉的应用解剖

喉位于颈前正中,舌骨之下,上通喉咽,下连气管,相当于第3～6颈椎的高度,男性喉的位置较女性及儿童喉的位置低。喉由软骨、肌肉、韧带、纤维组织和黏膜等组织构成,形如倒锥体的管状器官,其上界为会厌软骨上缘,下方以环状软骨下缘为界(图4-20)。喉是发音器官,又是呼吸的重要通道。

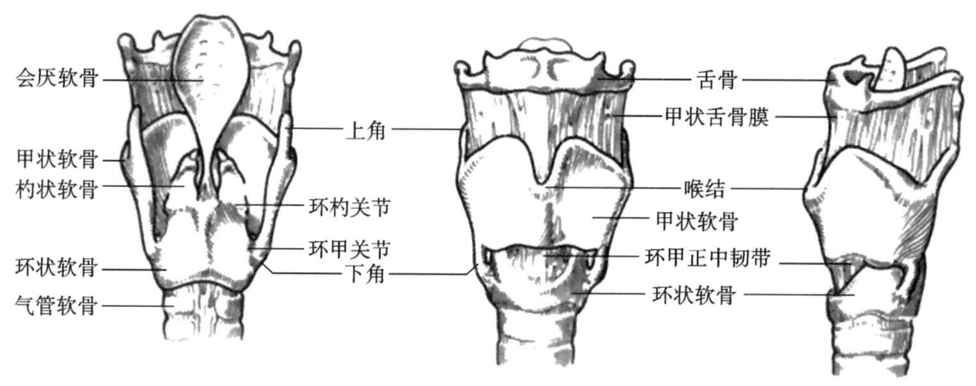

图4-20　喉软骨及连接

(一)喉的软骨

喉由软骨构成支架。喉的软骨共九块。不成对的有三个,分别为会厌软骨、甲状软骨、环状软骨;成对的有三对,分别为杓状软骨、小角软骨和楔状软骨。喉软骨间由纤维韧带连接(图4-21)。

1. 甲状软骨　喉部最大的软骨。由两侧对称的四边形软骨在颈前正中线融合而成,构成喉支架的前壁和大部分侧壁。成年男性切迹处向前突出,称为喉结;女性近似钝角,喉结不明显。两侧甲状软骨板后缘分别向上、下延伸,形成上角和下角,上角较长,下角较短。甲状软骨正中上方呈"V"形切迹,为颈前正中线的标志。

2. 会厌软骨　位于喉的上部,扁平如叶状,上缘游离呈弧形,下端较窄,附着于甲状软骨切迹内面的后下方,表面覆盖黏膜,由后上向前下方倾斜。会厌分舌面与喉面,舌面的黏膜下组织疏松,急性炎症时肿胀明显,可发生呼吸困难。儿童时期会厌软骨呈卷叶状,检查时不易抬起,影响观察喉内结构。成年后,多近于平坦,质较硬。

3. 环状软骨　位于甲状软骨之下,下接气管。环状软骨是喉软骨中唯一呈完整环形的软骨,对保持喉腔通畅十分重要。其前部较窄,称环状软骨弓;后部较宽,称环状软骨板。若因病

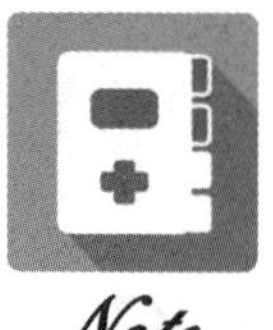
Note

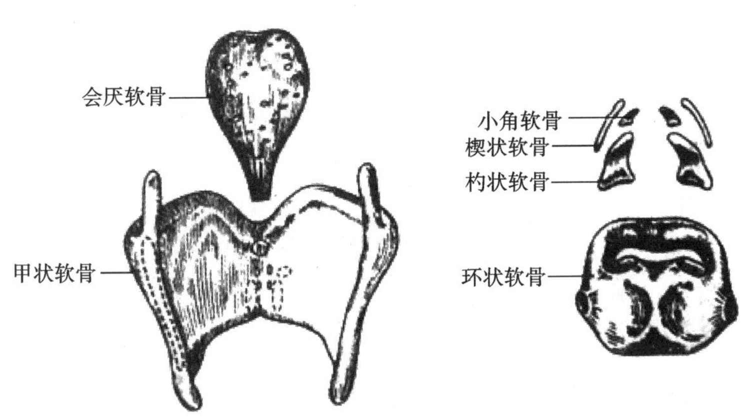

图 4-21　喉的软骨示意图

变或外伤而致环状软骨缺损时，可造成喉狭窄。

4. 杓状软骨　呈三角锥形，左右各一，位于环状软骨板上缘，其底部前端有声带突，外侧为肌突，分别附着声带及喉内肌。杓状软骨与环状软骨构成环杓关节，运动时可使声带内收或外展。

5. 小角软骨　位于杓状软骨尖端的上方。

6. 楔状软骨　位于两侧杓状会厌襞中。

（二）喉肌

喉部肌肉分为喉外肌和喉内肌两组。喉外肌将喉与周围的结构相连接，其作用是使喉固定，并牵拉喉体上升或下降。喉内肌按其功能主要分为以下四组。

1. 使声门张开（声带外展肌）　主要为环杓后肌。该肌收缩时，可使杓状软骨的声带突向外侧转动，使声门裂的后端分开，使声门变大。

2. 使声门关闭（声带内收肌）　包括环杓侧肌和杓肌。这些肌肉的收缩可使两侧杓状软骨互相接近，两侧声带内收而关闭声门。

3. 使声带紧张或松弛　包括有环甲肌和甲杓肌。环甲肌收缩时以环甲关节为支点，使甲状软骨和环状软骨弓接近，将甲杓肌拉紧，致声带紧张度增加。甲杓肌收缩可使声带松弛，而且发音的音调与该肌的紧张度有关。

4. 使会厌活动的肌群（会厌活动肌）　控制喉入口的关闭和开放。包括使喉入口关闭的杓会厌肌和使喉入口开放的甲状会厌肌。

（三）喉腔

喉腔以声带为界分为声门上区、声门区和声门下区（图 4-22）。

1. 声门上区　位于声带上缘以上的喉腔。其前壁为会厌软骨，后壁为杓状软骨，两侧为杓状会厌襞。声带上方与之平行的皱襞为室带，亦称假声带，声带和室带之间呈椭圆形的腔隙为喉室。

2. 声门区　位于两侧声带之间，左右各一，由声韧带、肌肉及黏膜组成。在间接喉镜下声带呈白色带状，游离缘整齐，表面光滑。声带张开时，出现一等腰三角形的裂隙，称声门裂，简称声门，为喉腔最狭窄处。炎症或外伤时易引起声带水肿，影响发声。

3. 声门下区　声带下的喉腔部分，介于声带下缘至环状软骨下缘之间，与气管相连。该腔上小下大。幼儿期此区黏膜下组织疏松，炎症时易发生水肿，常引起喉阻塞。

（四）喉的神经

喉的神经分为喉上神经和喉返神经，两者均为迷走神经的分支。

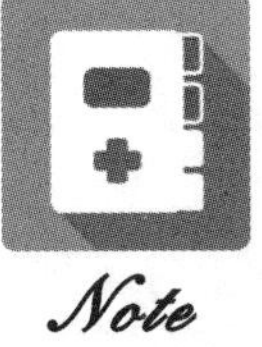

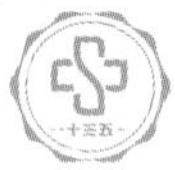

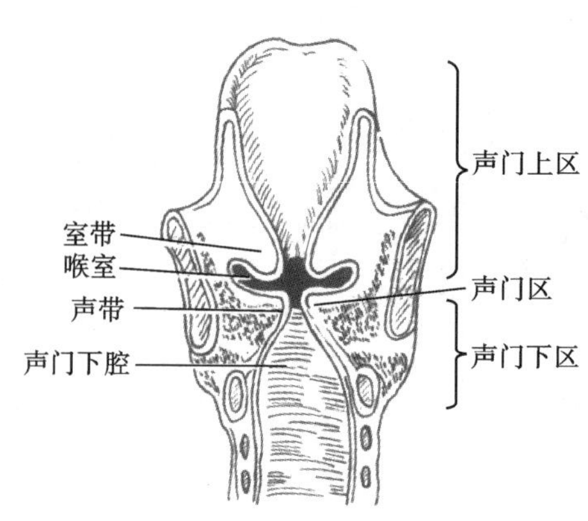

图 4-22　喉腔分区示意图

1. 喉上神经　位于舌骨大角平面，分为内、外两支。内支为感觉神经，其感觉支分布于声门上区黏膜。外支属运动神经，支配环甲肌，维持声带张力。

2. 喉返神经　主要为运动神经，支配除环甲肌以外的喉内诸肌，分左、右两支。左支较右支行程长，故临床上左侧喉返神经受累机会较多。凡在喉返神经的径路上侵犯和压迫神经的各种病变都可以引起声带麻痹或声音嘶哑。

二、喉的生理功能

（一）呼吸功能

喉是下呼吸道的门户，声门裂是呼吸道最狭窄处。声带的内收和外展，可调节声门裂的大小，以调节呼吸气流量，维持正常的呼吸功能。呼吸时声门张开的大小是依据机体的需求，通过中枢神经来调节的。呼气时声门相对变窄，以增加呼吸阻力，利于肺泡内的气体交换。吸气时声门相对增宽，以减少呼吸道阻力，利于吸入空气。

（二）发声功能

发声是一个复杂的过程，与声带振动及咽、口、鼻共鸣作用密切相关。肺部呼出的气流冲击内收的声带，使之振动而发出基音。其音调的高低取决于声带的长度、厚度、紧张度和声带振动的频率。如声带短而薄，张力大，振动频率高，则音调高，反之，则音调低。声音的强度与肺部呼出的气流量和声门下气压成正比，基音经喉腔、咽腔、鼻腔及胸腔的共鸣，并在舌、软腭、牙、唇及颈部的协同作用下，发出不同的声音和语音。

（三）保护功能

喉的杓状会厌襞、室带、声带具有括约肌作用，形成的三道防线对下呼吸道起保护作用。吞咽时，喉上提，会厌向后下倾倒盖住喉入口，以保护下呼吸道，形成第一道防线；两侧室带内收向中线靠拢，形成第二道防线；声带内收，声门闭合，形成第三道防线。在吞咽时，这三道防线同时关闭，食管口开放，食物从梨状隐窝进入食管。喉上部黏膜异常敏感，受刺激时可引起反射性咳嗽，利于痰和异物排出，若有食物进入喉腔或下呼吸道，则会引起剧烈的反射性咳嗽。另外，喉腔对吸入的空气有加温和湿润作用。

（四）屏气功能

屏气时声门紧闭，呼吸暂停，控制膈肌活动，胸部固定，使胸腔和腹腔内的压力增加，以利于完成某些生理功能，如排便、分娩、跳跃、咳嗽、呕吐等。

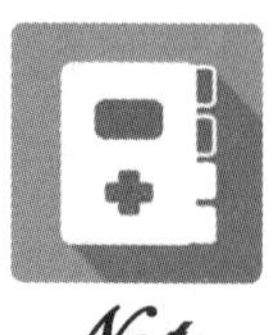

Note

小 结

本节重点介绍了喉的解剖结构和生理功能。①喉的软骨不成对的有三个，分别为会厌软骨、甲状软骨、环状软骨。甲状软骨正中上方呈“V”形切迹，为颈前正中线的标志。若因病变或外伤而致环状软骨缺损时，可造成喉狭窄。②喉上神经内支为感觉神经，其感觉支分布于声门上区黏膜。外支属运动神经，支配环甲肌，维持声带张力。喉返神经主要为运动神经，支配除环甲肌以外的喉内诸肌。临床上左侧喉返神经受累机会较多，喉返神经受病变侵犯和压迫都可以引起声带麻痹或声音嘶哑。③喉的功能主要有呼吸功能、发声功能、保护功能和屏气功能等。

（孙德凤）

第五节 气管及支气管的应用解剖生理

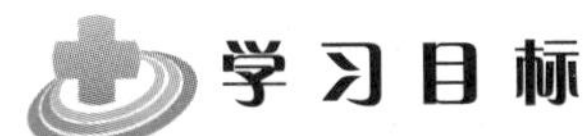

掌握：气管、支气管的解剖结构。
熟悉：左、右主支气管的特点。
了解：气管及支气管的生理功能。

一、气管及支气管的应用解剖

气管由软骨、平滑肌、黏膜及结缔组织构成，始于环状软骨下缘，相当于第6颈椎水平；下端于隆突处分为左、右两主支气管。成年男性气管平均长度约为12 cm，女性约为10 cm。气管腔的左右径略大于前后径，其黏膜层为假复层纤毛柱状上皮，含有杯状细胞，与黏膜下层的腺体共同分泌浆液和黏液。气管由10～20个“C”形透明软骨环构成支架，其软骨环缺口向后。各软骨环间有结缔组织连接。气管后壁由纤维结缔组织和平滑肌构成。

气管上段位于颈部，又称颈段气管，有7～8个软骨环，位置较浅，前面覆有皮肤、筋膜和肌肉等。在第2～4气管环前面有甲状腺峡部越过，进入胸腔后，则位置较深。甲状腺峡部则是临床行气管切开术的重要标志。

气管腔末端偏左有一纵形嵴突，边缘尖锐，为左、右主支气管的分界，称为隆嵴，为支气管镜检查时的重要解剖标志。支气管结构与气管相似，只是分支越细，软骨环数目逐渐减少，且软骨环也更不完整。大约在第5胸椎上缘水平，气管分成左、右两主支气管，分别进入两侧肺门后，继续分支如树枝状。其分支顺序为：①主支气管（一级支气管），进入左、右两肺；②肺叶支气管（二级支气管），分别入各肺叶，左肺两支，右肺三支；③肺段支气管（三级支气管），进入各肺段。

右主支气管较粗且短，长约2.5 cm，与气管纵轴延长线约成25°角，因此异物易落入右主支气管。右主支气管有上、中、下三个肺叶支气管。左主支气管较右侧细而长，其长度约为5 cm，与气管纵轴延长线约成45°角。左主支气管有上、下两个肺叶支气管。颈前毛细血管网较丰富，临床行气管切开位置过低、气管套管的弯度不适、伤口感染、损伤无名动静脉时，可造

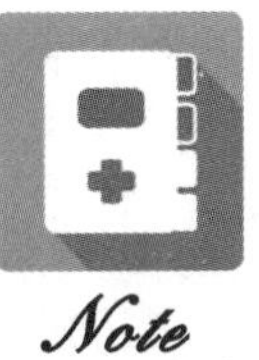

成严重出血。

二、气管及支气管的生理功能

（一）呼吸调节功能

气管、支气管是进行气体交换的主要通道，并有呼吸调节作用。气管、支气管有“C”形软骨作为支架而保持管状，可保证呼吸道通畅。吸气时，气管、支气管扩张，刺激位于管壁平滑肌中的感受器，通过迷走神经传至延髓呼吸中枢，抑制吸气中枢，使吸气转为呼气；呼气时，管腔缩小，对感受器的刺激减弱，减少了对吸气中枢的抑制，故吸气中枢又逐渐处于兴奋状态，如此周而复始。此外，吸气时由于气管、支气管管腔增宽，胸腔扩张，膈肌下降，呼吸道内压力低于外界压力，有利于吸入气体；反之，呼气时呼吸道内压力高于外界压力，气体排出，故气管、支气管是吸入氧气、排出二氧化碳、进行气体交换的主要通道。各管腔有炎症时，管腔变窄，气道阻力增加，二氧化碳分压随之增高，氧分压则降低。

（二）清洁功能

呼吸道的清洁功能主要依靠气管、支气管内纤毛和黏液的协同作用。气管及支气管的黏膜层为假复层纤毛柱状上皮，表面有黏液层。正常情况下气道每天分泌 100～200 mL 黏液，以保持呼吸道黏膜湿润，并维持纤毛的正常活动。在呼吸道内有黏液的情况下，纤毛呈节律性自下而上摆动，向外排出细菌或异物，以净化和保护呼吸道。气管和支气管对吸入的气体可以进一步加湿加温，使进入肺泡时的湿度达到 84％。

（三）免疫功能

呼吸道分泌物中含有与抗感染有关的免疫球蛋白，如 IgA、IgG、IgM、IgE 等。多认为这些免疫球蛋白来自气管、支气管黏膜层内的浆细胞，能发挥免疫功能。呼吸道分泌物中，尚含有溶菌酶和补体，与分泌型 IgA 共同起溶菌作用。

（四）防御性咳嗽反射

气管、支气管黏膜下存在丰富的传入神经末梢，受到机械性或化学性刺激，通过刺激神经末梢，可引起咳嗽反射。咳嗽时先做深吸气，继而关闭声门，并产生强烈的呼气动作，同时肋间肌、腹肌收缩，膈肌上升，胸腔缩小，肺内压、胸腔内压升高，接着声门突然开放，呼吸道内气体急速咳出，同时排出呼吸道内异物或分泌物，维持呼吸道通畅。儿童咳嗽能力较弱，有感染时分泌物容易存留在下呼吸道。

小　结

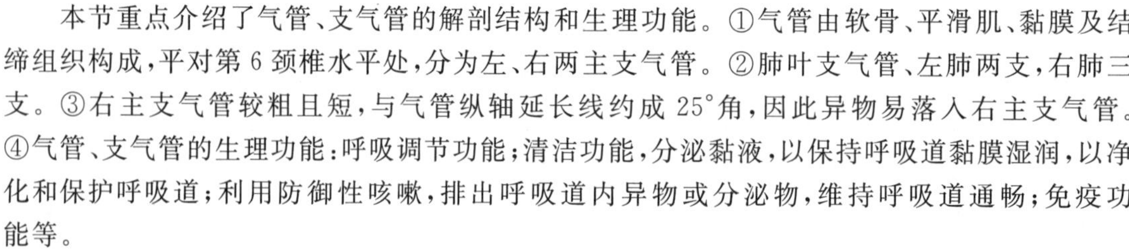

本节重点介绍了气管、支气管的解剖结构和生理功能。①气管由软骨、平滑肌、黏膜及结缔组织构成，平对第 6 颈椎水平处，分为左、右两主支气管。②肺叶支气管、左肺两支，右肺三支。③右主支气管较粗且短，与气管纵轴延长线约成 25°角，因此异物易落入右主支气管。④气管、支气管的生理功能：呼吸调节功能；清洁功能，分泌黏液，以保持呼吸道黏膜湿润，以净化和保护呼吸道；利用防御性咳嗽，排出呼吸道内异物或分泌物，维持呼吸道通畅；免疫功能等。

能力检测 12

（孙德凤）

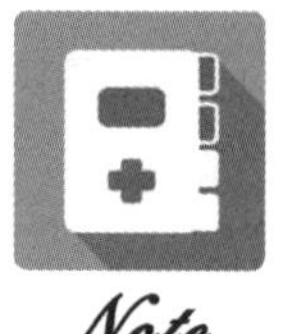

第五章　耳鼻咽喉科病人的护理概述

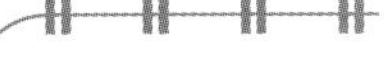

本章 PPT

情景导入

病人，男，22岁，学生，主诉鼻塞、咽痛、声音嘶哑、耳鸣、耳闷1天就诊，3天前感冒后，未及时治疗，影响学习，病人有烦躁情绪。如果你是责任护士。

工作任务：

1. 为该病人进行护理评估。
2. 为该病人做相关检查。
3. 为该病人做出正确的护理诊断。

耳鼻咽喉诸器官具有听觉、平衡、嗅觉、呼吸、吞咽和言语等重要功能，且与免疫防御系统密切相关。一旦患病，病人的生活、工作和学习将受严重影响。耳鼻咽喉科病人的基本特征有：局部症状和体征明显，易产生多种心理障碍；常伴有全身相关性疾病；受外界因素影响比较大。因此，护理耳鼻咽喉科病人时，要结合病人的全身健康状况，以整体护理观念来指导治疗和护理。

第一节　耳鼻咽喉科病人的护理评估

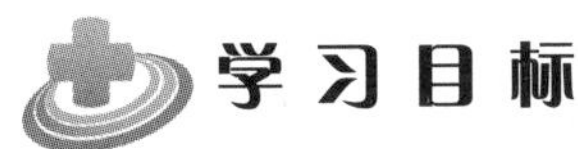

掌握：耳鼻咽喉科病人的护理评估内容，能够初步分析耳鼻咽喉科常见症状。

熟悉：耳鼻咽喉科常用的检查体位、检查方法。

一、健康史

了解病人的健康状况、工作及生活环境、发病经过、诊疗过程等，以全面评估疾病的发生和演变过程。女性应了解生育史及月经史。

1. 既往病史　一些全身性疾病可能成为耳鼻咽喉疾病的发病原因，如血液系统、心血管系统等疾病可引起鼻出血；多种传染性疾病可致感音神经性聋等。某些耳鼻咽喉疾病又可成为全身性疾病的病灶，如扁桃体炎可并发风湿热、心脏病、肾炎等。各器官间的病变及其相邻组织的病变均可互相影响，如上颌牙根尖周围炎可引起上颌窦炎；鼻炎、鼻窦炎可成为中耳炎、咽喉炎的发病因素。

2. 环境与职业　长期在有毒粉尘及毒气环境下工作，容易患鼻炎、咽喉炎；长期生活、工作在噪声环境中可引起噪声性聋；职业性用声者如教师、歌唱家、讲解员等，若发音方法不当，

Note

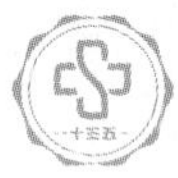

可引起职业性噪声病。

3. 生活习惯 不良的生活习惯可引发耳鼻咽喉疾病。如嗜好烟酒者易患咽喉炎；不正确地擤鼻动作可引起鼻窦炎、中耳炎。

4. 家族史、过敏史 某些耳鼻咽喉疾病的发生与家族史、过敏史有关。如变应性鼻炎病人，可有支气管哮喘、荨麻疹等过敏史。

5. 发病诱因 过度劳累、营养不良及机体抵抗力下降等，可诱发或加重耳鼻咽喉疾病。应了解病人此次患病的经历，有无明显诱因，患病后的诊断和治疗过程。

二、身心状况评估

身体状况的评估侧重于耳、鼻、咽、喉、口腔、面部、头颈结构和功能的异常表现，包括主观症状和客观体征，同时也要重视全身健康状况和心理状况的评估。

（一）耳部常见的症状及体征

1. 耳痛 耳痛系耳内或耳周疼痛，多为炎性疾病所致，约占95%，也可为牵涉性痛或反射性痛，约占5%。按发病机制可将耳痛分为原发性耳痛和继发性耳痛两类。原发性耳痛也称耳源性耳痛，耳部检查有异常发现，常由耳廓、外耳道、中耳等疾病及并发症引起。继发性耳痛一般发生于邻近器官如口腔、咽喉、颞颌关节及颈部，由神经反射和牵涉性耳痛所致。耳痛的性质常呈钝痛、刺痛、抽痛等，导致病人烦躁不安，无法正常学习和生活；儿童耳痛常表现为哭吵不安、摇头、用手搔耳等。

2. 耳漏 又称耳溢液，指外耳道有异常的液体积聚或外流，是耳部疾病的常见症状。耳漏的性质有浆液性、黏液性、脓性、血性、水性、混合性或脑脊液性。浆液性耳漏多见于外耳道湿疹、急性中耳炎的早期；大疱性鼓膜炎大疱破溃后流出的液体呈血性浆液或浆液性；黏液性或脓性耳漏多见于急慢性化脓性中耳炎；血性耳漏多见于外伤、外耳道乳头状瘤、中耳癌、颈静脉体瘤糜烂破溃；混合性和水性耳漏一般见于颞骨骨折伴脑膜损伤，应警惕脑脊液鼻漏的发生。耳道长期流脓且伴有臭味的病人可能不愿与人接触，自信心降低。

3. 耳聋 临床上将不同程度的听力下降称为耳聋。根据病变性质分为器质性和功能性两类；根据发病时间的特点可分为突发性聋、进行性聋和波动性聋；根据病变部位分为传导性聋、感音神经性聋和混合性聋。传导性聋的病变发生在外耳和中耳的传音装置，使声波传入内耳受到阻碍，常见疾病如外耳道闭塞、异物、耵聍栓塞、急慢性中耳炎、鼓室硬化等。感音神经性聋的病变发生在Corti器、听神经或各级听中枢，使声音感觉及神经冲动传导等发生障碍，常见疾病如突发性聋、药物性聋、噪声性聋、老年性聋、听神经瘤等。混合性聋兼有传导性聋和感音神经性聋。听觉是人们语言正常发展和与人交往的重要基础，失去听觉会导致儿童言语功能发育障碍，社交困难，严重影响日常工作和生活，病人易产生焦虑、孤独、恐惧、自卑等各种心理问题。

4. 耳鸣 病人主观感觉耳内或头内有声音，但体外环境中并无相应声源，是听觉功能紊乱所致的常见症状。引起耳鸣的常见原因有外耳道炎、耵聍栓塞、急慢性中耳炎、咽鼓管阻塞、鼓室积液等外耳道、中耳疾病以及梅尼埃病、药物性聋、老年性聋等内耳疾病。传导性聋病人的耳鸣为低音调性，如机器轰鸣，感音神经性聋的耳鸣多为高音调性，如蝉鸣。耳鸣的性质常与病变部位、耳聋程度等有关。耳鸣会使病人烦躁、失眠、头晕、情绪易激动等，而心理障碍又可加重耳鸣，形成恶性循环。

5. 眩晕 自身与周围物体的位置关系发生改变的主观上的错觉，大多由外周前庭病变引起。表现为睁眼时周围物体旋转，闭眼时自身旋转，多伴有耳鸣、听力减退、眼震以及恶心、呕吐、出冷汗等自主神经功能紊乱现象。常见疾病有梅尼埃病、耳毒性药物中毒、迷路炎、脑干或

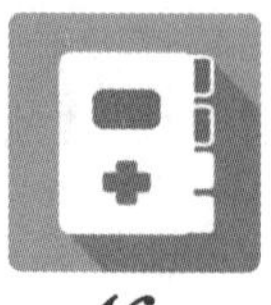

Note

小脑肿瘤、脑部血管疾病等。

6. 耳廓形状异常 多见于先天性耳廓畸形、外伤或耳廓疾病如耳廓化脓性软骨膜炎等。病人因形象有异常可能会产生自卑心理。

7. 耳部常见的体征 ①鼓膜充血多见于大疱性鼓膜炎、急性化脓性中耳炎早期、急性乳突炎等。②鼓膜穿孔多见于鼓膜外伤、急性化脓性中耳炎未得到及时控制、慢性化脓性中耳炎等。③鼓室积液多见于分泌性中耳炎。

(二)鼻部常见的症状及体征

1. 鼻塞 鼻塞是鼻部疾病常见症状之一,由于病因、病变部位和程度的不同,可表现为单侧或双侧鼻塞,持续性、间歇性、交替性或进行性加重。持续性鼻塞多见于鼻内结构异常,如先天性后鼻孔闭锁、鼻中隔偏曲等。间歇性或发作性、交替性鼻塞多见于鼻黏膜炎性反应或血管神经性反应,如感染、变态反应、自主神经紊乱、药物反应、内分泌失调等,此类鼻塞多为双侧。单侧鼻塞进行性加重往往与鼻内或邻近组织新生物有关,如鼻及鼻窦肿瘤、鼻息肉等;双侧鼻塞常由慢性炎症引起的黏膜增生性病变所致。除以上原因外,如鼻腔异物、结石、腺样体肥大及鼻咽部肿瘤等,均可导致鼻塞。

2. 鼻漏 也称鼻溢液,指有液体自鼻腔经前鼻孔或后鼻孔流出,是鼻部疾病常见的症状之一。按其性状可分为水样、黏液性、脓性、血性、脑脊液性等。水样鼻漏多见于变态反应性鼻炎、血管运动性鼻炎和急性鼻炎早期;黏液性鼻漏见于慢性单纯性鼻炎,黏脓性鼻漏见于急性鼻窦炎的恢复期、慢性鼻炎等;脓性鼻漏见于较重的鼻窦炎,有时伴有臭味;血性鼻漏即鼻分泌物中带有血液,见于鼻腔异物、鼻腔结石、溃疡、急性鼻炎、萎缩性鼻炎、鼻部肿瘤及鼻咽部恶性肿瘤的早期等;脑脊液性鼻漏多发生于外伤或手术后,可疑者测定其葡萄糖含量及通过蛋白质定量分析可确诊。

3. 鼻出血 详见第六章(鼻出血病人的护理)。

4. 嗅觉障碍 嗅觉障碍包括嗅觉减退、嗅觉丧失、嗅觉过敏、嗅觉倒错等。最常见的为嗅觉减退和丧失,可因鼻腔或颅内疾病所致。

5. 共鸣障碍 人的共鸣器官有鼻腔、鼻窦、口腔、咽腔、喉腔和胸腔等。因鼻部解剖结构或病理性变异,可产生共鸣障碍。临床主要表现为闭塞性鼻音,即发音气流不能通过两侧鼻腔,仅从口腔发出的声音。常见于伤风感冒、多发性鼻息肉、肥厚性鼻炎、儿童增殖体肥大、先天性鼻后孔闭塞、鼻及鼻咽肿瘤、软腭与咽后粘连等。腭裂、软腭瘫痪者,则出现开放性鼻音。

6. 鼻部常见的体征 ①鼻黏膜充血、肿胀,鼻甲充血、肿大,多见于急慢性鼻炎、鼻窦炎、变应性鼻炎。②鼻黏膜干燥,鼻甲缩小,多见于萎缩性鼻炎。③鼻窦面部投射点红肿和压痛,多见于炎症较重的急性鼻窦炎病人。

(三)咽部常见的症状及体征

1. 咽痛 最常见的咽部症状之一,多由咽部急慢性炎症、溃疡、异物或咽部邻近器官疾病引起,也可以是全身性疾病在咽部的表现。病人常因咽痛而不愿进食。

2. 咽部感觉异常 病人自觉咽部有异物、堵塞、黏附、瘙痒、干燥等异常感觉,病人常用力"吭""喀"或频频吞咽以消除症状。常见的原因有咽部及其周围组织的器质性病变,如慢性咽炎、咽角化症、扁桃体肥大等,也可为神经官能症的一种表现,可间歇性或持续性存在,多与恐惧、焦虑等精神因素有关,也可与内分泌功能紊乱有关。

3. 吞咽困难 大致可分为三种:①功能障碍性:凡导致咽痛的疾病均可引起吞咽困难。②梗阻性:因咽部肿瘤、食管狭窄、肿瘤、扁桃体过度肥大,妨碍食物下行。③麻痹性:因中枢性病变或周围性神经炎引起咽肌麻痹。吞咽严重困难的病人常处于营养不良、饥饿消瘦状态。

4. 打鼾 睡眠时因软腭、腭垂、舌根等处软组织随呼吸气流颤动而产生节律性声音。各

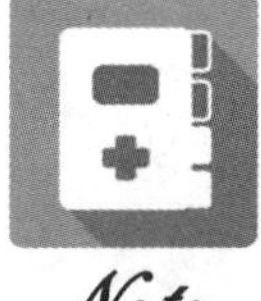
Note

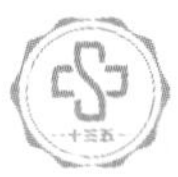

种病变造成的上呼吸道狭窄均可引起打鼾。鼾症病人常有注意力不集中，记忆力减退，工作效率低等表现。

5. 饮食反流 饮食反流是指食物不能顺利通过咽部进入食管而反流到口腔、鼻咽和鼻腔，常见于咽肌瘫痪、咽喉部肿瘤、食管病变及腭裂畸形等。

6. 咽部常见的体征 ①咽部黏膜充血肿胀，咽后壁淋巴滤泡增生，多见于急慢性咽炎、急慢性扁桃体炎、扁桃体周脓肿、咽后脓肿等。②扁桃体肥大：见于急慢性扁桃体炎、扁桃体生理性肥大、扁桃体肿瘤等。临床上常将扁桃体肥大分为三度：一度肥大指扁桃体仍限于扁桃体窝内，二度肥大指扁桃体超出腭咽弓，三度肥大指扁桃体达到或接近中线。③腺样体肥大：见于急性腺样体炎、腺样体肥大等。④鼻咽部隆起或新生物：见于鼻咽纤维血管瘤、鼻咽癌等。

（四）喉部常见的症状及体征

1. 声音嘶哑 声音嘶哑是喉部疾病最常见的症状，表示病变累及声带。引起嘶哑的常见原因主要是声带病变如炎症、息肉、肿瘤以及支配声带运动的神经受损等。

2. 喉鸣 由于喉或气管发生阻塞，病人用力呼吸，气流通过喉或气管狭窄处发出的特殊声音。引起喉鸣的原因有炎症、先天性喉部畸形、喉外伤、异物梗阻、喉部肿瘤、双侧喉返神经麻痹、喉肌痉挛等。

3. 呼吸困难 常见于喉部阻塞性病变者，主要表现为吸气时间延长，吸气时空气不易进入肺内，此时胸腔内负压增加，出现胸骨上窝、锁骨上窝、剑突下以及肋间隙软组织凹陷，临床上称之为“四凹征”。

（五）心理状况

(1) 缺乏必要的保健和预防知识而延误早期诊疗。当病情发展到对生命构成威胁时，病人适应不良，又十分恐惧，严重影响生活质量。

(2) 疾病引起耳聋、嗅觉障碍、声音嘶哑等生理功能异常，或耳鼻分泌物有臭味、耳鼻咽喉器官毁容的病人，可导致社交困难，学习、工作和生活受影响，精神心理受创伤，食欲减退，甚至性格异常，如孤僻、多疑、烦躁等。此时要求护士根据病人不同的病情进行有针对性的护理。

(3) 治疗欠佳的慢性病，如慢性咽喉炎、鼻炎等，病人可产生焦虑或恐癌情绪。

(4) 需要特殊检查或手术治疗的病人，常有紧张、恐惧心理。恶性肿瘤病人则易产生悲观、绝望心理。

三、耳鼻咽喉科护理检查

（一）额镜的使用

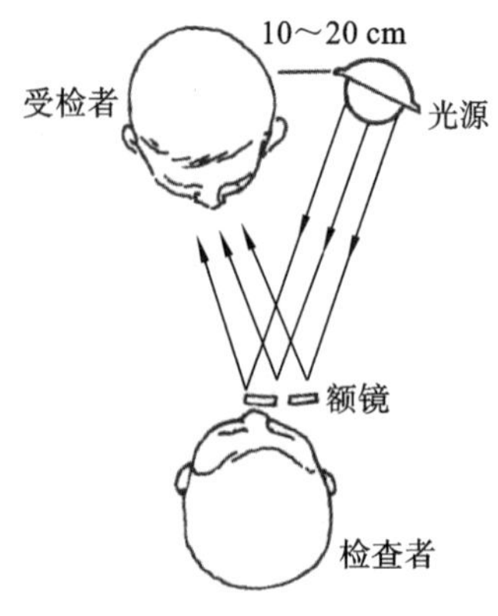

图 5-1 检查者与受检者的位置

额镜镜面是一个能聚光的凹面反光镜，焦距约 25 cm，中央有一小孔供窥视用，镜体借一转动灵活的双球状关节联结于额带上，关节松紧以镜面能灵活转动又不松脱为度。额镜戴于前额正中，使用时将镜面调整到与额面平行位置，中央镜孔应正对检查者的右眼或左眼。先让光源投射到额镜上，再调整镜面，使光线反射聚焦到检查部位，此时检查者视线向正前方通过镜孔，看到反射光束的焦点后再进行检查（图 5-1）。一般检查鼻部时焦点集中于鼻尖部，检查咽喉时焦点集中于悬雍垂，检查耳部时焦点则集中于外耳道口。

使用额镜时的注意事项：①应保持瞳孔、镜孔、反光焦

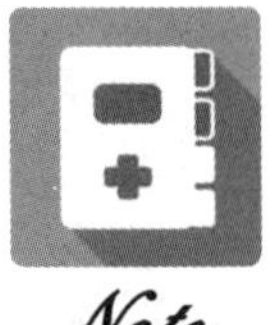

Note

点和检查部位成一条直线，使检查部位明亮清晰。②单眼视，另眼不闭。③检查时姿势端正，不得扭颈、弯腰、迁就光源。④额镜与检查部位宜保持一定距离，不应太近或太远。⑤光源投射方向与额镜距离、额镜反光角度均应仔细调整准确，否则会影响效果。

（二）受检者体位

检查者和受检者相对而坐，并膝相错交，光源放在受检者的左耳或右耳后上方 15 cm 处。受检者正坐，腰靠检查椅背，上身稍前倾，腰直、头正。检查儿童时可让家长怀抱患儿，两膝将患儿腿部夹紧，一手将患儿头部固定于胸前，另一手抱住患儿两上肢和身体。

（三）耳的检查

1. 耳廓及耳周检查法 病人侧坐，受检耳朝向检查者。观察耳廓有无畸形、局限性隆起、增厚及皮肤有无红肿或皲裂，耳周有无红肿、瘘口、瘢痕等。进一步检查耳廓有无牵拉痛，耳屏、乳突区有无压痛，若耳后肿胀应注意有无波动感。

2. 外耳道及鼓膜检查法 成年人可将耳廓向后、上、外牵拉，婴幼儿应向下牵拉耳廓，以便观察外耳道及鼓膜。观察外耳道有无耵聍、异物，皮肤是否红肿，有无疖肿，骨性外耳道后上壁有无塌陷，外耳道内有无分泌物及其相应性状与气味。清除外耳道内的耵聍、异物或分泌物。观察鼓膜的正常解剖标志是否存在，注意鼓膜的色泽、活动度以及有无穿孔及穿孔的部位、大小。

3. 咽鼓管功能检查法 咽鼓管功能障碍与许多中耳疾病的发生、发展及预后有关，检查咽鼓管的目的主要是查明咽鼓管的通气功能。常用的方法有以下几种。

(1) 吞咽试验法：将听诊器两端的橄榄头分别置于受检者和检查者的外耳道口，然后嘱受检者做捏鼻吞咽动作，注意倾听"噗"振动声。亦可借助耳镜直接观察吞咽时鼓膜是否有振动。

(2) 波氏球法：此方法主要用于咽鼓管功能不良的患儿。嘱受检者含一口水，检查者将波氏球前端的橄榄头塞于受检者一侧前鼻孔，捏紧另一侧前鼻孔，于受检者吞咽之际，迅速挤压橡皮球，同时经听诊管倾听鼓膜振动声（图 5-2）。

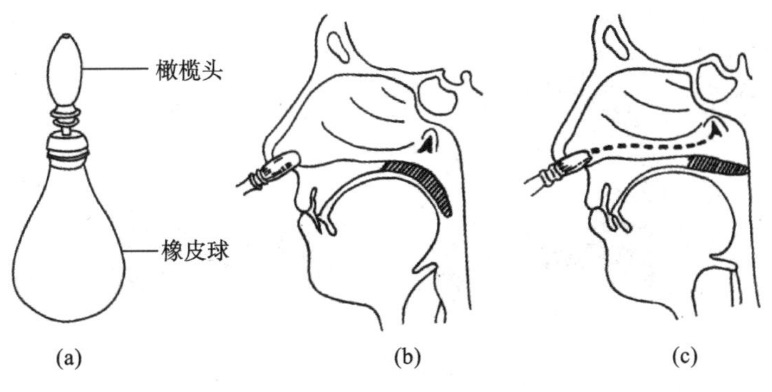

图 5-2 波氏球法

(a)波氏球；(b)橄榄头塞于一侧前鼻孔；(c)吞咽时挤压橡皮球

(3) 导管吹张法：先嘱受检者清除鼻腔及鼻咽部的分泌物，鼻腔以 1%麻黄碱和 1%丁卡因溶液收缩、麻醉。将咽鼓管导管沿鼻底缓缓伸入鼻咽部抵达鼻咽后壁，弯头朝下，再将导管向受检侧旋转 90°并向外缓缓退出，此时导管前端越过咽鼓管圆枕滑入咽鼓管咽口（图 5-3）。然后以左手固定导管，右手将橡皮球固定在导管后端口，吹气数次，同时经听诊管判断咽鼓管是否通畅。

导管吹张法既可用于检查咽鼓管是否通畅，亦可用于咽鼓管功能不良、分泌性中耳炎的治疗，但上呼吸道急性感染，鼻腔或鼻咽部有脓液、溃疡、肿瘤者忌用。

除上述方法外，还可通过鼓室滴药法、咽鼓管造影术、声导抗测试法、咽鼓管纤维内镜检查

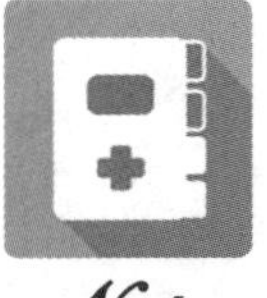

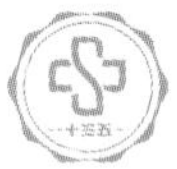

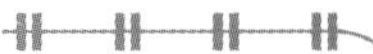

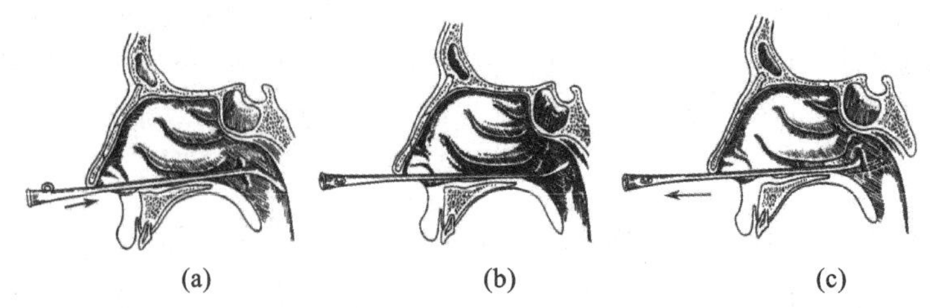

图 5-3　导管吹张法

(a)导管伸入鼻咽部;(b)导管旋转 90°;(c)导管进入咽鼓管咽口

法等方法检查咽鼓管的功能与结构。

4. 听力检查法　临床听力检查法分为主观测听法和客观测听法两大类。主观测听法包括语音检查法、表试法、音叉试验法、言语测听法等。客观测听法有声导抗测试法、电反应测试法以及耳声发射测试法等。其中音叉试验法、纯音听阈测试法、声导抗测试法较为常用。

1) 音叉试验(tuning fork test)　可初步判断耳聋的性质,是门诊常用的主观测试听力的方法,但不能测试听力损伤的程度。常选用 C256 或 C512 的音叉进行检查。检查方法有以下四种。

(1) 林纳试验(Rinne test,RT):骨气导比较试验。将振动的音叉柄端置于受检侧乳突部相当于鼓窦处测试骨导听力,待受检耳听不到音叉声时立即将叉臂置于距受检耳外耳道 1 cm 处测试气导听力,此时若又能听及,说明气导>骨导,记作 RT(+),若不能听及,则先测气导,再测骨导,再次比较骨导与气导的时间,若骨导>气导,记作 RT(-),气导与骨导相等记作(±)。

(2) 韦伯试验(Weber test,WT):比较受检者两耳骨导听力。将振动的音叉柄端紧压颅面中线任何一点,请受检者辨别音叉声偏于何侧(图 5-4)。记录时以"→"示所偏向的侧别,"="示两侧相等。偏向健侧提示感音神经性聋,偏向患侧提示传导性聋。

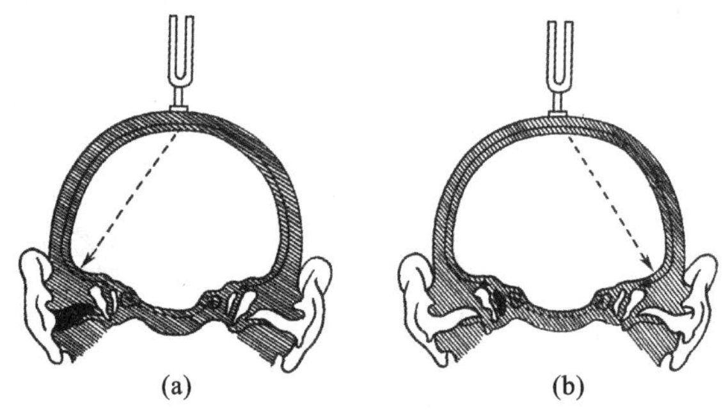

图 5-4　韦伯试验

(a)示韦伯试验偏患侧;(b)示韦伯试验偏健侧

(3) 施瓦巴赫试验(Schwabach test,ST):比较受检者与正常人的骨导听力。如受检耳骨导延长,记作 ST(+),缩短则以 ST(-)表示,ST(±)为两者相似。音叉试验结果比较如表 5-1所示。

表 5-1　音叉试验结果比较

实验方法	正常	传导性聋	感音神经性聋
林纳试验(RT)	(+)	(-)(+)	(+)
韦伯试验(WT)	=	→患耳	→健耳
施瓦巴赫试验(ST)	(±)	(+)	(-)

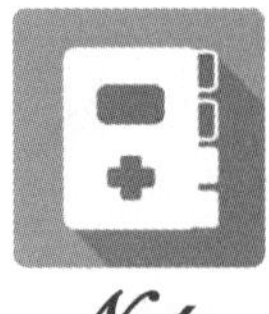

Note

(4) 盖莱试验(Gelle test,GT):用于检查鼓膜完整者镫骨板是否活动。将振动的C256音叉柄底放在鼓窦区,同时用鼓气耳镜向外耳道交替加压和减压,若声音出现强弱波动,即当加压时骨导顿觉减低,减压时恢复,即为阳性,表明镫骨活动正常。若加压、减压声音无变化,则为阴性,为镫骨底板固定征象。

2) 纯音听阈测试　听阈指足以引起某耳听觉的最小声强值。利用纯音听力计产生倍频纯音。检查前应向受检者说明配合方法,并先以听力较好的耳做熟悉试验。纯音听阈包括气导听阈及骨导听阈两种。先检查气导听阈,后检查骨导听阈。检查一般从1000 Hz开始,依次为2000 Hz、3000 Hz、4000 Hz、6000 Hz、8000 Hz、125 Hz、250 Hz、500 Hz,声强级一般以5 dB为一档上下调节。气导测试除应用气导耳机外,还有自由场测听法,主要用于儿童和佩戴助听器受检者的听力测试。如双耳听阈相差较大时应注意掩蔽,避免出现"音影曲线"。将结果记录在测听表上,并绘成曲线,能较准确地判断耳聋的类型、程度,初步判断病变部位,且能记录存档,供前后比较。

3) 声导抗测试　由正压向负压连续调节外耳道压力,测量鼓膜被压入或拉出时声导抗的动态变化,同时用记录仪以压力声顺函数曲线形式记录下来,称为鼓室导抗图。鼓室导抗图可较客观地反映鼓室内的各种病变。声导抗仪主要通过测量鼓膜和听骨链的劲度来反映整个中耳传音系统的声导抗状态。根据这一原理可进行声反射测试,借以判断耳聋的性质、病变的部位,还能对周围性面瘫进行定位诊断及预后判断。还可在人工耳蜗侧给声,检测刺激信号能否到达听神经。

5. 前庭功能检查法　通过一些特殊的测试方法,了解前庭功能状况,并为定位诊断提供依据。由于前庭系统和小脑、脊髓、眼、自主神经系统等具有广泛的联系,因此,前庭功能不仅与耳科疾病有关,与神经内科、神经外科、创伤科及眼科等疾病亦有密切关系。前庭功能检查包括两个主要方面,一是眼震检查,如自发性眼震检查法、位置性眼震检查法、冷热试验、旋转试验和眼震电图描记法等。二是平衡检查,如闭目直立检查法、过指试验、行走试验、姿势描记法、指鼻试验、跟膝胫试验和轮替运动等。

6. 耳部影像学检查法　影像学是耳部疾病重要的检查方法,包括颞骨岩部、乳突部X线,颞骨CT及磁共振成像(MRI)。颞骨X线片有助于了解中耳乳突骨质破坏的部位及范围;颞骨CT能清晰地显示颞骨的细微解剖结构,一般采用轴位和冠状位。MRI具有较高的软组织分辨能力,如脓肿、出血、肿瘤等,可显示小脑脑桥角及大脑颞叶、脑室等部位软组织解剖结构的变化。

(四) 鼻的检查

1. 外鼻检查法　观察外鼻有无畸形,皮肤有无肿胀、缺损,色泽是否正常,触诊有无压痛、增厚、变硬,鼻骨有无骨折、移位及骨擦音。

2. 鼻腔检查法　①鼻前庭检查法:以手指将鼻尖抬起,观察鼻前庭皮肤有无充血、肿胀、皲裂、溃疡、疖肿、隆起及结痂,有无鼻毛脱落等。②前鼻镜检查法(图5-5):左手持前鼻镜,先将前鼻镜的两叶合拢,与鼻底平行伸入鼻前庭,不可越过鼻阈。右手扶持受检者头部,随检查需要变动头位。缓缓张开镜叶,依次检查鼻腔各部。先使受检者头位稍低(第一位置),按由下至上的顺序观察鼻底、下鼻道、下鼻甲、鼻中隔前下部,再使受检者头后仰30°(第二位置),检查中鼻道、中鼻甲、嗅裂和鼻中隔中部,再使受检者头后仰60°(第三位置),观察鼻中隔上部、鼻堤、中鼻甲前端等。注意鼻甲有无充血、贫血、肿胀、肥厚、萎缩,中鼻甲有无息肉样变,各鼻道及鼻底有无分泌物及分泌物的性状,鼻中隔有无偏曲、穿孔、出血、血管曲张、溃疡糜烂或黏膜肥厚,鼻腔内有无新生物、异物等。如下鼻甲肥大,可用1%麻黄碱溶液收缩后再进行检查。检查完毕,取出前鼻镜时勿将镜叶闭拢,以免钳夹鼻毛。③后鼻镜检查法:见间接鼻咽镜检查法。

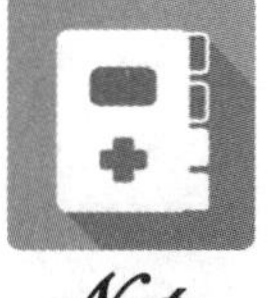

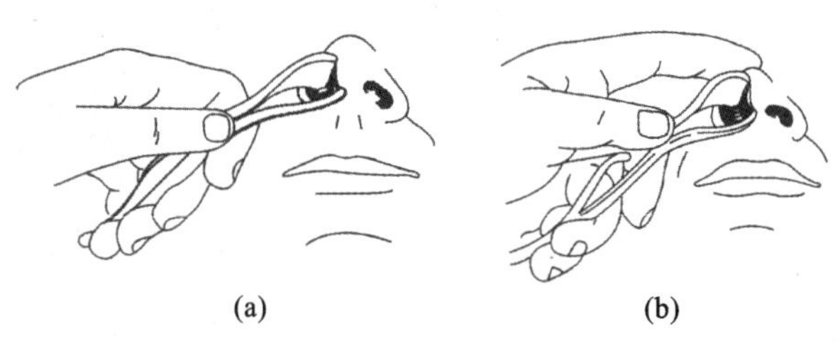

图 5-5　前鼻镜检查法

(a)镜叶伸入鼻前庭;(b)张开镜叶

3. 鼻窦检查法　观察各鼻窦局部皮肤有无红肿、隆起,中鼻道及嗅裂有无分泌物、息肉或新生物,眼球有无移位或运动障碍,局部有无叩痛、压痛,骨质吸收或有破坏者可有乒乓球感或实质性感觉。另外,可行体位引流或上颌窦穿刺冲洗(详见本章第四节)。

4. 鼻腔及鼻内镜检查法　鼻内镜分硬管镜和纤维镜。可清晰地观察鼻腔各部、鼻咽及各鼻窦的开口,还可以在直视下取活组织检查(活检)及凝固止血等。

5. 鼻部影像学检查法　常用方法有鼻窦 X 线、鼻窦 CT、鼻窦 MRI。鼻窦 CT 是鼻内镜手术基本的辅助检查,可采用冠状位或轴位扫描,能清晰显示鼻腔、鼻窦细微的解剖结构,对鼻腔、鼻窦疾病诊断具有重要的临床意义。鼻窦 MRI 对于软组织具有较高的分辨力,对诊断鼻息肉、鼻窦囊肿、肿瘤具有重要的临床意义。

(五)咽的检查

1. 口咽部检查法　用压舌板轻压受检者舌前 2/3 处,嘱受检者发"啊……"音,观察软腭运动情况,检查双侧腭舌弓、腭咽弓、咽侧索及咽后壁,注意咽黏膜有无充血、肿胀、溃疡、假膜、脓苔、干燥和隆起等。同时检查两侧腭扁桃体,注意其大小形态,隐窝内有无分泌物、异物或新生物等。同时还应注意牙、舌、软腭、硬腭等有无异常。部分受检者咽反射较敏感,可先以 1% 丁卡因喷雾在咽部行表面麻醉后再检查。

知识链接 5-1

2. 鼻咽部检查法　间接鼻咽镜检查是最常用的方法。受检者正坐,头略向前倾,张口用鼻平静呼吸,勿使软腭松弛下垂,检查者左手持压舌板,压下舌前 2/3,右手持预温了的间接鼻咽镜,伸入口腔,越过软腭,将镜面置于软腭背面与咽后壁之间,并向上、左、右翻转镜面,通过间接鼻咽镜可观察到软腭背面、后鼻孔区、咽鼓管咽口、咽鼓管圆枕、鼻咽顶部及腺样体,应注意有无充血、粗糙、出血、浸润、溃疡及新生物等。咽反射敏感者可先行咽腔黏膜表面麻醉,然后再行检查。

3. 喉咽部检查法　参见喉部检查相关内容。

(六)喉的检查

1. 喉的外部检查　包括触诊和视诊。首先观察喉体的大小、位置以及是否对称,然后触诊有无肿胀、触痛、畸形,颈部有无淋巴结肿大或皮下气肿等。将喉体向两侧推移,可扪及喉关节摩擦和移动的感觉,患有晚期喉癌的受检者,喉关节受累,此种感觉可以消失。气管切开前应沿喉体向下触摸找到气管软骨环。

2. 间接喉镜检查法　间接喉镜检查是检查喉咽及喉腔最常用的方法。受检者面向检查者端坐,张口将舌尖尽量伸出,检查者用干纱布包裹受检者舌前部,以左手示指支起受检者上唇,拇指和示指夹持受检者舌体向外轻拉,舌尖转向下颌部,右手持预温了的间接喉镜,镜面朝下伸入口咽部,镜背面贴附于悬雍垂,并将悬雍垂向后上方推移,勿触及咽后壁,嘱受检者发"依……"音,镜面左右转动,即可看到喉咽部及喉部(图 5-6)。注意观察舌根、会厌谷、喉咽后壁、喉咽侧壁、会厌舌面及游离缘、杓状软骨及两侧梨状隐窝、会厌喉面、杓状会厌襞、杓间区、室带和声带。检查时应注意喉咽及喉腔黏膜的色泽,观察有无充血、增厚、溃疡、增生或结节、

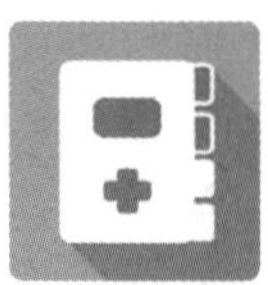

Note

新生物或异物等，同时应观察声带及杓状软骨、杓状会厌襞的活动情况。如受检者咽部反应敏感，需要进行表面麻醉后再检查。

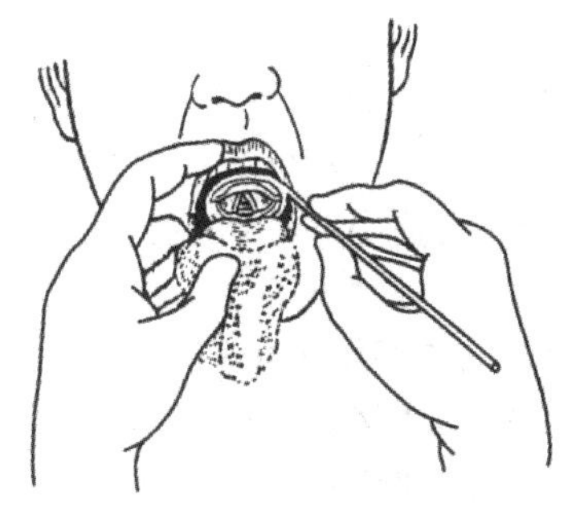

图 5-6 间接喉镜检查法

3. 纤维喉镜检查 适用于间接喉镜检查困难，不易窥清咽、喉部所有结构者。检查前先以1%麻黄碱棉片收缩鼻腔黏膜，以1%丁卡因溶液表面麻醉鼻腔、咽喉黏膜。经鼻腔插入纤维鼻咽镜或纤维喉镜进行检查，同时可取活检或切除细小病变及将异物取出。具有视野清晰、图像放大等优点；导管纤维束柔软，可弯曲，检查舒适，容易发现较隐蔽部位病变（如声门下肿瘤）。较先进的纤维鼻咽镜、纤维喉镜带有摄像装置，可拍摄图片，便于阅读、存档。

小结

本节主要介绍了耳鼻咽喉科病人的护理评估。①通过详细问诊了解病人的健康状况、工作及生活环境、发病经过、诊疗过程等，以全面评估疾病的发生和演变过程。②详细询问病人有无耳痛、耳漏、耳聋、耳鸣、眩晕等耳部不适，有无鼻塞、鼻出血、嗅觉障碍等鼻部不适，有无咽痛、吞咽困难等咽部不适，有无声音嘶哑等；并了解不适出现的时间、部位、性质等。③借助器械如额镜、耳镜、前鼻镜等，检查耳鼻咽喉有无充血、异物、分泌物，扁桃体是否肿大等。④通过咽鼓管吹张等方法检查咽鼓管的功能，通过音叉试验检查听力的变化等。对病人进行整体的护理评估，从而判断病人目前存在哪些问题。

（孙德凤）

第二节 耳鼻咽喉科常用的护理诊断

学习目标

掌握：耳鼻咽喉科病人的主要护理诊断，如疼痛、舒适改变、有感染的危险、潜在并发症，并能准确描述出来。

熟悉：耳鼻咽喉科病人的次要护理诊断。

了解：为耳鼻咽喉科病人做护理诊断的依据。

1. 疼痛 鼻源性头痛、咽喉痛、耳痛等，与外伤、手术、感染、异物、神经反射和肿瘤等有关。

2. 舒适改变 鼻塞、打喷嚏、咽部不适、耳鸣、眩晕等，与炎症、组织肿胀、分泌物潴留、鼻腔填塞等有关。

3. 有感染的危险 与先天性耳前瘘管、咽鼓管功能不良，鼻腔及鼻窦通气引流障碍，慢性病灶存在，耳鼻咽喉科异物或外伤等危险因素有关。

4. 体温过高 与耳鼻咽喉科各种急性炎症及引发的颅内外并发症有关。

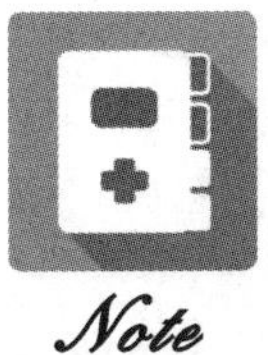

Note

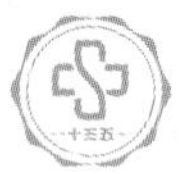

5. 体液不足 与体液丢失过多，如鼻出血或手术出血以及各种原因引起的呕吐；摄入量不足，如因咽痛不愿或不敢吞咽；水分蒸发过多如发热、气管切开等因素有关。

6. 清理呼吸道无效 与鼻腔、鼻窦、咽、喉、气管炎症或异物引起分泌物增多，咳嗽咳痰困难等因素有关。

7. 有窒息的危险 与喉部机械性阻塞及神经肌肉损伤或呼吸道炎症有关。

8. 语言沟通障碍 与鼻阻塞引起闭塞性鼻音或鼻咽腔不能关闭形成开放性鼻音，喉部病变造成声音嘶哑或失声，气管切开或全喉切除术后及各种原因引起的耳聋等因素有关。

9. 吞咽障碍 与炎症导致疼痛或机械梗阻如双侧扁桃体Ⅲ度肥大、肿瘤、异物及鼻饲或气管插管等因素有关。

10. 自我形象紊乱 主要与耳、鼻、咽、喉等器官先天畸形，炎症引起的分泌物过多，破坏性手术如上颌骨截除术、全喉切除术等有关。

11. 感知改变 与鼻部疾病如炎症、外伤、肿瘤等引起的嗅觉改变，各种因素引起的听觉改变及前庭功能障碍有关。

12. 知识缺乏 与缺乏有关耳鼻咽喉科疾病预防、保健、治疗等方面的知识和技能有关。

13. 皮肤完整性受损 与损伤及手术切口有关。

14. 焦虑 与缺乏耳鼻咽喉科疾病的知识和对住院环境不熟悉以及其他社会因素如工作、学习、经济负担等有关。

小　　结

护理诊断是关于个人、家庭、社区对现存的或潜在的健康问题或生命过程反应的一种临床判断，是护士为达到预期结果选择护理措施的基础。耳鼻咽喉科护士对病人进行护理评估，搜集完病情资料后，应明确找出病人身上存在的护理诊断，制订相应护理措施，对病人实施护理。

（孙德凤）

第三节　耳鼻咽喉科护理管理

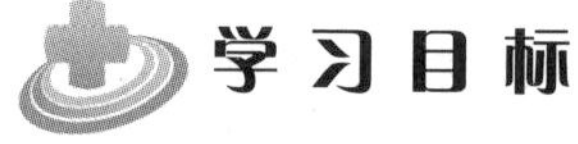

掌握：耳鼻咽喉科门诊诊室护理管理、手术前后一般护理管理。
熟悉：隔音室护理管理、内镜检查室护理管理。
了解：耳鼻咽喉科门诊诊室、隔音室、内镜检查室物品的管理。

一、门诊诊室护理管理

(1) 做好开诊前准备工作。开诊前检查并备齐各种常用检查器械、药品、敷料和办公用品，并按固定位置放好。

(2) 组织病人有序就诊，可根据病人的病情和年龄排序，如遇外伤、鼻出血、呼吸困难、耳源性颅内并发症等急危重症病人应立即安排诊治，并密切配合医生，迅速准备好急救药品和器

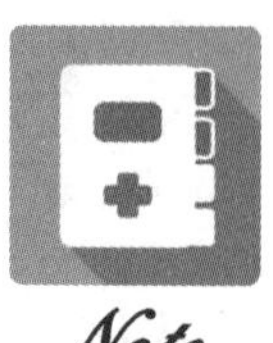

Note

材，共同抢救病人，抢救过程中注意保护病人的隐私；并送危重病人入院或转诊。

(3) 检查婴幼儿时，应协助医生固定其头部。

(4) 遇重度耳聋病人，应酌情采用笔谈，避免喧哗；做好分诊工作，按病情特点，将病人分送给各有专长的医生诊治。

(5) 协助医生做好病情解释和病人的思想工作，指导就医，使其积极配合治疗与护理。按医嘱进行门诊各种检查及诊疗操作，协助医生做好术前准备、术中巡回、术后观察及护理等。

(6) 开展卫生宣教及健康指导，使病人及家属了解耳鼻咽喉科常见病的发病原因、诊疗方法和预后知识，掌握预防保健方法。

(7) 应定期检查门诊急救、麻醉及剧毒药品，抢救用器械设备，以及氧气等是否齐全且功能完好。做好门诊各项登记工作，保管好贵重仪器。

(8) 做好门诊器械的消毒和保养。一般检查器械用过后须及时洗刷干净并擦干，煮沸消毒后再用；对不常用的或精细贵重的器械则应擦油保存。对一次性使用物品，注意按要求分类收集，集中销毁。

(9) 做好卫生安全管理，保持门诊诊室的清洁卫生。下班前搞好卫生，关好门窗，切断电源。

二、隔音室护理管理

(1) 保持隔音室室内整洁，空气清新，注意防潮。

(2) 检查及备好办公用品，如音叉、纯音听力计及声导抗仪测试结果记录单等。按规定定期对纯音听力计和声导抗仪等测听设备进行校准。对耳机或耳塞等部件可用肥皂水清洗，并用75%酒精擦拭。

(3) 测试开始前向受检者解释测试的目的、过程及配合方法。婴幼儿受检者，应结合其年龄及检查目的，选择合适的测试方法或遵医嘱给予镇静剂。

(4) 做好测试准备工作，包括去除受检者的眼镜、头饰、耳环及助听器等，并清洁外耳道，调整耳机位置，以免因外耳道软骨部受压塌陷造成外耳道阻塞，影响测试结果。

(5) 测试过程中应使受检者取舒适坐位，避免说话、吞咽及清鼻等动作，不移动身体，保持安静。

(6) 测试结束后，记录、整理检查结果，并及时送交医生。

三、内镜检查室护理管理

耳鼻咽喉科常用的内镜检查包括耳内镜检查、鼻内镜检查、纤维鼻咽镜检查、纤维喉镜检查、直接喉镜检查、支气管镜检查及食管镜检查等。这些方法现已广泛应用于耳、鼻腔、鼻窦、咽、喉、气管、支气管及食管疾病的诊断和治疗。内镜检查室主要是耳鼻咽喉科病人进行耳内镜检查、鼻内镜检查、纤维鼻咽镜检查及纤维喉镜检查等的检查场所，内镜检查室应有专职技术人员负责管理，并协助医生进行各项检查和治疗操作。内镜有硬管和软管两种，均系贵重精密光学仪器，配有光源及摄像、录像与监视系统，易因各种原因影响使用，故对仪器设备的妥善保管、正确使用和消毒等十分重要。

1. 妥善保管仪器设备

(1) 建立仪器保管档案。妥善保存好仪器设备的各种证件、使用说明书，以备使用和维修时参考，建立保养和维修登记卡。

(2) 制订规范的使用、消毒及保管制度。

(3) 注意防尘、防潮、防霉。保管处宜干燥、阴凉通风，仪器应罩以专用防尘套。

(4) 专柜存放：器材不用时应放回其原装盒内的海绵槽中，并把仪器设备按顺序置于专用

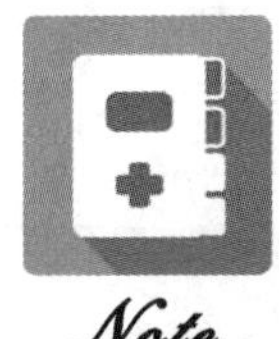

柜内，以便于移动和操作。纤维内镜及光源导线内部系光导纤维，存放时应避免扭曲和过度弯折。光学仪器不得在日光下暴晒，也不能与挥发性或腐蚀性物质一起存放，零部件不得随意拆卸。

(5) 电器及用电器具使用完毕后须将各调节控制钮旋至零位后再关闭电源开关，拔下插头，清洁擦干附件，放回固定位置。

(6) 定期检查、保养，及时维修，保持仪器功能良好。

2. 做好检查前准备

(1) 受检者的准备：检查前应先告知受检者检查的目的、方法、过程和注意事项，嘱受检查进行常规体检及完成必要的辅助检查，以查明有无内镜检查的适应证、禁忌证。术前必须对受检者做详细解释，消除其紧张、恐惧心理，使其能与检查者密切合作。术前遵医嘱用药或禁食。检查过程中嘱受检者全身放松，做深长而有规律的呼吸。

(2) 所需器械的准备：尤其对于容易发生故障的器械，如照明装置、吸引器等更应重点检查，检查器械各部件是否齐全、功能良好。发现损坏和松动的零部件，应及时修配，不可勉强使用。

(3) 检查者在实施内镜检查前应阅读 X 线片、CT 片，详细了解病情，正确选择内镜的种类和大小，同时应熟悉器械的使用方法以及消毒和保养等相关知识。

3. 正确使用仪器设备

(1) 内镜使用前应以无菌盐水冲洗(管腔内尚需用注射器冲洗)，以免残留甲醛或器械消毒液等物质刺激组织。

(2) 术中要严格遵守操作规程，动作应轻柔、细心，进镜时要避免粗暴推进以免损伤黏膜造成出血而影响镜像。

(3) 保持镜面干净和视野清晰，因室温较鼻腔低，镜检时镜面会起雾，可先在镜面涂防雾硅油或不时在消毒盆内温热的蒸馏水中加温；遇有少量出血或有分泌物时应及时抽吸或冲洗干净；镜面沾有血污时应用蒸馏水或者 75%酒精棉球擦净。

(4) 使用器械时要轻拿轻放，持镜要稳，切忌碰撞与摔损，要避免镜面受到擦划损伤。不要过分弯折导光线以免折断导光纤维而造成视像模糊不清。

4. 器械消毒

(1) 检查结束后，用清水将所有器械及其部件冲洗干净(尤其是各种内镜管腔及吸引管等须反复冲洗以保持通畅无阻)，内镜要用脱脂纱布或棉球反复擦拭消除污渍，不能用毛刷刷洗，而对其他器械均需仔细刷洗，尤其是关节、缝隙处要彻底洗净、拭干、涂油。

(2) 各种器械的消毒方法，应根据材料及说明书选择。

5. 其他

(1) 检查室内应备有常用抢救药品，如肾上腺素、地塞米松及氧气等。配备观片灯，以便术中随时参考对照。

(2) 做好卫生安全管理，保持室内整洁，通风良好，空气清新，注意防潮，定期用紫外线消毒室内空气。下班前搞好卫生，关好门窗，切断电源。

四、手术前后一般护理管理

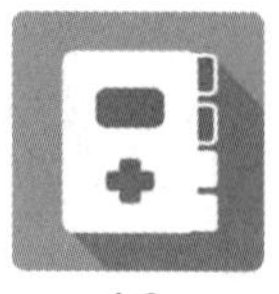
Note

(1) 对病人进行术前心理评估。护士应主动、热情迎接病人入院，手术前全面评估病人的身体状况和心理状况，针对病人对手术存在的焦虑、紧张、恐惧的心理，给予正确疏导，用通俗易懂的语言，耐心地解释疾病及手术治疗的必要性和重要性，向病人讲解手术过程，详细地介绍术前准备、术中配合和术后有关的注意事项等，取得病人和家属的理解、接受与配合。还应经常与病人交流，让病人及家属充分感受到被尊重和爱护，让病人对医护人员产生信任感，建立良好的护患关系，及时发现引起病人情绪或心理变化的诱因，对症实施心理疏导。

(2) 做好术前准备：采集空腹检验标本，做X线检查、CT、MRI，了解病人是否有基础疾病及疾病控制情况等。如手术区皮肤准备、剃须、剪鼻毛或耳毛，鼻腔冲洗、上颌窦穿刺冲洗，给予含漱剂并教会病人含漱方法。手术前一天洗头、沐浴及更换清洁衣裤，遵医嘱术前做药敏试验、用药、术前禁水等。对过度紧张者，护士可给予心理疏导及安慰，必要时遵医嘱给予镇静剂。

(3) 进入手术室前，嘱病人排空大小便，取下义齿、眼镜、手表、首饰等。准备手术需要的物品，如病历、X线片、CT片、MRI片、药品等，并随病人一同带入手术室。

(4) 手术结束，病人回到病房后，根据不同手术和麻醉的要求采取不同的体位，如鼻部手术局部麻醉的病人，一般采取半坐卧位，全身麻醉者完全清醒前取去枕平卧位，头偏向一侧，清醒后采取半坐卧位；耳部手术的病人，一般采取平卧位或健侧卧位，术耳朝上，全身麻醉者按全身麻醉术后护理。

(5) 整理手术文件，了解手术情况。根据病人术前、术后的具体情况及出现不适的原因、严重程度，耐心细致地向病人及家属讲解疼痛出现的原因及出现的症状，并予对症护理；避免不良刺激，缓解不良心理反应，做好针对性的心理疏导，使病人及家属树立战胜疾病的信心，积极配合医护工作；做好访客管理，保持病室安静，室内保持适宜的温湿度，经常通风换气，保证病人有足够的休息和睡眠时间。

(6) 根据手术的情况，按分级护理要求，定时监测病人的体温、脉搏、呼吸、血压；按时巡视病人，密切观察病情变化，观察伤口有无出血、渗液、敷料脱落以及局部红、肿、热、痛等征象，如有呕吐、出血、呼吸困难等异常情况，应及时和医生联系并协助医生做适当处理。嘱病人尽量避免打喷嚏及咳嗽，可张口深呼吸以抑制。

(7) 必要时遵医嘱给予滴鼻剂滴鼻、喉片含服、含漱剂含漱等，做好口腔护理，预防感染。气管切开病人应按气管切开术后护理，保持气管套管通畅，成年人一般每4～6 h清洁消毒一次，消毒时动作幅度不宜过大，避免脱管。教会病人或家属套管使用方法，不可随意将套管取出。

(8) 及时、认真执行各项术后医嘱，观察病情变化及治疗情况，出现异常，及时报告医生，配合医生进行各项诊疗。

(9) 做好术后健康指导，如扁桃体手术后如无出血，局部麻醉的病人术后2 h、全身麻醉的病人清醒后3 h可进冷流质食物，次日改为半流质饮食，2周内忌吃硬食、辛辣粗糙的食物，以免刺激、损伤伤口。术后第2天开始鼓励病人多漱口、多进食，防止伤口粘连、瘢痕挛缩、后遗咽异感症等；给予止痛对症治疗并观察白膜生长及脱落情况。口腔伤口完全愈合前不刷患侧牙。术后非制动病人应早期下床活动，以促进康复，预防肺部并发症和压疮。

(10) 根据病人情况做好疾病的出院指导及健康教育。

小　结

本节重点介绍了耳鼻咽喉科护理管理，包含门诊诊室护理管理、隔音室护理管理、手术前后一般护理管理、内镜检查室护理管理这四个方面。护士应认真做好本科护理管理，这是为病人提供高质量医疗服务的保障。

（孙德凤）

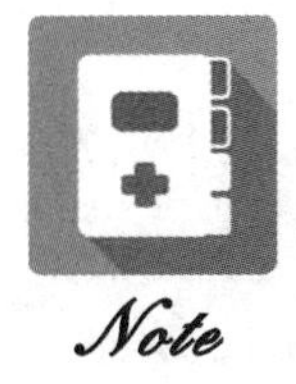

第四节　耳鼻咽喉科常用护理技术操作

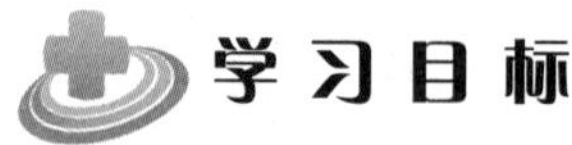

掌握：耳鼻咽喉科常用护理技术的操作步骤及注意事项。

熟悉：鼓膜穿刺操作步骤，上颌窦穿刺操作步骤。

一、外耳道清洁法

（一）目的

外耳道清洁法的目的是冲出外耳道异物，清洁病人耳内的分泌物、脓液、耵聍，为耳部检查及治疗做准备。

（二）用物准备

弯盘、卷棉子、纱布、耳镜、额镜、耵聍钩、膝状镊及3%过氧化氢溶液、消毒剂等。

（三）操作步骤

(1) 操作者严格洗手，查对病人，向病人解释操作目的和方法，取得其配合。

(2) 病人取坐位，操作者左手向后上方牵拉病人耳廓(儿童向后下方)，整块耵聍用膝状镊或耵聍钩轻轻取出，耵聍碎屑用卷棉子清除。外耳道内的分泌物用蘸有3%过氧化氢溶液的耳用卷棉子清洗，然后用干棉签拭净。

(3) 用纱布擦干耳廓，在额镜下检查外耳道内是否清洁，如有残留耵聍，可再次清除至干净为止。

（四）注意事项

(1) 整个操作应在明视下进行，动作应轻柔，不可损伤外耳道皮肤和鼓膜。

(2) 对不配合的儿童应由家长或护士协助固定。

(3) 若耵聍未软化，可用耵聍钩钩出，或嘱病人再滴3%的碳酸氢钠溶液2～3天后再取出，保持外耳道清洁。

(4) 操作过程中，注意冲洗液的温度应适宜。病人出现头晕、恶心、呕吐或突然耳部疼痛，应立即停止操作，必要时请医生共同处理。

(5) 有急慢性化脓性中耳炎鼓膜穿孔者禁忌冲洗。

二、外耳道滴药法

（一）目的

外耳道滴药法的目的是软化耵聍和外耳道炎、中耳炎的局部用药。

（二）用物准备

滴耳液、消毒干棉球。

（三）操作步骤

(1) 操作者严格洗手，查对病人，向病人解释操作目的和方法，取得其配合。

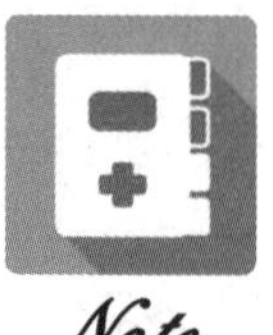

(2) 病人取侧卧位或坐位，头偏向健侧，患耳朝上。

(3) 操作者向后上方牵拉病人耳廓，儿童向后下方，充分暴露耳道，将药液滴入耳底部3～5滴，轻压耳屏数下，并保持原位5 min。

(4) 外耳道口塞入消毒干棉球，以免药液流出。

(四) 注意事项

(1) 操作前必须洗手，避免交叉感染，有脓液者需先清除脓液，药瓶口防止污染。

(2) 药液温度应与体温相近，不宜太热、太凉，以免刺激迷路神经，引起眩晕、恶心、呕吐等不适感。

(3) 对于高血压及高龄病人，只能取肩下垫枕位。提前告知滴药量，防止病人出现不适，引起不安情绪。

三、鼓膜穿刺抽液法

(一) 目的

(1) 抽出鼓室内积液，减轻耳闷感，提高听力。

(2) 用于诊断和治疗中耳积液或鼓室内给药。

(二) 用物准备

酒精棉球、耳镜、无菌棉球、1 mL 或 2 mL 注射器、斜面较短的7号针头、额镜、耳镜、2%丁卡因溶液。

(三) 操作步骤

(1) 操作者向病人解释操作目的及方法，取得病人配合。

(2) 病人取侧坐位，患耳朝上。

(3) 清洁、消毒耳周及外耳道皮肤，以2%丁卡因溶液行鼓膜表面麻醉。

(4) 操作者左手固定耳镜，右手持穿刺针沿耳镜底壁缓慢进入外耳道，刺入鼓膜紧张部的前下象限或后下象限，一手固定针筒，一手抽吸积液(图5-7)。

(5) 抽吸完毕后，缓慢将针头拔出，退出外耳道，用酒精棉球塞于外耳道口。

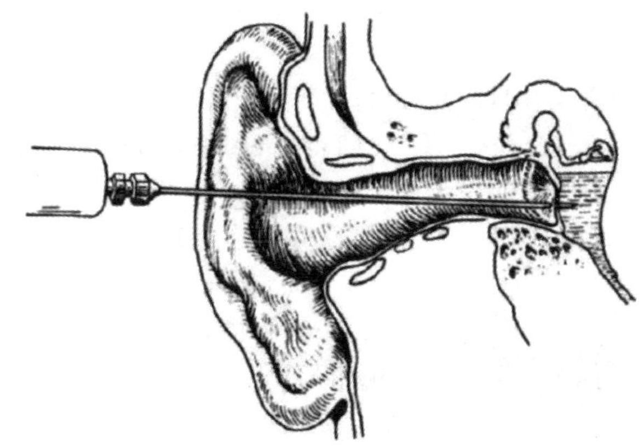

图5-7 鼓膜穿刺抽液法示意图

(四) 注意事项

(1) 操作时应固定病人头部，勿摆动，以免损伤中耳及其他部位。

(2) 滴耳液的温度应适宜。

(3) 严格执行无菌操作，以防细菌感染，刺入鼓膜的深度不宜过深，位置在最低部位，以便

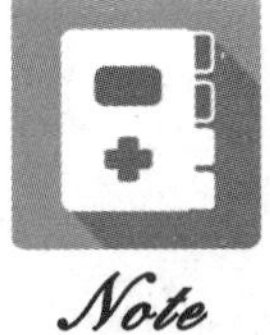

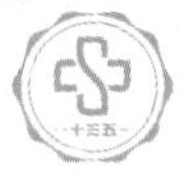

抽尽积液。

(4) 指导病人两天后将棉球自行取出，一周内勿洗头，以免脏水进入外耳道。

四、剪鼻毛法

(一) 目的

剪鼻毛是鼻腔手术前准备，目的是保持术区清洁，防止术区感染，使术野清晰。

(二) 用物准备

灭菌小剪刀、棉签、金霉素软膏、额镜。

(三) 操作步骤

(1) 操作者向病人解释操作目的及方法，取得病人配合。

(2) 嘱病人擤净鼻涕，取坐位，头后仰并固定头部。

(3) 将金霉素软膏用棉签均匀涂于剪刀两叶。

(4) 操作者戴额镜检查病人鼻腔情况，清洁鼻腔。

(5) 用左手拇指将鼻尖向上推，右手持剪刀贴住鼻毛根部，将鼻前庭鼻毛剪净。

(6) 用棉签清洁鼻腔，检查有无残留。

(四) 注意事项

(1) 剪鼻毛时，动作应轻柔，勿损伤鼻黏膜。

(2) 儿童及不配合者、鼻内有肿物者不宜剪鼻毛。

五、鼻腔滴药法

(一) 目的

(1) 用于检查或治疗鼻腔、鼻窦手术后用药。

(2) 收缩或湿润鼻腔黏膜，改善鼻腔黏膜情况，达到引流、消炎、通气的作用。

(二) 用物准备

滴鼻药、棉签或纸巾。

(三) 操作步骤

(1) 操作者向病人解释操作目的及方法，取得病人配合。

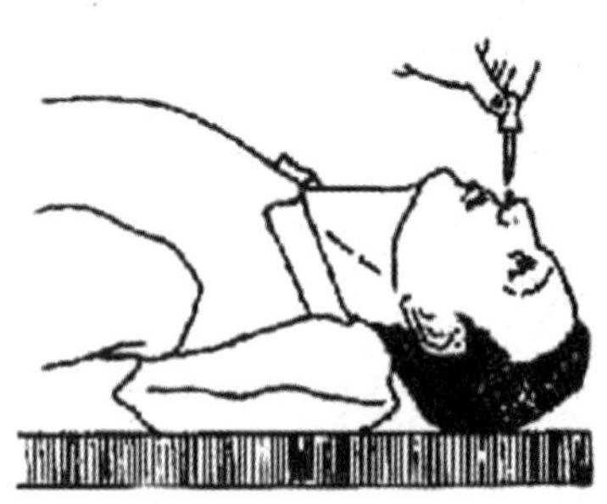

图 5-8　鼻腔滴药法体位示意图

(2) 病人擤净鼻涕，解开领口，取头仰卧位，肩下垫枕或头伸出床沿下垂(图 5-8)。

(3) 用蘸有生理盐水的棉签清理鼻腔，检查鼻腔情况。

(4) 左手轻推病人鼻尖，以充分暴露鼻腔，右手持滴鼻药药瓶距病人鼻孔约 2 cm 处，轻滴药液 3～5 滴。

(5) 轻捏鼻翼，使药液均匀分布于鼻腔黏膜。

(6) 保持原位约 5 min 后病人方能坐起，或行患侧卧位，使药液能进入患侧的前组鼻窦内。

(四) 注意事项

(1) 操作前要洗手，避免交叉感染，要认真查对药液。

(2) 对于高血压及高龄病人，只能取肩下垫枕位。采取正确体位，防止药液进入咽部引起不适。

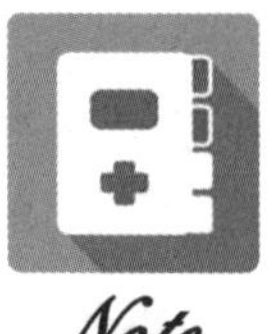

Note

六、鼻腔冲洗法

（一）目的

（1）清洁鼻腔，湿润黏膜，减轻臭味，促进黏膜功能恢复。

（2）用于鼻腔鼻窦手术后清痂、引流消肿、止血、收敛、防止术腔粘连。

（二）用物准备

一次性鼻腔冲洗器、脸盆、纱布、500～1000 mL 温生理盐水。

（三）操作步骤

（1）操作者向病人解释操作目的及方法，取得病人配合。

（2）将生理盐水置于一次性鼻腔冲洗器内，距病人头部 50 cm 处。

（3）病人取坐位，稍低头，张口呼吸，下接面盆。

（4）将鼻腔冲洗器橄榄头一端塞入患侧前鼻孔内，挤压冲洗器的负压球，进行鼻腔冲洗。一侧鼻腔冲洗后可按此法冲洗对侧鼻腔。

（5）冲洗完用清水把鼻腔冲洗器洗干净，风干备用。

（四）注意事项

（1）有鼻腔上呼吸道急性炎症及中耳急性感染者不易冲洗。

（2）冲洗时压力不要过大，否则会将分泌物冲入咽鼓管，导致中耳炎。

（3）冲洗时不宜做吞咽动作。

（4）冲洗时勿讲话，以免发生呛咳；冲洗液温度适宜，应教会病人自行冲洗。

七、上颌窦穿刺冲洗法

（一）目的

上颌窦穿刺冲洗法用于治疗和诊断上颌窦疾患。

（二）用物准备

前鼻镜、棉签或卷棉子、上颌窦穿刺针、橡皮管及接头、20～50 mL 注射器、治疗碗及弯盘、1%麻黄碱溶液、500～1000 mL 温生理盐水、1%丁卡因棉片及治疗药物。

（三）操作步骤

（1）病人取坐位，先用1%麻黄碱溶液收缩下鼻甲和中鼻道黏膜，1%丁卡因棉片置于下鼻道外侧壁表面麻醉 5～10 min。

（2）操作者右手持带针芯的穿刺针，针头斜面朝向鼻中隔一侧，经前鼻孔伸入下鼻道，于距下鼻甲前端 1～1.5 cm 下鼻甲附着处的鼻腔外侧壁，向同侧耳廓上缘方向用力刺入上颌窦内侧壁，穿刺针进入窦腔后有落空感。然后拔出针芯，用注射器回抽，若有空气或脓液吸出，证明针已进入窦内（图 5-9）。

（3）接上带橡皮管的玻璃接头，嘱病人头向前倾，偏向健侧，张口呼吸，手持弯盘接污物。以温生理盐水连续冲洗，直至将脓液洗净为止。如为双侧上颌窦炎可用同法冲洗对侧。

（4）冲洗结束后可注入抗生素和激素，指导病人头偏向患侧 3 min。拔出穿刺针，用棉片压迫穿刺部位止血。记录冲洗结果。

（四）注意事项

（1）适用于 8 岁以上儿童及成年人。

（2）患有高血压、冠心病、血液病及急性炎症期病人严禁穿刺。

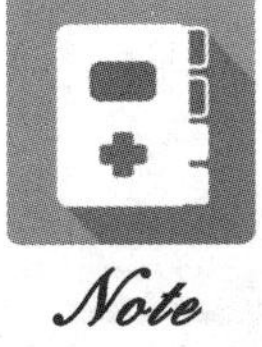

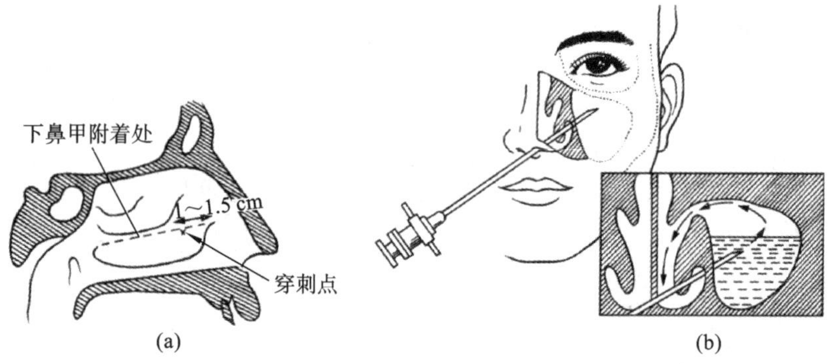

图 5-9 上颌窦穿刺冲洗法示意图

(a)穿刺部位;(b)穿刺针的位置及冲洗液流向示意图

(3) 进针部位、方向要准确,用力适中以免刺入邻近器官组织;上颌窦内不宜注入空气,以免发生气栓。

(4) 如冲洗不畅,不应勉强冲洗,应改变进针部位、方向及深度,并收缩中鼻道黏膜,如仍有阻力,应停止冲洗。

(5) 穿刺过程中若发生昏厥等意外情况应停止穿刺,去枕平卧,密切观察生命体征,根据病人情况,给予必要的处理;冲洗时应密切观察病人眼球和面颊部,若病人出现眶内痛或面颊肿则应立即停止冲洗。

(6) 穿刺后嘱病人在治疗室休息片刻,若出血不止,可用 0.1%肾上腺素棉片紧贴下鼻道止血。

八、鼻窦负压置换疗法

(一) 目的

鼻窦负压置换疗法的目的是利用吸引器吸出鼻腔及窦腔内分泌物,使窦腔内形成负压,将药液引入鼻窦,用于治疗慢性化脓性全组鼻窦炎。

(二) 用物准备

带橡皮橄榄头或波氏球的吸引器、换药碗、生理盐水、1%麻黄碱溶液及其他治疗药物,如抗生素、糖皮质激素等。

(三) 操作步骤

(1) 嘱病人擤净鼻涕,先用 1%麻黄碱溶液收缩鼻黏膜,以利窦口开放。

(2) 病人取仰卧位,肩下垫枕,使下颌颏部与外耳道垂直。

(3) 将治疗的药物滴入鼻腔,将与吸引器相连的橄榄头或预先已排气的波氏球塞入治疗侧前鼻孔,用手指压紧另一侧鼻孔,并令病人均匀发“开、开、开”的声音,同步开动吸引器或放松波氏球。每次持续 1~2 s,重复 6~8 次(图 5-10)。

(4) 同法处理对侧鼻腔。

(5) 治疗完毕后,嘱病人休息 1~2 min 后再下床活动。

(四) 注意事项

(1) 负压吸引器的压力不宜过大(压力一般为 20~24 kPa);负压吸引时间不宜过长,以免出现鼻出血等症状。

(2) 常用于慢性鼻窦炎不伴鼻息肉病人。有急性鼻炎、急性鼻窦炎、鼻出血、鼻部手术后伤口未愈、高血压病人等不宜使用。

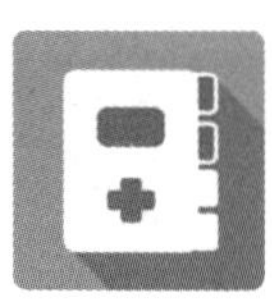
Note

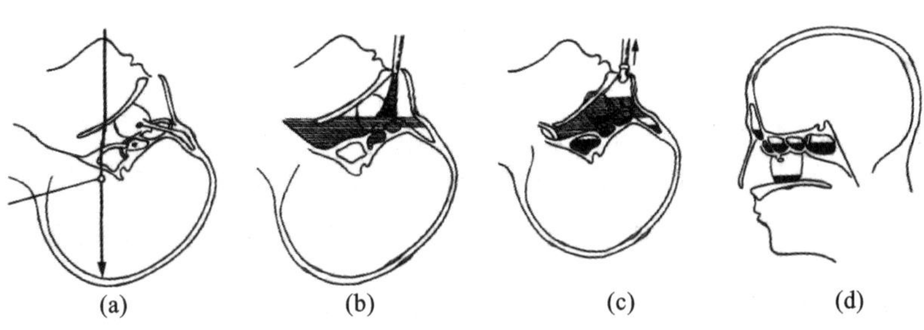

图 5-10 鼻窦负压置换疗法示意图

(a)体位:肩下垫枕仰卧位;(b)滴药;(c)负压;(d)恢复体位

九、咽部涂药法

(一) 目的

咽部涂药法是用于治疗各种类型的咽炎、咽部溃疡、黏膜损伤,以及咽部表面麻醉。

(二) 用物准备

额镜、压舌板、咽喉卷棉子及各种治疗药物。

(三) 操作步骤

(1) 操作者向病人解释操作目的及方法,取得病人配合。

(2) 病人取坐位,张口,用口呼吸,使舌部和腭部完全放松。

(3) 操作者左手持压舌板轻轻压低舌背或舌前 2/3,充分暴露口咽部,右手持卷棉子蘸上药液,直接涂于咽部黏膜病变处。

(四) 注意事项

(1) 棉签上的棉花必须缠紧,避免涂药时脱落,导致咽喉部异物。

(2) 棉签上所蘸药液不宜过多,涂药范围不宜过大,以免损伤正常组织。

(3) 长期或需反复用药者应教会病人及家属在家里自行涂药。

十、咽喉喷药法

(一) 目的

咽喉喷药法的目的是使药液直达咽喉黏膜,用以治疗局部的病变,如内镜检查前喷表面麻醉药。

(二) 用物准备

喷雾器、1%丁卡因溶液、75%酒精溶液、纱布缸。

(三) 操作步骤

(1) 操作者向病人解释操作方法及目的,取得病人配合。

(2) 备齐物品放置治疗车上,病人取坐位。

(3) 口咽部喷药,用 75%酒精溶液擦拭喷雾器头,嘱病人将舌尖抵住上腭,露出口底,将麻醉药液喷入舌下,喷药 2～3 次,嘱病人闭口休息,观察 15～20 min。嘱病人将舌自然平放口底并张口发“啊……”音,自上而下对准悬雍垂、软腭、咽喉壁、舌根,反复喷药 3～4 次,每次 3～4 喷。

(4) 喉部喷药:口咽部喷药 2～3 次后,嘱病人伸舌并用纱布将舌前 1/3 包裹好将舌拉出,口尽量张大并做深呼吸,将喷雾器头弯折向下对准喉部,趁病人深吸气时将药液喷入,每次

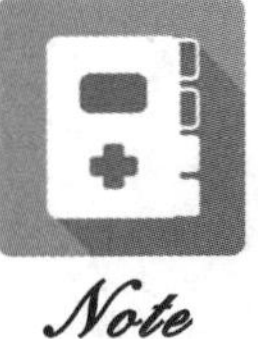

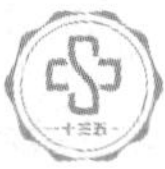

3～4喷。声带息肉摘除或支气管镜检查时需加咽部和喉部滴药。

（四）注意事项

(1) 3岁以下幼儿禁用，5岁以下及不配合儿童一般不用或慎用。

(2) 嘱病人每次喷入的药液均不能咽下，含服3～4 min后再吐出。

(3) 喷药前应先将咽喉分泌物或残余药液吐出，以利新喷入的药液与黏膜直接接触。

十一、雾化吸入法

（一）目的

雾化吸入法的目的是治疗急、慢性咽炎，喉炎，气管、支气管炎等。

（二）用物准备

超声雾化器或氧气筒及氧气装备、注射器、清洁纱布和各种治疗药物等。

（三）操作步骤

(1) 操作者向病人解释操作目的及方法，取得病人的配合。

(2) 用清洁纱布或一次性棉片包住雾化器开口的上端。

(3) 打开氧气或超声雾化器开关，调节好压力，将橡皮管与雾化器连接。

(4) 病人取坐位，嘱病人将雾化器开口处放入口腔深部，用示指堵住雾化器排气孔，使气体与药液混合成极细小的气雾从喷口处喷出。嘱病人慢慢呼吸，吸气时间稍长，使带药的气雾进入喉及气管内。

(5) 吸入完毕，关闭开关，消毒处理。

（四）注意事项

(1) 治疗前，先检查一次性雾化器是否完好。

(2) 氧气压力不可过高或过低，氧流量为4～6 L/min。

(3) 声带充血或水肿病人吸入后，嘱病人禁食刺激性食物及禁烟、酒并休声，以提高治疗效果。

小　　结

能力检测13

本节重点介绍了耳鼻咽喉科常用的护理技术操作。重点要求护理人员掌握耳鼻咽喉科常用护理技术操作，做好与病人的沟通，操作准确、轻柔、规范，为病人详细讲解操作中的注意事项，关心病人，取得病人配合。

（孙德凤）

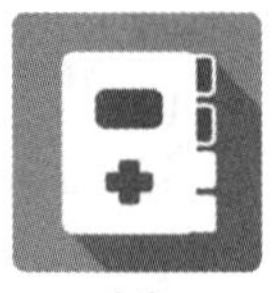

Note

第六章　耳鼻咽喉科常见疾病病人的护理

第一节　耳科病人的护理

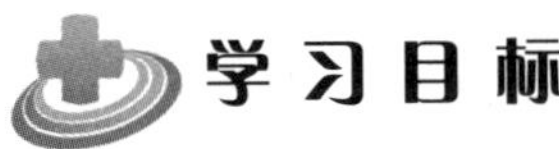

掌握：分泌性中耳炎病人、急性化脓性中耳炎病人、慢性化脓性中耳炎病人、特发性耳聋病人的护理措施。掌握慢性化脓性中耳炎病人的护理评估。

熟悉：分泌性中耳炎病人、急性化脓性中耳炎病人、特发性耳聋病人的护理评估。外耳道炎、耳源性并发症的护理评估和护理措施。

了解：梅尼埃病病人的护理评估和护理措施。

情景导入

病人，女，45岁。左耳剧烈疼痛1天。病人于就诊前3天掏耳朵不慎损伤左耳，左耳开始疼痛，疼痛不甚，未就医，1天前出现剧烈疼痛，无发热、畏寒，无急性卡他症状，无中耳炎病史。检查：左耳廓向后上方牵拉时疼痛，外耳门向内延伸1.5 cm的软骨部处见淡红色半圆形肿物，用棉签触碰，病人疼痛明显。如果你是责任护士。

工作任务：

1. 为该病人做出初步诊断。
2. 为该病人做出正确的护理措施。

一、外耳道炎病人的护理

【概述】

外耳道炎可分为两类，一类为局限性外耳道炎，又称外耳道疖；另一类为弥漫性外耳道炎。外耳道疖是外耳道皮肤毛囊或皮脂腺的局限性化脓性炎症，糖尿病和身体衰弱者易患本病，病原菌主要是葡萄球菌。弥漫性外耳道炎是外耳道的弥漫性炎症，分为急性弥漫性外耳道炎和慢性弥漫性外耳道炎，常见致病菌为金黄色葡萄球菌、链球菌、绿脓杆菌和变形杆菌等，挖耳或异物损伤、药物刺激、化脓性中耳炎的脓液或游泳、洗澡等均为诱因。

【护理评估】

1. 健康史　询问病人是否有糖尿病、化脓性中耳炎、挖耳或异物损伤、药物刺激、游泳、洗澡等诱因。

Note

2. 身体状况

(1) 弥漫性外耳道炎:急性者表现为耳痛、灼热,可流出分泌物。检查有耳廓牵拉痛及耳屏压痛,外耳道皮肤弥漫性红肿,外耳道壁上可积聚分泌物,外耳道腔变窄,耳周淋巴结肿大、压痛。慢性者表现为耳发痒,少量渗出物,外耳道皮肤增厚、皲裂、脱屑、分泌物积存,甚至可造成外耳道狭窄。儿童常表现为频繁抓耳、哭闹和烦躁。

(2) 外耳道疖:耳痛剧烈呈波动性,张口咀嚼时加重,并可放射至同侧头部。当肿胀严重堵塞外耳道时,可有耳鸣及听力减退。检查有耳廓牵引痛及耳屏压痛,外耳道软骨部皮肤有局限性红肿,触痛明显。疖成熟破溃后有脓血流出耳外,此时耳痛减轻。外耳道后壁疖肿严重者可使耳后沟及乳突区红肿。

3. 心理-社会状况 因耳内疼痛、瘙痒等不适,病人常出现失眠、焦虑等症状。护士应多关心病人,并向病人讲解疾病相关知识,使其对疾病有基本的认识,缓解病人的恐惧和烦躁。

【护理诊断】

1. 疼痛 与急性炎症有关。

2. 体温过高 与外耳道炎症引起发热有关。

3. 知识缺乏 缺乏外耳道炎的相关防治知识。

【护理目标】

(1) 病人疼痛减轻或消失。

(2) 病人体温降至正常范围内。

(3) 病人了解该疾病的相关防治知识。

【护理措施】

(1) 早期局部热敷或做超短波透热等理疗。

(2) 急性期指导病人多饮水,注意休息,进食清淡、营养丰富的食物。

(3) 严重者应用抗生素控制感染。耳痛剧烈时服用镇静剂、止痛剂。

(4) 局部尚未化脓者用1%～3%酚甘油滴耳,或用10%鱼石脂甘油滴耳,或用涂有该药液的纱条敷于患处,每天更换纱条2次。慢性者可用抗生素与类固醇激素类(如泼尼松、地塞米松等)合剂局部涂敷。外耳道脓液及分泌物可用3%过氧化氢溶液清洗。

(5) 积极治疗感染病灶(如化脓性中耳炎),诊治全身某些相关疾病(如糖尿病)。

(6) 疖肿成熟后及时挑破脓头或切开引流,应每天换药。

(7) 健康指导:①告知病人急性期及恢复期不要去游泳,戒除不良的挖耳习惯,保持外耳道清洁、干燥,避免损伤外耳道皮肤。②对反复发作者,应注意寻找可能存在的全身性疾病如糖尿病、内分泌失调等。

【护理评价】

(1) 病人疼痛是否减轻或消失。

(2) 病人体温是否降至正常范围内。

(3) 病人是否了解该疾病的相关防治知识。

二、分泌性中耳炎病人的护理

【概述】

分泌性中耳炎是以鼓室积液及听力下降为主要特征的中耳非化脓性炎性疾病。中耳积液可为浆液性漏出液或渗出液,亦可为黏液。本病命名目前尚不统一,有的称为渗出性中耳炎、卡他性中耳炎、浆液性中耳炎,浆液-黏液性中耳炎、非化脓性中耳炎。中耳积液黏稠呈胶状者,称胶耳。按照病程可分为急性和慢性,慢性中耳炎多因急性期未得到及时治疗或反复发作、迁延转化而来。若治疗不当,最终可造成中耳粘连、听力下降。本病冬春季多发,是儿童常

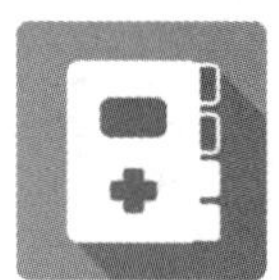

Note

见的致聋原因之一，成年人亦可发病。

病因尚不明确，目前认为咽鼓管功能障碍、中耳局部炎症和变态反应等为其主要病因。

【护理评估】

1. 健康史 询问病人既往是否有影响咽鼓管开闭的疾病，如腺样体肥大、慢性鼻炎、中耳感染等。头颈部肿瘤放射治疗后易发此病。

2. 身体状况 全身症状不明显。局部以耳内闷胀感或堵塞感，听力减退及耳鸣为最常见症状，常发生于感冒后，或不知不觉中发生，有时头位变动可觉听力改善，有自听增强，部分病人有轻度耳痛，儿童常表现为听话迟钝或注意力不集中。急性期鼓膜充血、内陷，光锥缩短、变形或消失；鼓室积液时鼓膜失去正常光泽，呈淡黄、橙红油亮或琥珀色，若液体未充满鼓室，可透过鼓膜见到液平面。

3. 心理-社会状况 因耳鸣、耳闷、听力减退等导致病人焦虑不安，慢性者病程长易反复而出现烦躁和失望。儿童因听力下降导致对声音反应迟钝，注意力不集中，学习成绩差而被别人嘲笑、责备，产生自卑心理。部分病人由于缺乏相关知识而不积极就诊，延误诊治。

4. 辅助检查 音叉试验及纯音听阈测试结果显示传导性聋。听力损失程度不一，重者可达 40 dB HL 左右。声导抗对诊断有重要价值，平坦型(B 型)为分泌性中耳炎的典型曲线，负压型(C 型)示咽鼓管功能不良，部分有鼓室积液。

【护理诊断】

1. 感知改变 听力下降与鼓室积液有关。

2. 舒适改变 耳闷、耳鸣、耳痛等，与鼓室负压或鼓室积液有关。

3. 知识缺乏 缺乏分泌性中耳炎基本的防治知识。

【护理目标】

(1) 病人听力改善。

(2) 病人耳闷、耳鸣、耳痛等症状消失。

(3) 病人了解分泌性中耳炎的相关防治知识，并积极治疗。

【护理措施】

1. 遵医嘱用药 急性期选用合适的抗生素控制感染。1%麻黄碱溶液或与激素类气雾剂交替滴(喷)鼻，每天 3～4 次，保持鼻腔及咽鼓管通畅，减少炎性渗出。稀化黏素类药物有利于增强纤毛的排泄功能。也可用中药辅助治疗，如鼻炎清毒颗粒等。

2. 手术护理 根据病情配合医生行鼓膜穿刺抽液术、鼓膜切开术及鼓膜置管术，做好术前、术后护理工作。

3. 积极治疗原发病 积极配合医生治疗原发病，如腺样体肥大、慢性鼻炎、鼻中隔偏曲、鼻息肉、鼻咽部肿瘤等。术前向病人解释手术目的和基本过程，使其配合治疗。

4. 辅助措施 炎症消退后可行咽鼓管吹张，可采用捏鼻鼓气法、波氏球法或导管法，消除中耳腔负压状态，促进听力恢复。

5. 健康指导

(1) 加强身体锻炼，增强体质，预防感冒。

(2) 劳逸结合，生活有规律，戒烟酒，少吃刺激性食物。

(3) 本病儿童易被忽视，故 10 岁以下儿童应定期进行筛选性声导抗检测。

(4) 积极治疗鼻及鼻咽部慢性炎症性疾病，成年人慢性分泌性中耳炎应注意排除鼻咽癌。

【护理评价】

(1) 病人听力是否改善。

(2) 病人耳闷、耳鸣、耳痛等症状是否消失。

(3) 病人是否了解分泌性中耳炎的相关防治知识，是否积极治疗。

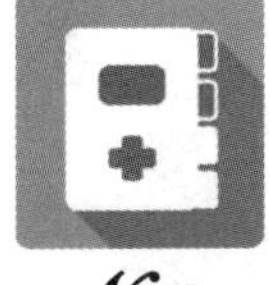
Note

三、急性化脓性中耳炎病人的护理

【概述】

急性化脓性中耳炎是细菌感染引起的中耳黏膜的急性化脓性炎症。多继发于上呼吸道感染,可能部分病例初起为病毒感染,而后细菌侵入。常见致病菌为溶血型链球菌、金黄色葡萄球菌、肺炎球菌和变形杆菌等。本病多见于儿童,常发生于冬春季节。常见的感染途径有咽鼓管途径、外耳道鼓膜途径及血行感染。

【护理评估】

1. 健康史 询问病人是否有上呼吸道感染史,是否有鼓膜穿刺、鼓膜置管、咽鼓管吹张等治疗史,哺乳姿势、擤鼻方法是否正确。

2. 身体状况

(1) 全身症状:在鼓膜穿孔前,全身发热、恶寒、乏力等症状较明显。儿童多伴有呕吐、腹泻等急性胃肠炎症状。

(2) 耳痛:鼓膜穿孔前耳深部锐痛或刺痛,疼痛可放射至同侧额部、颞部、牙齿,婴幼儿常摇头抓耳、哭闹不安、拒食拒乳。当鼓膜自发穿孔或通过切开等处理使脓液排出后,疼痛骤减,全身症状亦随之改善。

(3) 耳聋及耳鸣:始感耳闷,继则听力下降,伴耳鸣。穿孔后耳聋反而减轻。有时可伴眩晕。

(4) 耳漏:鼓膜穿孔后耳内有脓液流出,初始带血,以后为白色黏脓或黄色稠脓。

(5) 耳镜检查:初始鼓膜松弛部充血,锤骨柄及紧张部周边可见放射状扩张的血管。继之鼓膜弥漫性充血、肿胀,向外膨隆如乳头状,正常标志难以辨识,局部可见小黄点。如炎症不能得到及时控制,即发展为鼓膜穿孔。穿孔一般开始甚小,不易看清,彻底清洁外耳道后,方见穿孔处有搏动亮点,实为脓液从该处涌出。坏死型鼓膜迅速溶溃,形成大穿孔。

3. 心理-社会状况 剧烈耳痛、发热、耳鸣、听力下降等不适症状导致病人烦躁不安,儿童哭闹不止。部分病人或家属由于缺乏相关知识,不能积极配合治疗,过早停药,导致反复发作,急性化脓性中耳炎转为慢性。

4. 辅助检查

(1) 血常规:白细胞总数及中性粒细胞增多。

(2) 听力检查:显示传导性聋。穿孔后听力有所好转。

【护理诊断】

1. 疼痛 剧烈耳痛,与中耳急性炎症有关。

2. 体温过高 与急性炎症引起的全身反应有关。

3. 潜在并发症 急性乳突炎、耳源性脑脓肿等。

4. 感知改变 听力下降,与鼓室积脓、鼓膜穿孔有关。

5. 知识缺乏 缺乏急性化脓性中耳炎的相关防治知识。

【护理目标】

(1) 病人耳痛减轻或消失。

(2) 病人体温恢复正常。

(3) 病人未出现并发症。

(4) 病人听力提高。

(5) 病人了解急性化脓性中耳炎的相关防治知识。

【护理措施】

1. 全身治疗 尽早使用足量、有效的抗菌药物控制感染。常用青霉素类、头孢菌素类等

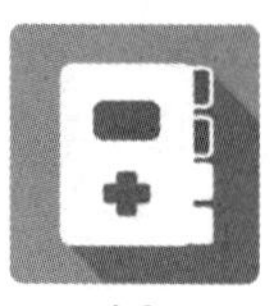

Note

药物，全身症状消退、流脓停止后仍需用药3～5天，以免病情反复或转为慢性。

2. 局部用药 穿孔前可用2%酚甘油滴耳，消炎止痛。用1%麻黄碱滴鼻，以利咽鼓管引流，减轻局部炎症。如有鼓膜穿孔，先用3%过氧化氢溶液清洗脓液，再用0.3%氧氟沙星（泰利必妥）等抗菌溶液滴耳，待脓液减少、炎症逐渐消退时，可用3%硼酸甘油、3%硼酸酒精等甘油或酒精制剂滴耳。

3. 手术治疗 全身或局部症状较重，鼓膜膨出明显，应在无菌操作下行鼓膜切开术。穿孔长期不愈者，可行鼓膜修补术。

4. 病因治疗 积极治疗鼻腔、咽部及鼻咽部疾患，以防止中耳炎再发。

5. 健康指导

(1) 注意锻炼身体，提高身体素质，积极预防和治疗上呼吸道感染。

(2) 禁用硬物掏耳，防止鼓膜损伤，对于陈旧性鼓膜穿孔或鼓室置管的病人应禁止游泳。

(3) 哺乳时，要采取适当的体位，宜头高脚低，禁止卧位喂奶。

(4) 生活有规律，注意劳逸结合，忌烟、酒、刺激性食物。

(5) 指导病人正确滴耳、滴鼻、擤鼻。冬天滴用的水剂，温度需与体温相近。

【护理评价】

(1) 病人耳痛是否减轻或消失。

(2) 病人体温是否恢复正常。

(3) 病人是否出现并发症。

(4) 病人听力是否提高。

(5) 病人是否了解急性化脓性中耳炎的相关防治知识。

四、慢性化脓性中耳炎病人的护理

【概述】

慢性化脓性中耳炎是中耳黏膜、骨膜或深达骨质的慢性化脓性炎症，常与慢性乳突炎合并存在。临床上以长期或间歇耳流脓、鼓膜穿孔及听力下降为特点。可引起严重的颅内、颅外并发症而危及生命。

常见的致病菌为变形杆菌、大肠杆菌、铜绿假单胞菌、金黄色葡萄球菌等。多因急性化脓性中耳炎治疗不及时或治疗不当迁延而来。急性化脓性中耳炎经6～8周治疗炎症仍未消退，则示病变已发展为慢性。鼻咽部慢性病如慢性扁桃体炎、腺样体肥大、慢性鼻窦炎等易导致慢性化脓性中耳炎反复发作。

【护理评估】

1. 健康史 询问病人既往是否有急性化脓性中耳炎病史，有无鼻咽部慢性疾病。

2. 身体状况

(1) 单纯型：亦称咽鼓管鼓室型，最多见，病变主要局限于中耳的黏膜骨膜。鼓膜穿孔多为中央性，穿孔位于鼓膜的紧张部，周围有残余鼓膜。病人可有复发性耳漏和听力减退，CT检查无骨质破坏和胆脂瘤形成，乳突为气化或板障型。

(2) 骨疡型：亦称坏死型，黏膜组织广泛破坏，病变深达骨质。紧张部大穿孔或边缘性穿孔，脓液黏稠，有臭味，穿孔内常能见到肉芽和息肉。病人多有较重的传导性聋。

(3) 胆脂瘤型：亦称危险型，非真性肿瘤，由坏死上皮、角化物和胆固醇结晶包在一起形成的囊性结构。耳流脓的量多少不等，味奇臭。该型可引起头痛、头晕，因骨质广泛破坏，易并发颅内、外并发症，故称为危险型中耳炎。

(4) 并发症：见本节“六、耳源性并发症病人的护理”。

3. 心理-社会状况 部分病人因长期耳流脓、听力下降且伴有臭味，担心预后。部分病人

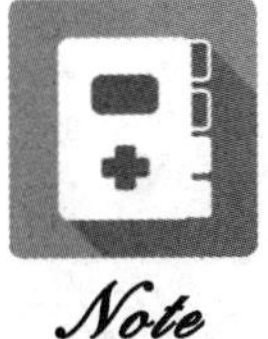
Note

因知识缺乏，不知其严重后果而不予治疗。

4. 辅助检查

(1) 听力检查：单纯型为轻度传导性聋；骨疡型多为中、重度传导性聋；胆脂瘤型为不同程度的传导性聋，晚期为混合性聋。

(2) 影像学检查：乳突 X 线和颞骨 CT 有助于诊治。

【护理诊断】

1. 舒适受损 耳流脓，与中耳炎症有关。

2. 疼痛 与局部炎症、骨质破坏有关。

3. 感知改变 听力下降，与鼓膜穿孔、鼓室肉芽、胆脂瘤破坏听骨有关。

4. 潜在并发症 颅内、外并发症，与骨疡型中耳炎、胆脂瘤型中耳炎有关。

5. 知识缺乏 缺乏慢性化脓性中耳炎的治疗和护理知识，缺乏对并发症的认识。

6. 烦躁和焦虑 与反复发作引起的全身或局部不适有关。

【护理目标】

(1) 病人耳流脓停止。

(2) 病人听力改善或恢复。

(3) 病人未出现并发症。

(4) 病人了解慢性化脓性中耳炎的相关防治知识。

(5) 病人烦躁和焦虑情绪减轻或消失。

【护理措施】

1. 药物治疗 根据细菌培养和药敏试验，选择适当的无耳毒性的抗生素药物。指导病人正确使用滴鼻剂和滴耳剂。密切观察病人有无头痛、恶心、呕吐等颅内、外并发症，疑有上述并发症发生时禁止应用止痛剂和镇静剂。

2. 手术治疗 单纯型中耳炎病人感染得到控制且咽鼓管功能良好的情况下可行鼓室成形术。骨疡型中耳炎和胆脂瘤型中耳炎需尽早行乳突根治术和鼓室成形术，避免发生颅内、外并发症。协助医生做好术前、术后护理。

3. 健康指导

(1) 加强锻炼，预防感冒，保持鼻腔通畅，减少急性发作。

(2) 教会病人正确的擤鼻方法，指导病人使用正确的哺乳姿势。

(3) 耳内忌用粉剂以免影响引流，忌用有色药物以免影响局部观察。

(4) 鼓膜外伤或置管者，在沐浴或洗头时，可用干棉球堵塞外耳道口，避免鼓室进水。

(5) 普及慢性化脓性中耳炎的防治知识，尽早治疗，避免耳源性颅内、外并发症的发生。

(6) 中耳乳突术后，注意观察有无面瘫、眩晕、剧烈头痛等症状发生。鼓室成形术后 3 个月内耳内有少量渗出物为正常现象，应保持耳道清洁，防止感染。

【护理评价】

(1) 病人耳流脓是否停止。

(2) 病人听力是否改善或恢复。

(3) 病人是否出现并发症。

(4) 病人是否了解慢性化脓性中耳炎的相关防治知识。

(5) 病人烦躁和焦虑情绪是否减轻或消失。

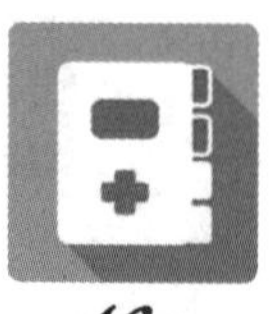

Note

五、特发性耳聋病人的护理

【概述】

特发性耳聋又名突发性耳聋，即在无耳鸣、耳聋的情况下，突然发生原因不明的感音神经

性聋，于数小时或数日内听力迅速丧失达到高峰者。多累及单耳，40～60 岁成年人发病率高。

确切病因尚不清楚，目前认为可能与病毒感染、情绪紧张、过度疲劳、内耳微循环障碍、自身免疫系统疾病、微量元素缺乏等有关。

【护理评估】

1. 健康史 询问病人发病前是否有抑郁、劳累、悲伤、过度紧张和焦虑等发生。是否有影响微循环的疾病和上呼吸道感染的病史。

2. 身体状况 多在晚间或晨起时发病，起初感到单耳高调耳鸣，继而听力下降，由部分耳聋到完全性聋，可历经数小时或数日，部分病人伴有眩晕、恶心、呕吐。听力多为非波动性较重的感音神经性聋。若病情较轻且无眩晕，并能及早就医者，听力有可能逐渐恢复，否则可成为永久性感音神经性聋。约有 2%病人听力在发病后 2 周内逐渐恢复或部分恢复。耳镜检查外耳道、鼓膜有无异常。

3. 心理-社会状况 特发性耳聋由于发病急，病人因毫无思想准备突然听力下降，且伴有眩晕、耳鸣等不适症状，其工作、学习、生活及社交活动受到明显的影响，加上担心听力不能恢复，常常会产生焦虑和自卑感。

4. 辅助检查 音叉试验及纯音听阈测试显示感音神经性聋，颅脑 CT 或 MRI 显示无病理改变。

【护理诊断】

1. 感知紊乱 与听力下降、耳鸣有关。

2. 舒适度改变 与眩晕、耳鸣等有关。

3. 焦虑 与听力下降、耳鸣、眩晕影响生活和工作有关。

4. 知识缺乏 缺乏特发性耳聋的相关防治知识。

【护理目标】

(1) 病人听力恢复或提高。

(2) 病人眩晕、耳鸣等症状缓解，不适感消除。

(3) 病人焦虑缓解，情绪稳定。

(4) 病人了解特发性耳聋的相关防治知识。

【护理措施】

1. 心理护理 向病人讲解良好的心理状况和情绪有利于疾病的自愈，尽可能使其精神放松。

2. 药物治疗 越早治疗越好，遵医嘱给予扩血管、营养神经、抗病毒药物，补充维生素和微量元素等，同时可配合高压氧疗。伴有耳鸣、恶心、呕吐的病人，遵医嘱给予镇静剂、止吐剂等对症治疗。

3. 健康指导

(1) 指导病人选择高热量、富含维生素、低脂、低盐、清淡、易消化的食物，忌吃刺激性食物，如煎炸食物，禁烟酒。多吃新鲜蔬菜水果，保持大便通畅。

(2) 慎用有毒性药物，如链霉素、卡那霉素等。

(3) 告知病人突发耳鸣、听力下降需及时检查，把握治疗时机，因此病若病程超过一个月预后不佳。

知识链接 6-1

【护理目标】

(1) 病人听力是否恢复或提高。

(2) 病人眩晕、耳鸣等症状是否缓解，不适感是否消除。

(3) 病人焦虑是否缓解，情绪是否稳定。

(4) 病人是否了解特发性耳聋的相关防治知识。

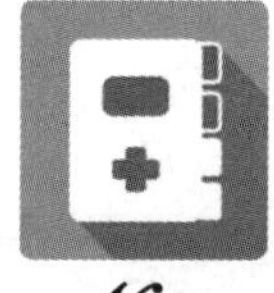

Note

六、耳源性并发症病人的护理

【概述】

化脓性中耳乳突炎感染经直接或血行扩展至周围邻近结构或全身远隔部位称为耳源性并发症，按其发病的位置分为颅内和颅外两类，其中最危险的是颅内并发症，重者危及生命，是耳鼻咽喉科常见的急重症之一。

耳源性并发症的发生与下列因素有关：①中耳炎类型，多由骨质破坏严重的急、慢性化脓性中耳乳突炎引起，其中以胆脂瘤型引起者最多见，骨疡型次之。②致病菌毒力强，对常用抗生素不敏感或已产生抗药性，是化脓性中耳炎发生各种并发症的原因之一。③病人抵抗力下降、全身慢性疾病(如糖尿病、结核等)、长期营养不良、年老体弱或儿童等，易导致中耳感染扩散而出现并发症。④局部因素，如脓液引流不畅，循破坏、缺损的骨壁，经正常的解剖途径或尚未闭合的骨缝向颅内播散。⑤血行途径引起远离脏器的化脓性感染，如肺炎、肺脓肿等。

【护理评估】

1. 健康史 成年人多有慢性化脓性中耳炎病史，儿童多有急性化脓性中耳炎病史。

2. 身体状况

1）颅外并发症

(1) 耳后骨膜下脓肿：表现为同侧头痛、高热和全身不适等，儿童症状尤其明显。耳后皮肤红肿，触之有波动感，压痛明显。肿胀多位于耳廓后上方，耳廓被推向前下方，耳后沟消失。

(2) 颈部贝佐尔德脓肿(Bezold abscess)：脓液穿过较薄的乳突尖内侧骨壁流入胸锁乳突肌内面形成的颈部脓肿，主要表现为同侧颈部疼痛，运动受限。由于脓肿位于胸锁乳突肌深面，故波动感不明显。颈部相当于乳突尖至下颌角水平处肿胀，压痛明显，穿刺抽出脓液即可确诊。

(3) 迷路炎：即内耳炎。主要表现为阵发性或继发性眩晕偶伴恶心呕吐。眩晕多在快速转身、屈体、骑车时发作，持续数分钟至数小时不等。病变侧前庭功能亢进或减弱，瘘管试验阳性。

(4) 耳源性面瘫：中耳炎症破坏面神经管骨管，炎症侵袭面神经组织。常引起周围性面瘫。表现为患侧表情运动丧失、额纹消失，眼睑闭合不全，鼻唇沟变浅，鼓腮漏气，口角歪斜等。

2）颅内并发症

(1) 硬脑膜外脓肿：发生于颅骨骨板与硬脑膜之间的脓液蓄积，表现取决于脓肿的大小和发展速度，小脓肿可以较长时间无明显症状，随脓肿增大可出现病侧头痛，体温多不超过 38 ℃。继续发展可出现全头痛，并出现相应的脑膜刺激征或局灶性神经系统定位体征。颅内压增高症状常不明显，脑脊液检查一般变化不大。

(2) 耳源性脑膜炎：中耳炎症并发的弥漫性蛛网膜、软脑膜的急性化脓性炎症。以高热、头痛、喷射状呕吐为主要症状。起病时可有寒战，继之发热，体温可高达 39～40 ℃，晚期体温调节中枢受累，体温可达 41 ℃。脉搏频数，与体温一致。血中白细胞增多，多形核白细胞增加。剧烈头痛，部位不定，可为弥漫性全头痛，常以后枕部为重。随着病情的发展头痛，加重，伴颅压增高症状，呕吐呈喷射状，与饮食无关。儿童可出现腹泻、惊厥，可伴精神及神经症状，如易激动，全身感觉过敏，烦躁不安，抽搐，颈强直，巴宾斯基征阳性，腱反射亢进，腹壁反射减弱；重者嗜睡，谵妄，昏迷。出现脑疝时可出现相关的颅神经麻痹，晚期可出现潮氏呼吸，大小便失禁。可因脑疝导致呼吸、循环衰竭而死亡。脑脊液压力增高，混浊，细胞数增多，以多形核白细胞为主，蛋白含量增高，糖含量降低，氯化物减少。细菌培养可为阳性，致病菌种类与耳内者相同。

(3) 耳源性脑脓肿：中耳炎并发脑组织白质内局限性脓肿。临床上可分为初期、潜伏期、

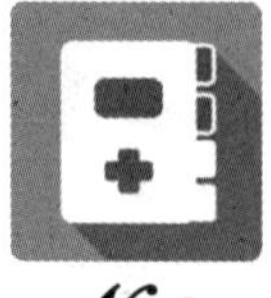

Note

显症期和终末期。初期突然发生寒战、高热、头痛、恶心、呕吐及轻微脑膜刺激征，易被误诊为慢性化脓性中耳炎急性发作。潜伏期症状不定，可有轻度不规则头痛、反应迟钝、乏力、不规则低热、精神抑郁、嗜睡或易兴奋等。显症期出现颅内压增高的特有症状：剧烈头痛、喷射状呕吐。终末期病人突然或逐渐陷入深度昏迷，出现呼吸及心搏骤停而死亡。小脑脓肿主要表现为同侧肌张力减弱和共济失调。颞叶脓肿主要表现为对侧肢体偏瘫、对侧中枢性面瘫、失语症。

(4) 乙状窦血栓静脉炎：伴有血栓形成的乙状窦静脉炎，由于中耳乳突化脓性病变直接侵蚀乙状窦骨板所致。表现为寒战后高热(体温可高达 40～41 ℃)、剧烈头痛、恶心和全身不适，2～3 h 后大汗淋漓，体温下降，每日可发生 1～2 次。患侧枕后及颈部疼痛，乳突后方可有轻度水肿，同侧颈部可触及索状肿块，压痛明显。实验室检查白细胞明显增多，多形核白细胞增多。寒战及高热时抽血做细菌培养，可为阳性，脑脊液常规检查多属正常。

3. 心理-社会状况 早期对疾病不够重视。病情严重时病人和家属常感到恐惧和焦虑，随病情发展可出现嗜睡、抑郁、昏迷等，难以配合治疗和护理。

4. 辅助检查

(1) 影像学检查：颅脑 CT 或 MRI 检查可显示骨质破坏情况和脓肿的位置、大小、数目、脑室受压情况。

(2) 实验室检查：耳源性脑膜炎脑脊液浑浊，细胞数增多，细菌培养可为阳性。

(3) 听力检查：多有中、重度传导性聋或混合性聋。

(4) 其他检查：眼底检查、腰椎穿刺有助于诊断。

【护理诊断】

1. 疼痛 头痛，与颅内、外并发症有关。

2. 体温过高 与化脓性炎症有关。

3. 感觉紊乱 眩晕、共济失调，与迷路炎、小脑脓肿有关。

4. 潜在并发症 晚期可出现脑疝、呼吸循环功能衰竭。

5. 知识缺乏 缺乏耳源性并发症的相关防护知识。

【护理目标】

(1) 病人头痛减轻或消失。

(2) 病人的体温恢复正常。

(3) 病人眩晕、共济失调等症状缓解，不适感消除。

(4) 病人未出现并发症。

(5) 病人了解与耳源性并发症有关的基本知识。

【护理措施】

1. 恢复正常体温

(1) 密切观察病人体温、呼吸、脉搏、血压、神志等，保持合适的病室温度。持续高热者予以物理降温，必要时遵医嘱应用退热药，防止高热抽搐。

(2) 治疗配合：耳源性并发症的治疗主要是手术。手术的目的在于清除病灶，通畅引流。在手术治疗的同时，不能低估抗生素的作用。细菌学的检查结果显示，应遵医嘱使用足量、高效、广谱的抗生素，颅内并发症宜采用两种以上抗生素联合用药，以静脉滴注给药为主。通过控制感染达到降低体温的目的。

2. 缓解疼痛

(1) 对颅内高压者，颅内压高导致剧烈头痛、频繁呕吐、烦躁不安者，遵医嘱及时给予 20% 甘露醇、呋塞米等快速注射，颅内压降低后头痛可较快缓解。疼痛剧烈，持续时间长者，遵医嘱给予止痛剂。记录出入量，并应注意水和电解质平衡。

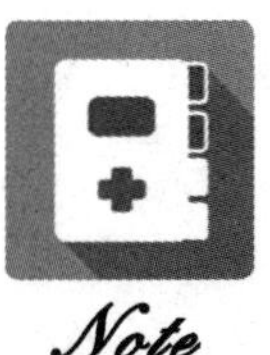

Note

（2）引流管护理：脓肿切开排脓或颅内脓肿穿刺抽脓后，应观察每日引流量，每天用含抗生素的生理盐水冲洗脓腔 1～2 次。降低颅内压，促进脓腔闭合，缓解疼痛。

3. 减轻眩晕、共济失调 绝对卧床休息，保持环境安静，减少活动，不宜过多搬动病人。为预防病人摔倒受伤，应加设床栏，专人看护。遵医嘱给予糖皮质激素、镇静剂、抗眩晕药、止吐剂、利尿剂等药物，加用营养神经药和维生素等辅助治疗，减轻眩晕和共济失调等不适。

4. 支持疗法 补液、输血或输血浆，以及补充复合氨基酸、白蛋白等。

5. 恢复自我形象 促进面瘫康复，恢复自我形象。遵医嘱给予营养神经药治疗，补充维生素及微量元素。面部按摩、理疗或针灸等可促进血液循环，减轻面瘫引起的不适。除手术损伤面神经外，多数病人经过 1～6 个月的康复治疗可部分或完全恢复。

6. 健康指导

（1）加强锻炼，增强体质，提高抗病能力。生活规律，注意休息，劳逸结合，生活有序，保持乐观、积极、向上的生活态度，不过度劳累，养成良好的生活习惯。

（2）忌烟酒，饮食应注意多服用清淡、富有营养的食物，注意膳食平衡。忌食辛辣刺激性食物，多吃新鲜的蔬菜和水果。多吃提高免疫力的食物，以提高机体抗病能力。

（3）广泛宣传耳源性并发症的严重性和危害性，提高病人对耳源性并发症的重视度，做到早发现、早治疗化脓性中耳炎，防患于未然。

【护理评价】

（1）病人头痛是否减轻或消失。

（2）病人的体温是否恢复正常。

（3）病人眩晕、共济失调等症状是否缓解，不适感是否消除。

（4）病人是否出现并发症。

（5）病人是否了解与本病有关的基本知识。

七、梅尼埃病病人的护理

【概述】

梅尼埃病又称美尼尔氏综合征，是以膜迷路积水为特征的一种内耳疾病，本病以突发性眩晕、耳鸣、耳聋或眼球震颤为主要临床表现，眩晕有明显的发作期和间歇期。病人多数为中年人，大多数病人单耳患病。

病因尚无定论，有下列几种学说，即耳蜗微循环障碍，内淋巴液生成、吸收平衡失调，变态反应、免疫反应与自身免疫异常，膜迷路破裂，其他如遗传、病毒感染、微量元素缺乏等。

【护理评估】

1. 健康史 询问病人是否有反复发作的眩晕、耳鸣和听力下降等病史，发作间歇期有无异常表现。

2. 身体状况

（1）眩晕：往往无任何先兆，突然发生旋转性眩晕，病人自诉周围物体绕自身旋转，闭目时觉自身在空间旋转，病人常呈强迫体位，动则可使眩晕症状加重，在发病期间神志清楚，无头痛，发作时有恶心、呕吐、出冷汗、颜面苍白及血压下降等症状。持续数十分钟至数小时，长者可达数日或数周。发作间歇期长短不一。

（2）听力障碍：在早期眩晕症状缓解后，听力可部分或完全恢复，随发作次数增多，听力障碍逐渐加重，可因多次反复发作而致不可逆的永久性感音神经性聋。

（3）耳鸣：症状发作前的可能征兆，轻重不一。发作停止，耳鸣可逐渐减轻或消失。多次发作可使耳鸣转为永久性，并于眩晕发作时加重。

（4）其他症状：同侧头及耳内闷胀感，多数病人有此症状，或感头重脚轻。有的病人可出

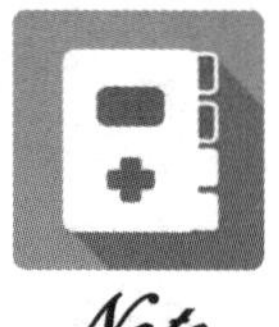

现复听。

3. 心理-社会状况 梅尼埃病发作突然，发作时病人感觉天旋地转，不敢睁眼。初次发作病人因恐惧多能积极求医，也有少数病人因发作时病情不重而不予重视，经过反复发作后，病人了解病情，且可自然缓解，往往不愿就医。

4. 辅助检查

(1) 听力检查：早期多为以低频听力损失为主的轻度感音神经性聋，多次发作后，听力曲线为轻度至重度感音神经性聋。

(2) 前庭功能检查：发作间歇期眼震电图多为正常，发作期眼震电图可描记到自发性和位置性眼震。

(3) 甘油试验：其原理为梅尼埃病与迷路积水或内淋巴积水有关，甘油为高渗溶液，口服甘油可减轻积水，使梅尼埃病病人听力改善，可作为迷路积水特异性的诊断手段。试验方法：按 2.4～3.0 mg/kg(体重)空腹饮下 50%的甘油，服用前与服用后 3 h 内，每隔 1 h 做一次电测听。若患耳听力在服甘油后提高 15 dB 或以上者为阳性。梅尼埃病病人多为阳性，但在间歇期、脱水等药物治疗期为阴性。

(4) 影像学检查：颞骨 CT、膜迷路 MRI 提示前庭导水管变直、变短、变细，有助于本病的鉴别诊断。

【护理诊断】

1. 感知改变 与耳鸣、听力下降有关。

2. 舒适改变 与眩晕、恶心有关。

3. 有受伤的危险 与眩晕发病突然有关。

4. 焦虑 与眩晕发病突然有关。

5. 知识缺乏 缺乏梅尼埃病的相关预防保健知识。

【护理目标】

(1) 病人听力改善。

(2) 病人眩晕、恶心等症状缓解，不适感消除。

(3) 病人无意外损伤发生。

(4) 病人焦虑、烦躁缓解，情绪稳定。

(5) 病人了解梅尼埃病的相关预防保健知识。

【护理措施】

1. 一般护理 保持病区安静舒适，光线宜暗，避免各种不良刺激。绝对卧床，如厕、下床需专人协助，眩晕严重者床旁应设护栏，防止坠床。低盐、清淡饮食，适当限制水分的摄入，以减轻迷路水肿。禁烟、酒及食用刺激性食物。

2. 心理护理 做好心理护理，向病人介绍疾病的知识，消除其紧张、恐惧心理。必要时可按医嘱给予镇静剂。

3. 用药治疗 遵医嘱给予利尿剂、改善内耳循环和减轻血管痉挛药物等，并注意观察用药后反应。

4. 手术治疗 对发作频繁、症状较重且长期影响工作或学习者可手术治疗。术前、术后按耳科常规护理。

5. 健康指导

(1) 保持良好的心态，适当锻炼身体，调节好饮食，给予低盐、清淡饮食，建议每日摄入盐量小于 1.0 g。适当控制摄入水量。尽量缓解心理压力，注意生活规律，可以减少或避免疾病复发。

(2) 疾病发作期应卧床休息，尽量避免灯光照射及强声刺激。疾病间歇期建议加强锻炼，

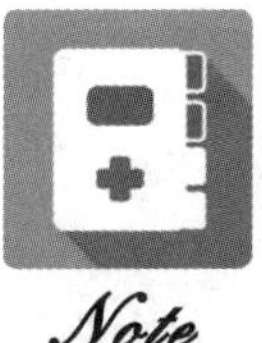

Note

增强体质。忌烟、酒、浓茶、咖啡等。避免应用耳毒性药物。

(3) 发作频繁的病人，尽量不要单独外出、登高等。不可从事驾驶、高空作业等工作，以防意外发生。避免接触过敏原，控制全身过敏性疾病，积极治疗全身疾病。

【护理目标】

(1) 病人听力是否改善。

(2) 病人眩晕、恶心等症状是否缓解，不适感是否消除。

(3) 病人是否发生意外损伤。

(4) 病人焦虑、烦躁是否缓解，情绪是否稳定。

(5) 病人是否了解梅尼埃病的相关预防保健知识。

小　结

能力检测 14

本节重点介绍了外耳道炎、分泌性中耳炎、急慢性化脓性中耳炎和特发性耳聋病人的护理。①外耳道炎是葡萄球菌引起的局限性化脓性炎症。弥漫性外耳道炎常见致病菌为金黄色葡萄球菌等，挖耳和化脓性中耳炎等为诱因。②分泌性中耳炎以鼓室积液及听力下降为主要特征。常发生在感冒后，局部以耳内闷胀感或堵塞感、听力减退及耳鸣为最常见症状。急性期选用合适的抗生素控制感染。根据病情行鼓膜穿刺抽液术及鼓膜切开术。③慢性化脓性中耳炎常与慢性乳突炎合并存在。临床上以长期或间歇耳流脓、鼓膜穿孔及听力下降为特点。分为单纯型、骨疡型、胆脂瘤型。根据疾病不同时期给予相应的护理措施。④特发性耳聋多由劳累、悲伤、过度紧张和焦虑等引起，从而影响微循环。做好此类病人的心理护理及其疾病的预防至关重要。

（赫玲玲）

第二节　鼻科病人的护理

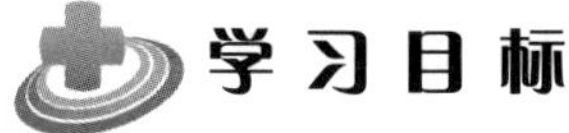

学习目标

掌握：慢性鼻炎、慢性鼻窦炎病人的护理评估和护理措施；鼻出血的应急处理及护理。

熟悉：急性鼻炎、急性鼻窦炎、变应性鼻炎的疾病概况及治疗护理要点。

了解：各类鼻炎、鼻窦炎病因和发病机制。

情景导入

病人，男，7 岁，体重 22 kg，主因鼻塞、流涕、高热 2 天就诊，测体温 39.2 ℃，伴全身乏力，体检见鼻黏膜充血水肿，双侧下鼻甲肿大，总鼻道见大量脓性分泌物。如果你是责任护士。

工作任务：

1. 为该病人进行护理评估。

2. 为该病人做出正确的健康指导。

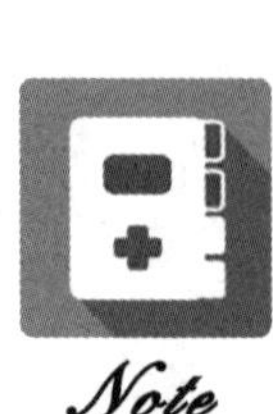

一、急性鼻炎病人的护理

【概述】

急性鼻炎是由病毒感染引起的鼻腔黏膜的急性炎症性疾病，具有一定的传染性。以鼻病毒感染最为常见，可合并细菌感染。机体抵抗力下降及环境因素等可为诱因。俗称“伤风”“感冒”。四季均可发病，但以冬季多见。

【护理评估】

1. 健康史 询问病人发病前的健康状况，近期是否与类似病人接触。

2. 身体状况

(1) 局部症状：急性鼻炎经呼吸道传播，初期鼻部干燥、灼热、痒、打喷嚏，鼻腔黏膜急性充血，分泌物少；急性期鼻塞、打喷嚏、流清涕、闭塞性鼻音等症状逐渐加重，分泌物渐转为黏脓涕及脓涕，嗅觉减退；恢复期鼻塞减轻，鼻涕减少，鼻黏膜充血肿胀减轻。

(2) 全身症状：轻重不一，也可进行性加重。表现为全身不适、倦怠、头痛、发热(37～38 ℃)等。儿童全身症状较成年人重，多有高热(39 ℃以上)，甚至惊厥，可伴有消化道症状，如呕吐、腹泻等。若无并发症，病程 7～10 天。

(3) 并发症：由于感染的直接蔓延，或不恰当的处理方法(如病期内做咽鼓管吹张，用力擤鼻等)，感染可向邻近器官扩散，产生各种并发症：①经鼻窦开口向鼻窦蔓延，引起急性鼻窦炎，其中以上颌窦炎和筛窦炎多见。②经咽鼓管并发急性中耳炎。③感染向下扩散，并发急性咽炎、急性喉炎、气管炎和支气管炎，儿童及老年人抵抗力低下，可并发肺炎。④经鼻泪管引起结膜炎、泪囊炎，但较少见。

3. 心理-社会状况 病人因鼻塞、发热、头痛等不适，表现出烦躁不安。护士应在配合医生治疗的同时，关心病人并注意评估病人的心理状态，及时给予健康指导。

4. 辅助检查 鼻腔检查可见鼻黏膜充血、肿胀，下鼻甲肿大，总鼻道或鼻底有较多分泌物。合并细菌感染者可出现白细胞计数升高。

【护理诊断】

1. 舒适受损 鼻塞、鼻涕、张口呼吸，与鼻黏膜肿胀有关。

2. 体温过高 与急性炎症有关。

3. 潜在并发症 中耳炎、鼻窦炎、气管炎、肺炎等。

4. 知识缺乏 缺乏急性鼻炎相关的预防和保健知识。

【护理目标】

(1) 病人鼻腔通气改善，不适感减轻或消失。

(2) 病人的体温恢复正常。

(3) 病人未出现并发症或能够及时报告并发症的征兆。

(4) 病人及家属了解急性鼻炎相关的防治知识。

【护理措施】

1. 用药治疗 根据医嘱使用抗病毒药物，合并细菌感染者，使用抗生素。鼻塞者应局部使用减充血剂，改善鼻腔通气引流。注意观察发热病人的体温变化。遵医嘱对高热者给予物理降温，适当使用解热镇痛药。

2. 病情观察 注意观察局部及全身症状，若出现脓鼻涕增多、耳痛、高热不退等症状，应及时报告医生，警惕并发症的发生。

3. 健康指导

(1) 告知病人尽量少出入公共场所，防止传染他人，卧床休息，注意居室通风，多饮水，进食清淡食物，保持二便通畅。

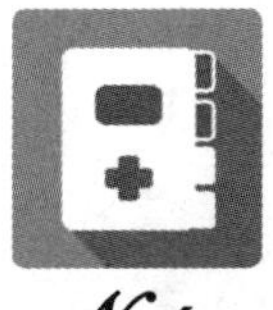

(2) 指导病人使用正确的擤鼻方法，勿捏紧两侧鼻孔擤鼻，以防并发鼻窦炎或中耳炎，嘱愈后加强体育锻炼，以增强机体抵抗力。

(3) 生活有规律，注意劳逸结合，忌烟酒和辛辣刺激性食物。

【护理评价】

(1) 病人鼻腔通气是否改善，不适感是否减轻或消失。

(2) 病人的体温是否恢复正常。

(3) 病人是否出现并发症或是否能够及时报告并发症的征兆。

(4) 病人及家属是否了解急性鼻炎相关的防治知识。

二、慢性鼻炎病人的护理

【概述】

慢性鼻炎是鼻黏膜和黏膜下组织的炎症持续三个月以上，或间歇期内亦不能恢复正常，且无明确的致病微生物感染，并伴有不同程度的功能障碍者。依据组织病理类型，临床上将其分为慢性单纯性鼻炎和慢性肥厚性鼻炎。前者是以鼻腔黏膜充血肿胀为主的可逆性病变，后者多由前者发展演变而来，为以鼻腔黏膜和黏膜下组织增生为主的不可逆性病变。

【病因】

1. 局部因素 急性鼻炎反复发作或治疗不彻底；慢性鼻窦炎炎性分泌物长期刺激；鼻中隔偏曲影响鼻腔通气引流；鼻腔用药不当，如长期使用减充血剂，使血管舒缩功能失调，黏膜肿胀；邻近感染病灶，如腺样体肥大、慢性扁桃体炎等。

2. 全身因素 贫血、结核、便秘、糖尿病、心肝肾慢性病、营养不良、饮酒过度、维生素缺乏、内分泌失调等均可引起鼻黏膜血管长期淤血或反射性充血，鼻黏膜水肿。

3. 环境及职业因素 鼻黏膜长期受到物理性或化学性刺激，如长期或反复吸入粉尘或有害化学气体，环境温度、湿度急剧变化及通风不良等。

4. 不良嗜好 长期大量烟、酒刺激，过度劳累等。

【护理评估】

1. 健康史 询问病人有无引发慢性鼻炎的局部因素、全身因素、职业环境因素及生活习惯等。

2. 身体状况

(1) 慢性单纯性鼻炎：以间歇性（白天、夏季、劳动或运动时减轻，夜间、静坐、寒冷时加重）、交替性（侧卧变换方位时鼻塞随之交替）鼻塞为主要症状，一般多为黏液鼻涕，嗅觉减退、闭塞性鼻音、耳鸣，耳闭塞感可出现但症状不明显。检查见鼻腔黏膜呈慢性充血、肿胀，表面柔软、光滑，富有弹性，对减充血剂（1%麻黄碱溶液）敏感，下鼻道或鼻底可有黏脓性分泌物。

(2) 慢性肥厚性鼻炎：以双侧、持续性鼻塞为主，鼻涕不多，黏液性或黏脓性，不易擤出。同时伴有头晕、咽干、耳鸣及嗅觉减退等症状。检查见鼻腔黏膜呈慢性充血，肿胀肥厚，黏膜表面凹凸不平，呈结节状或桑葚状，弹性差，对减充血剂不敏感（表 6-1）。

表 6-1 慢性单纯性鼻炎和慢性肥厚性鼻炎的鉴别要点

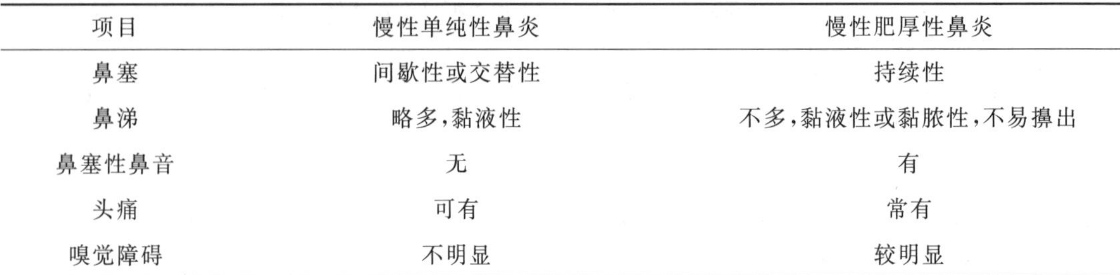

项目	慢性单纯性鼻炎	慢性肥厚性鼻炎
鼻塞	间歇性或交替性	持续性
鼻涕	略多，黏液性	不多，黏液性或黏脓性，不易擤出
鼻塞性鼻音	无	有
头痛	可有	常有
嗅觉障碍	不明显	较明显

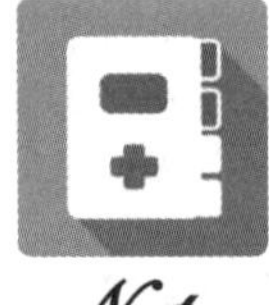

Note

续表

项目	慢性单纯性鼻炎	慢性肥厚性鼻炎
耳鸣、耳闷胀感	无	可有
下鼻甲检查	黏膜肿胀、呈暗红色，表面光滑、质软	黏膜肥厚、表面不平，呈结节状或桑葚状，质硬
对减充血剂敏感程序	敏感	不敏感

3. 心理-社会状况 因长期慢性疾病困扰，且鼻塞、头痛、流涕等影响正常的学习、工作、生活及社交，病人易产生焦虑心理。护士应耐心与病人沟通，注意评估病人的心理状况，以了解其对疾病的期望和认知。

【护理诊断】

1. 清理呼吸道无效 与鼻腔分泌物增多有关。

2. 感知改变 与通气障碍、嗅区黏膜损害有关。

3. 潜在并发症 鼻窦炎、中耳炎等，与通气、引流不畅有关。

4. 知识缺乏 缺乏慢性鼻炎的防治知识。

【护理目标】

(1) 病人鼻腔分泌物减少，不适感减轻。

(2) 病人鼻腔通气改善，嗅觉恢复正常。

(3) 病人未出现并发症。

(4) 病人了解慢性鼻炎的相关防治知识。

【护理措施】

1. 慢性单纯性鼻炎 指导病人使用正确的滴鼻方法，选用合适的减充血剂，如儿童使用0.5%麻黄碱滴鼻剂，成年人使用1%麻黄碱滴鼻剂，改善鼻腔通气、引流，注意此类药物疗程一般不超过10天。鼻内分泌物较多或较黏稠者，可先用生理盐水清洗鼻腔。

2. 慢性肥厚性鼻炎 对减充血剂不敏感的可用下鼻甲硬化剂注射法、微波、激光及冷冻疗法等。无效者可行下鼻甲黏膜部分切除术（图6-1）或下鼻甲骨折外移术。应配合医生做好术前、术后护理（详见鼻部手术病人的护理常规）。

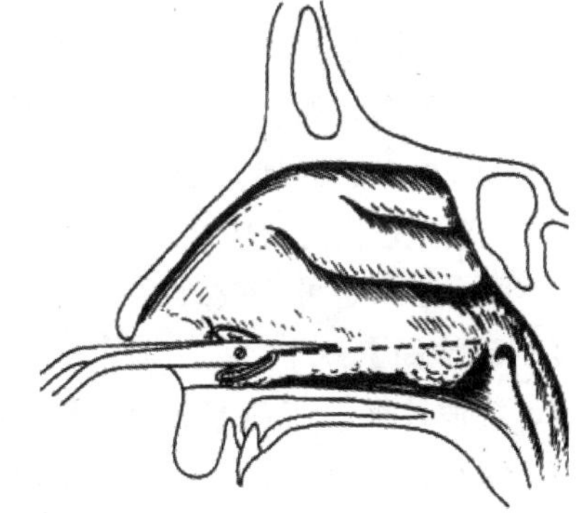
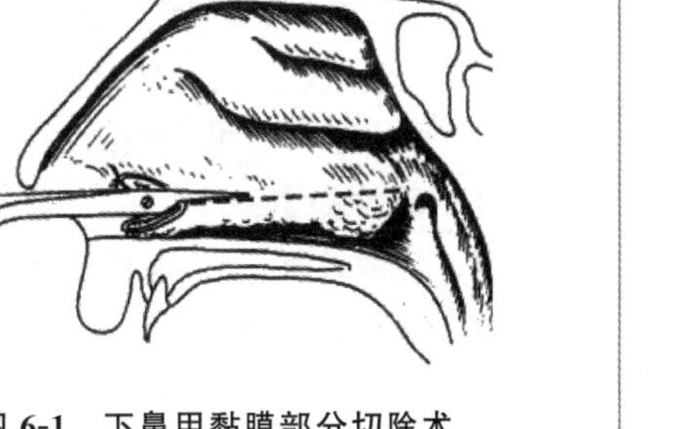

图6-1 下鼻甲黏膜部分切除术

3. 病情观察 密切观察病人鼻腔情况，预防并发症的发生。

4. 健康教育

(1) 改善生活和工作环境，在有粉尘的环境工作时应戴口罩，气温急剧变化（如冷冻、炼钢作业）应注意降温或保暖。

(2) 指导病人使用正确的擤鼻及滴鼻方法。

(3) 不易长期滴用减充血剂（特别是萘甲唑啉），防止发生药物性鼻炎。

(4) 及时彻底治疗急性鼻炎等相关的疾病。

(5) 劝告病人戒除烟酒，锻炼身体，提高机体抵抗力。

知识链接6-2

【护理评价】

(1) 病人鼻腔分泌物是否减少，不适感是否减轻。

(2) 病人鼻腔通气是否改善，嗅觉是否恢复正常。

(3) 病人是否出现并发症。

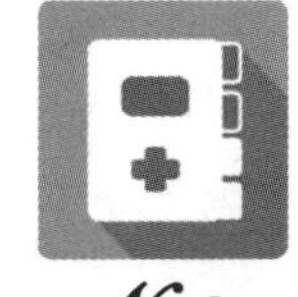

(4) 病人是否了解慢性鼻炎的相关防治知识。

三、变应性鼻炎病人的护理

【概述】

变应性鼻炎是发生在鼻黏膜的变态反应性疾病，根据发病时间不同，本病分为常年性和季节性两种，后者又称"花粉症"。发病与遗传及环境密切相关。近年来该病发病率增加，现已证实，空气污染和变应性鼻炎的发病有明显的关系。

变应性鼻炎属于Ⅰ型变态反应。主要病理改变表现为鼻黏膜水肿、嗜酸性粒细胞浸润，腺体分泌旺盛。黏膜水肿最终可发展为息肉样变，甚至形成鼻息肉。

【护理评估】

1. 健康史

(1) 特应性体质：即过敏体质。病人常有荨麻疹、支气管哮喘、血管神经性水肿等变态反应性疾病史或家族史。

(2) 变应原刺激及长期接触有害气体史。

2. 临床表现 多数变应性鼻炎发作有一定的时间性和规律性，常发生在与变应原接触后，发作后多可很快恢复正常。

(1) 鼻痒：突发性鼻痒，可伴眼痒、耳痒、咽痒等，是鼻黏膜感觉神经末梢受到刺激后发生于局部的特殊感觉。

(2) 打喷嚏：为一反射动作，呈阵发性发作，少则 3～5 个，多则十几个，多在晨起、夜晚或接触变应原后发作。

(3) 鼻涕：大量清水样鼻涕，重者如水流出，是鼻分泌亢进的特征性表现。

(4) 鼻塞：程度轻重不一，季节性变应性鼻炎由于黏膜水肿重，鼻塞常很明显。

(5) 嗅觉减退：由于鼻黏膜水肿明显，部分病人尚有嗅觉减退，多为暂时性，但也可为持续性。

3. 检查

(1) 鼻镜检查：发作时鼻黏膜水肿，以下鼻甲为甚，鼻黏膜苍白或浅蓝色，总鼻道及鼻腔底可见清涕或黏涕。如合并感染，则黏膜充血，双侧下鼻甲暗红，分泌物呈黏脓性或脓性。病史长者可见中鼻甲息肉样变、下鼻甲肥大或中鼻道息肉。

(2) 实验室及辅助检查：鼻分泌物涂片可见大量嗜酸性粒细胞；皮肤试验、黏膜激发试验、变应原特异性测定可查找致敏变应原。

【护理诊断】

1. 舒适改变 与鼻塞、打喷嚏、流涕有关。

2. 潜在并发症 分泌性中耳炎、变应性哮喘、变应性鼻窦炎等。

3. 知识缺乏 缺乏变应性鼻炎的防治知识。

【护理目标】

(1) 病人不适感减少或消失。

(2) 病人未出现并发症。

(3) 病人了解变应性鼻炎的相关防治知识。

【护理措施】

(1) 帮助病人分析病因，进行变应原皮肤试验或黏膜激发试验，确定变应原。

(2) 遵医嘱给予对症药物，如抗组胺药、糖皮质激素类药物、细胞膜稳定剂、减充血剂等。

(3) 协助医生进行免疫治疗，用皮肤试验阳性的变应原，逐渐增加浓度和剂量，进行皮下注射。

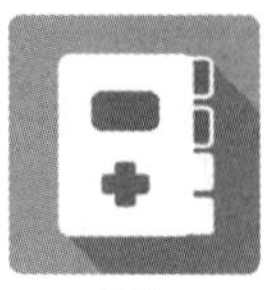

Note

(4) 配合医生进行其他疗法，如激光、冷冻、微波、射频，可降低鼻黏膜敏感性。鼻选择性神经切断术可降低其兴奋性。

(5) 指导病人避免接触变应原。花粉传播季节，尽可能避免接近花草、树木，必要时戴口罩。勿养宠物，尽可能少接触动物皮革、羽毛制品等。

【护理评价】

(1) 病人不适感是否减少或消失。

(2) 病人是否出现并发症。

(3) 病人是否了解变应性鼻炎的相关防治知识。

四、急性鼻窦炎病人的护理

【概述】

急性鼻窦炎是一种常见的鼻窦黏膜的急性化脓性炎症，严重者可累及骨质，甚至可累及周围组织和邻近器官，引起严重并发症。中医称“鼻渊”，多继发于急性鼻炎。常见的致病菌多为化脓性球菌，如肺炎双球菌、葡萄球菌、溶血性链球菌等。此外，厌氧菌感染也较常见，临床上多表现为混合感染。

1. 全身因素 过度疲劳、营养不良、受寒受湿、维生素缺乏、特应性体质或全身性疾病（如贫血、糖尿病、肺结核）等。

2. 局部因素 鼻腔疾病如急慢性鼻炎、鼻中隔偏曲、变应性鼻炎、鼻腔肿瘤等；邻近器官的感染灶如扁桃体炎、腺样体肥大、牙根脓肿等；鼻窦外伤开放性骨折、污水进入鼻窦；鼻腔填塞物留置时间过久；气压创伤，即气压急剧改变时，鼻窦内压力与外界大气压力失去平衡。

【护理评估】

1. 健康史 评估病人有无引起本病的全身或局部因素。

2. 临床表现

1) 全身症状 由于常继发于上呼吸道感染或急性鼻炎，故原症状加重，可出现畏寒、发热、食欲减退、便秘等。

2) 局部症状

(1) 脓涕：鼻腔内有大量脓性或黏脓性分泌物，难以擤尽。厌氧菌或大肠杆菌感染者鼻涕常有腐臭味。

(2) 鼻塞：常呈持续性鼻塞，由黏膜肿胀和脓涕滞留引起。

(3) 头痛或局部疼痛：本病的常见症状，常在咳嗽、头部摇动或受到震动时加重。头痛部位因患病部位不同而不同：①急性上颌窦炎常为额部头痛，有时向颞部放射，病人常感上列牙痛，尤以磨牙为重。病人还感眶下及颊部疼痛。头痛常上午轻、下午重。②急性额窦炎常有额部疼痛，有明显的周期性，常于晨起后 2～3 h 开始，至中午达到高潮，午后渐减轻，晚间头痛消失。如炎症未得到控制，头痛症状次日可重复出现。③急性筛窦炎，在两侧内眦部及鼻背部可出现疼痛及肿胀，可向头顶部放射。眼球运动时疼痛加重，压迫眼球时觉眼球后部疼痛。前组筛窦炎可出现额窦炎的头痛表现；后组筛窦炎常与上颌窦炎的头痛症状类似。④急性蝶窦炎常为枕部疼痛，可向肩、背及乳突部放射。虽觉眼球后疼痛，但压迫眼球时无眼球后疼痛加重现象。

3) 体征 鼻黏膜充血、肿胀，鼻腔内有大量脓性鼻涕。病变鼻窦区压痛。

3. 辅助检查

(1) 前鼻镜检查：鼻黏膜充血、肿胀，鼻腔内有大量脓性鼻涕。

(2) 影像学检查：鼻窦 CT 能清楚显示鼻窦黏膜增厚，脓性物积蓄，累及鼻窦范围。

(3) 鼻内镜检查：包括鼻道、窦口及周围黏膜情况，脓性分泌物的来源。

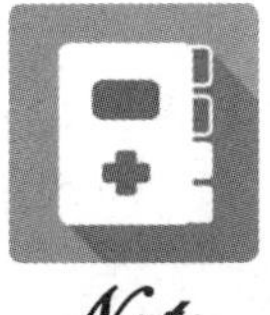
Note

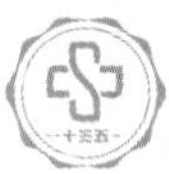

(4) 上颌窦穿刺冲洗法:对上颌窦炎的诊断和治疗有帮助。须在病人无发热和抗生素控制下施行。

4. 心理-社会状况 急性鼻窦炎多由急性鼻炎引致,病人起病初期多不重视,当症状加重影响正常的工作、学习、生活和社交,常产生焦虑、紧张心理。护理中应注意评估病人的心理状况,以了解其对疾病的认知和期望。

【护理诊断】

1. 体温过高 与细菌感染有关。

2. 急性疼痛 与炎症引起的黏膜肿胀、窦口阻塞、脓性分泌物在窦内存留及细菌毒素被机体吸收有关。

3. 清理呼吸道无效 与鼻塞、脓涕有关。

4. 潜在并发症 急性中耳炎、咽炎、急性喉炎、扁桃体炎等。

5. 知识缺乏 缺乏急性鼻窦炎相关治疗和自我保健知识。

【护理目标】

(1) 病人体温恢复正常。

(2) 病人头痛或局部疼痛等症状减轻或消失。

(3) 病人鼻塞、流涕、嗅觉减退等症状减轻或消失。

(4) 病人无并发症发生。

(5) 病人及家属了解急性鼻窦炎的护理知识。

【护理措施】

(1) 遵医嘱正确使用抗生素和滴鼻剂。

(2) 嘱病人注意休息,多饮水,清淡饮食。

(3) 高热头痛者,给予物理降温,或遵医嘱给予解热镇痛药。

(4) 急性上颌窦炎者,在全身症状消退及局部炎症基本控制后,遵医嘱行上颌窦穿刺冲洗法。

(5) 做好病人的基础护理,预防并发症的发生。

(6) 健康指导:

①指导病人使用正确滴鼻、擤鼻、鼻腔冲洗、体位引流等的方法。

②注意工作和生活环境的洁净和通风,忌烟、酒、辛辣刺激性食物。

③出现高热不退、头痛加剧、耳痛耳鸣等症状,应及时就诊。

【护理评价】

(1) 病人体温是否恢复正常。

(2) 病人头痛或局部疼痛等症状是否减轻或消失。

(3) 病人鼻塞、流涕、嗅觉减退等症状是否减轻或消失。

(4) 病人是否发生并发症。

(5) 病人及家属是否了解急性鼻窦炎的护理知识。

五、慢性鼻窦炎病人的护理

【概述】

慢性鼻窦炎为鼻窦黏膜的慢性化脓性炎症,病程超过 12 周。慢性鼻窦炎多为急性鼻窦炎反复发作未彻底治愈迁延所致,可单发于某一鼻窦,临床上以双侧或多窦发病常见。

【病因与发病机制】

1. 全身原因 如疲劳、受凉、营养不良、变态反应体质、烟酒过度,全身疾病如结核、梅毒等,导致身体抵抗力下降。

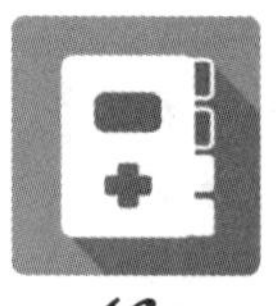

Note

2. 鼻腔疾病 急性鼻炎、鼻中隔偏曲、鼻甲肥大、鼻腔变态反应性疾病、鼻腔肿瘤、异物等。以上疾病均可阻塞中鼻道或上鼻道，妨碍鼻窦通气与引流。

3. 邻近器官感染病灶 慢性扁桃体炎及儿童患腺样体肥大常使鼻腔阻塞，易诱发鼻窦炎。上颌第二双尖牙与第一、第二磨牙根部感染，向上蔓延，可引起牙源性上颌窦炎。

4. 直接感染 鼻窦外伤骨折，游泳跳水导致污水吸入鼻窦而产生炎症。

5. 其他原因 鼻腔手术或治疗鼻出血时鼻腔填塞物留置时间太久。

由于以上种种原因，细菌侵入鼻窦，破坏组织，发生慢性炎症。

【护理评估】

1. 健康史 询问病人起病情况，评估病人有无急性鼻窦炎反复发作病史；有无鼻咽部疾病病史；有无全身慢性病病史。

2. 临床表现

(1) 全身症状：一般较轻，较常见的症状为精神不振、头昏倦怠、记忆力减退、注意力不集中等。

(2) 局部症状：

①脓涕：鼻涕多，呈脓性或黏脓性分泌物，难以擤尽。牙源性感染者鼻涕常有腐臭味。前组鼻窦炎者，鼻涕易从前鼻孔排出，后组鼻窦炎者，鼻涕多从后鼻孔流入咽部。

②鼻塞：由黏膜肿胀和脓涕滞留引起，常呈持续性鼻塞，伴有嗅觉减退或丧失。

③头痛：一般头痛较轻，表现为沉重感、压迫感或者闷痛，有时间性或固定部位，多为白天重，夜间轻；吸烟、饮酒、情绪激动、咳嗽、低头或用力时头痛加重。经休息、鼻内用药、引流等治疗后头痛症状减轻。

3. 辅助检查

(1) 前鼻镜检查：鼻黏膜充血、肿胀或肥厚，中鼻甲肥大或息肉样变。前组鼻窦炎脓液积于中鼻道，后组鼻窦炎脓液则积于嗅裂或鼻腔后部。

(2) 鼻内镜检查：可直接观察鼻腔、窦口及窦内病变情况。

(3) 影像学检查：鼻窦 CT 冠状位对于精确判断各窦病变范围，鉴别鼻窦占位性或破坏性病变有重要价值。

(4) 上颌窦穿刺冲洗：通过穿刺冲洗了解窦腔内脓液的性质、量、有无恶臭等，并可行脓液细菌培养和药物敏感试验。

4. 心理-社会状况 病人因鼻塞、头痛、头昏，易出现困倦，精神不振等症状，常导致学习成绩下降，工作效率降低，压抑、焦虑、烦躁等心理变化。护士需多与病人交流，耐心解释，消除其不良情绪，提高对疾病的认知程度，配合积极治疗。

【护理诊断】

1. 疼痛 与手术损伤、鼻腔填塞有关。

2. 感知改变 嗅觉减退，与鼻腔鼻窦黏膜病变肿胀及窦口阻塞有关。

3. 潜在并发症 有鼻出血的危险，与手术治疗有关。

4. 焦虑 由于担心鼻窦手术可能损伤邻近器官或组织引起。

5. 知识缺乏 缺乏慢性鼻窦炎相关护理知识。

【护理目标】

(1) 病人鼻塞、流涕、嗅觉减退等症状减轻或消失。

(2) 病人疼痛症状减轻或消失。

(3) 病人无术后鼻出血等并发症发生。

(4) 病人情绪稳定，无焦虑表现。

(5) 病人及家属了解慢性鼻窦炎的护理知识。

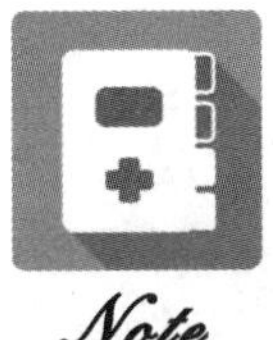
Note

【护理措施】

1. 保守治疗

(1) 减充血剂的应用:常用减充血剂1%麻黄碱(儿童0.5%)滴鼻,教会病人正确使用滴鼻剂改善通气、引流,疗程不可超过7天。适量在鼻内加入糖皮质激素,具有抗炎、消除水肿作用。

(2) 鼻腔冲洗:用温生理盐水冲洗,每天1～2次,清除鼻腔分泌物。

(3) 鼻窦负压置换治疗:通过负压吸引作用清理鼻腔分泌物,并使药液进入鼻窦。适用于上颌窦炎、筛窦炎和蝶窦炎。

(4) 上颌窦穿刺冲洗:慢性上颌窦炎可行上颌窦穿刺冲洗法清洗分泌物并灌入抗菌药物和黏膜活性药物。

知识链接 6-3

2. 手术治疗 经保守治疗无效者,可选择鼻腔和鼻窦手术,解除鼻腔和鼻窦口的通气和引流障碍。做好围手术期护理,减轻病人焦虑,减少手术引起的不适,避免手术并发症。鼻内镜手术,具有创伤小,病变切除彻底,最大限度保留鼻黏膜组织,术后恢复快等诸多优点。

3. 健康指导

(1) 积极锻炼身体,增强抵抗力,防止上呼吸道感染。

(2) 指导病人使用正确滴鼻、鼻腔冲洗、体位引流方法。

(3) 生活规律,劳逸结合,忌烟酒,避免进食辛辣刺激性食物。

(4) 积极治疗鼻腔炎症性疾病,防止发生鼻窦炎,出现急性炎症积极治疗。

(5) 术后遵医嘱正确用药,行鼻腔冲洗,定期复查,术后1个月避免重体力劳动。

【护理评价】

(1) 病人鼻塞、流涕、嗅觉减退等症状是否减轻或消失。

(2) 病人疼痛症状是否减轻或消失。

(3) 病人是否发生术后鼻出血等并发症。

(4) 病人情绪是否稳定,是否有焦虑表现。

(5) 病人及家属是否了解慢性鼻窦炎的护理知识。

六、鼻出血病人的护理

【概述】

鼻出血是鼻腔、鼻窦疾病或某些全身性疾病的临床常见症状之一。轻者仅涕中带血,一次大量出血可致失血性休克,反复多次少量出血可致贫血。儿童、青少年鼻出血多数发生于鼻中隔前下部的利特尔区,中老年者鼻出血多来自鼻腔后部的鼻-鼻咽静脉丛和鼻中隔后动脉。

【病因和发病机制】

1. 局部原因

(1) 外伤:鼻骨骨折、挖鼻、用力擤鼻、鼻和鼻窦手术后损伤血管或黏膜未及时处理。

(2) 鼻中隔病变:鼻中隔偏曲、糜烂、穿孔也常有鼻出血。

(3) 鼻腔和鼻窦炎症:萎缩性鼻炎、急性鼻炎、急性上颌窦炎、鼻结核、鼻白喉、鼻梅毒等,因黏膜溃烂,易致鼻出血。

(4) 肿瘤:良性肿瘤如鼻咽部纤维血管瘤出血量较多。鼻、鼻窦、鼻咽部恶性肿瘤早期可引起少量反复出血,晚期因肿瘤组织破坏大血管引起大出血。

(5) 其他:鼻腔异物,如鼻腔水蛭,可引起反复大量出血;在高原地区,因相对湿度过低,容易患干燥性鼻炎,为地区性鼻出血的重要原因。

2. 全身原因

(1) 血液疾病:如白血病、再生障碍性贫血、血友病、各种紫癜。

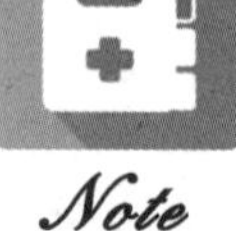

(2) 急性传染病：如流感、伤寒等。

(3) 心血管疾病：动脉压过高如高血压、动脉硬化症、伴有高血压的子痫等。静脉压增高如二尖瓣狭窄、胸腔或纵隔或颈部巨大肿块、肺气肿、肺水肿及支气管肺炎等。

(4) 维生素缺乏：维生素 C、维生素 K、维生素 P 及微量元素钙等缺乏时，均易发生鼻出血。

(5) 化学药品及药物中毒：磷、汞、砷、苯等中毒，可破坏造血系统的功能，引起鼻衄，长期服用水杨酸类药物，可致凝血酶原减少而易出血。

(6) 内分泌失调：代偿性月经、先兆性鼻出血常发生于青春发育期，多因血中雌激素含量减少，鼻黏膜血管扩张所致。

(7) 遗传性出血性毛细血管扩张症，肝、肾慢性疾病以及风湿热等，也可伴发鼻出血。

【护理评估】

1. 健康史 评估病人起病情况，了解病人有无引发鼻出血的局部及全身因素。

2. 身体状况 病人可表现为局部单侧出血，双侧鼻出血（全身性疾病），间歇性反复出血或持续出血。出血量多少不一，轻者仅涕中带血或倒吸血性鼻涕，重者可达数百毫升。短时间内失血达 500 mL 时病人可出现头昏、口渴、乏力、口唇苍白等；失血量在 500～1000 mL 者可出现胸闷、出冷汗、脉搏加快、血压下降等症状；若收缩压低于 80 mmHg，提示血容量已损失约 1/4。反复多次少量出血可致贫血。由于鼻出血可由不同原因引起，除鼻部出血表现外，还常伴有与病因本身相关的临床表现。

3. 心理-社会状况 鼻出血多急性起病，病人易有烦躁、紧张、焦虑等心理变化。反复大量出血者可有恐惧感。护理中应多与病人及家属交流，评估他们对疾病的认知程度及心理状况。

4. 辅助检查 应结合病史给病人测血压；行前鼻镜检查可直接观察鼻腔、鼻窦情况和出血部位；行全血细胞计数、出凝血时间、毛细血管脆性试验、肝肾功能等检查，以确定出血原因。

【护理诊断】

1. 体液不足 与鼻出血量较多有关。

2. 疼痛 与鼻腔填塞有关。

3. 焦虑与恐惧 与鼻出血和关注预后有关。

4. 潜在并发症 失血性休克、贫血、再次鼻出血及长期鼻腔填塞引起中耳、鼻窦感染等。

5. 知识缺乏 缺乏鼻出血的有关护理和防治知识。

【护理目标】

(1) 病人不再发生鼻出血，顺利康复。

(2) 病人焦虑、恐惧等心理减轻或消失。

(3) 病人无并发症发生。

(4) 病人能够说出鼻出血有关的护理和防治知识。

【护理措施】

1. 心理护理

(1) 安慰病人及家属，解释鼻出血的原因和治疗护理措施，沉着冷静地协助医生进行体格检查及止血处理，必要时遵医嘱使用镇静剂。

(2) 在实施治疗措施前，向病人说明操作目的和意义，交代注意事项，特别是行黏膜烧灼止血及鼻腔填塞时会引起局部不适和头痛，让病人做好思想准备，以配合治疗护理。

2. 减轻鼻出血

1) 一般护理 病人取坐位或半坐卧位，头稍向前倾，嘱病人勿将血液咽下以免刺激胃黏膜引起恶心、呕吐，给病人一个弯盘嘱其将血液吐入盘内。疑有休克者应取平卧头低位，先行

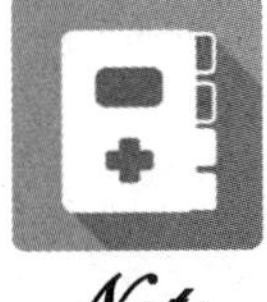

Note

抗休克治疗，严密观察病情，记录血压、脉搏及出血情况。

2）止血方法

（1）简易止血法：用手指捏紧两侧鼻翼（压迫鼻中隔前下部）10～15 min，同时用冷水袋或湿毛巾冷敷前额和后颈，或将蘸有1%麻黄碱或0.1%肾上腺素棉片填入鼻腔内（高血压者禁用）。

（2）烧灼法：反复少量出血且出血点明确者可选用此法。可用化学烧灼法或电烧灼法凝固出血点组织，使血管封闭或凝固，达到止血的目的。

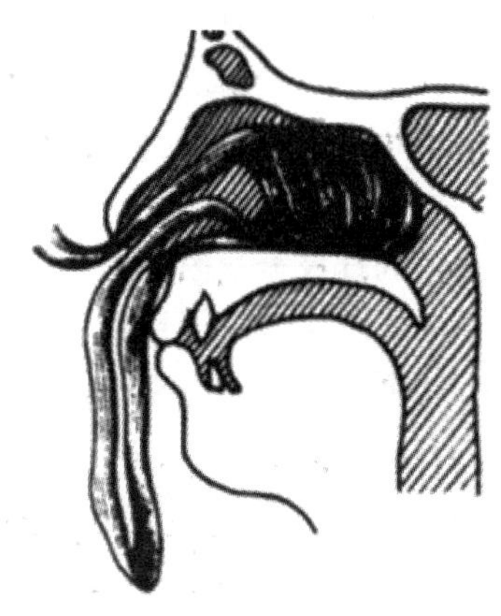

图 6-2　鼻腔填塞法

（3）填塞法：出血较剧烈、范围较广，出血部位不明确者，可进行鼻腔填塞（图 6-2）。常用填塞物为无菌凡士林纱条、碘仿纱条、明胶海绵等。鼻腔后部的出血或鼻腔填塞无效者，可行后鼻孔填塞。鼻腔填塞后护理：①注意观察填塞物有无松动脱落，告知病人避免咳嗽、打喷嚏，可做深呼吸，用舌尖顶上颚，以免填塞物脱落。②观察咽后壁有无血液流下，嘱病人将口中血液吐出，不要咽下，以免刺激胃黏膜，影响正确估计出血量。如发现大量出血应及时报告医生并迅速准备用物，积极配合抢救。③鼻腔填塞物宜在24～48 h后分次取出，在填塞过程中用液体石蜡滴鼻，碘仿纱条可适当延长留置时间，需辅以抗生素治疗。

（4）鼻内镜下止血法：该法目前广泛应用于临床，且成熟有效，病人痛苦少。

3）全身治疗　出血量较大或行前后鼻孔填塞的病人应遵医嘱应用止血药物、维生素C、维生素K，进行输血、补液等。

3. 健康教育

（1）鼻出血时，告知病人不要将血液咽下，避免刺激胃黏膜引起恶心、呕吐。

（2）培养良好的个人卫生习惯，不用手和硬物掏鼻腔，忌用力擤鼻涕、拔鼻毛等。

（3）教会病人或家属简易止血法，若院外再次出血，应先行简易止血法处理，再到医院就诊。

（4）鼻腔黏膜干燥时应增加液体的摄入量，增加室内环境的湿度，从而缓解症状以免引起出血。

（5）全身性疾病因素所致鼻出血者应遵医嘱按规律服药，积极治疗原发病，保持良好心态。

【护理评价】

能力检测15

（1）病人是否再次发生鼻出血，是否顺利康复。

（2）病人焦虑、恐惧等心理是否减轻或消失。

（3）病人是否发生并发症。

（4）病人是否能够说出鼻出血有关的护理和防治知识。

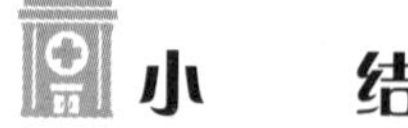

小　结

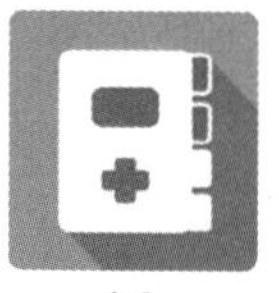

本节重点介绍了变应性鼻炎病人的护理。①急性鼻炎是由病毒感染引起的鼻腔黏膜的急性炎症性疾病，具有一定传染性，初期鼻部干燥、灼热、痒、打喷嚏；急性期鼻塞、打喷嚏、流清涕等；恢复期鼻塞减轻，鼻涕减少，鼻黏膜充血肿胀减轻，可伴有全身症状，应根据医嘱使用药物，改善鼻腔通气，支持对症护理。②慢性鼻炎分为慢性单纯性鼻炎和慢性肥厚性鼻炎。慢性单纯性鼻炎以间歇性、交替性鼻塞为主要症状，鼻腔黏膜呈慢性充血、肿胀。慢性肥厚性鼻炎以双侧、持续性鼻塞为主，鼻腔黏膜充血、肿胀肥厚，一般单纯药物治疗无法明显改变症状。③变应性鼻炎分为常年性和季节性两种。主要病理改变为鼻黏膜水肿、嗜酸性粒细胞浸润。常出现鼻塞、流涕、嗅觉减退等症状。指导病人避免接触变应原，遵医嘱给予对症药物，协助医生进行免疫治疗，配合医生进行其他疗法等。④急性鼻窦炎是一种常见的鼻窦黏膜的急性化脓性炎症，鼻腔大量脓性或黏脓性分泌物。⑤慢性鼻窦炎为鼻窦黏膜的慢性化脓性炎症，多为急性鼻窦炎症反复发作未彻底治愈迁延所致。疲劳、受凉、营养不良、变态反应体质、烟酒过度等导致身体抵抗力下降等均可引起该病。应根据病人情况给予保守治疗或手术治疗。⑥鼻出血是鼻腔、鼻窦疾病或某些全身性疾病引发的临床常见的症状之一。多由外伤、鼻腔疾病、鼻窦疾病引起。给予病人心理护理，减轻和预防出血等护理措施。

（赫玲玲）

第三节 咽科病人的护理

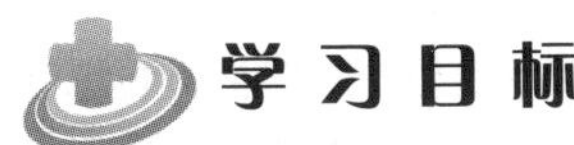

掌握：扁桃体炎病人的术后护理。

熟悉：慢性咽炎的临床表现和护理要点及阻塞型睡眠呼吸暂停低通气综合征的临床表现。

了解：阻塞型睡眠呼吸暂停低通气综合征的定义、病因和治疗要点，鼻咽癌的病因、治疗及护理要点。

情景导入

病人，男，10岁，主因咽部反复疼痛、高热3天，加重伴睡眠打鼾、咳嗽1天入院。体温达39 ℃，家长自行应用感冒冲剂、布洛芬混悬液治疗，体温下降正常，而后反复多次。如果你是责任护士。

工作任务：

1. 为该病人做出护理诊断。
2. 为该病人做出正确的护理措施。

一、扁桃体炎病人的护理

【概述】

扁桃体炎为腭扁桃体的非特异性炎症，是一种很常见的咽部感染性疾病，常继发于上呼吸道感染，临床上可分为急性扁桃体炎和慢性扁桃体炎。乙型溶血性链球菌是主要致病菌。腺病毒、鼻病毒或单纯疱疹病毒等也可引起本病。慢性扁桃体炎是急性扁桃体炎反复发作，实质性结构增生或纤维蛋白样变性，瘢痕形成并伴扁桃体隐窝口阻塞，引流不畅，细菌与炎性渗出物积聚其内，反复刺激导致扁桃体增大。慢性扁桃体炎可继发于某些急性传染病，如猩红热、白喉、流感等，也可继发于鼻腔及鼻窦等邻近器官的感染。急性扁桃体炎治疗应以抗炎对症治疗，预防并发症为主；对反复发作的慢性扁桃体炎行手术治疗。

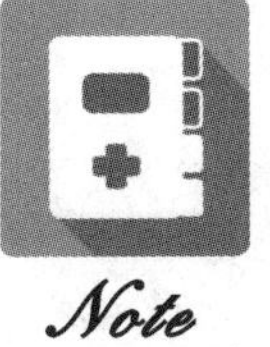

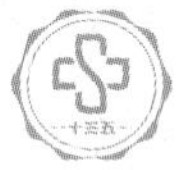

【护理评估】

1. 健康史 了解病人发病前有无上述相关因素，了解病人的职业、嗜好，有无理化因素的长期刺激及治疗经过等，有无自身免疫性疾病。

2. 身体状况

（1）急性扁桃体炎有三种病理分型，即急性卡他性扁桃体炎、急性滤泡性扁桃体炎和急性隐窝性扁桃体炎。①急性卡他性扁桃体炎：病人出现咽部充血，疼痛，低热和轻度全身不适。病变局限黏膜表面、扁桃体黏膜表面充血，无明显渗出。②急性滤泡性扁桃体炎：病人咽部疼痛加重，多伴有吞咽痛，疼痛可放散到耳部。咽部黏膜充血肿胀，在隐窝口可见黄白色斑点。③急性隐窝性扁桃体炎：病人常有急性扁桃体炎反复发作史。咽部疼痛剧烈，部分可出现淋巴结肿大，咽部肿胀，导致说话声弱，畏寒，高热，食欲减退。儿童高热可引起抽搐。扁桃体充血，肿胀的隐窝口有渗出物，隐窝口渗出物连成白色的假膜。

（2）慢性扁桃体炎：病人常有急性扁桃体炎反复发作史。咽痛明显，发作期间有咽干、咽痒、刺激性咳嗽、异物感等症状。儿童由于扁桃体过大，可导致呼吸不畅、睡觉打鼾、吞咽困难、言语共鸣障碍。扁桃体大小不定，表面可见瘢痕收缩，隐窝口常有碎屑或脓栓，儿童扁桃体肥大，易出现颌下淋巴结。

3. 心理-社会状况 病人常因该病引起的并发症及本身的感染或需要行扁桃体切除术而焦虑、恐惧。

4. 辅助检查 急性扁桃体炎时，实验室检查显示白细胞计数增多，红细胞沉降率和C-反应蛋白浓度增高。此时应做细菌培养和药敏试验，以便选用有效的抗生素。

慢性扁桃体炎时，扁桃体大小不定，成年人扁桃体表面可见瘢痕收缩，凹凸不平，与腭弓有粘连，隐窝口常有碎屑或化脓物质，腭舌弓呈暗红色，挤压腭舌弓时，隐窝口可见黄白色干酪样点状物溢出。容易引发各种并发症。

【护理诊断】

1. 咽痛与吞咽困难 与扁桃体的急性化脓有关。

2. 高热 与急性化脓性扁桃体炎有关。

3. 并发症 与个别靶器官对链球菌所产生的Ⅲ型变态反应有关。

4. 恐惧 与扁桃体炎引起的并发症及扁桃体切除术引起的疼痛有关。

【护理目标】

（1）病人咽部疼痛感减轻或消失。

（2）病人体温降至正常。

（3）病人充分了解并发症的原因及预防措施。

（4）病人情绪稳定，积极配合治疗和护理，恐惧心理消失。

【护理措施】

1. 急性扁桃体炎的护理

（1）嘱病人卧床休息，流质饮食及多饮水，加强营养及保持大便通畅。

（2）抗生素的应用为主要治疗方法。

（3）咽痛剧烈或高热时，遵医嘱给予解热镇痛药或物理降温。

（4）局部治疗可用复方硼砂溶液、口泰漱口液或1∶5000呋喃西林溶液漱口。

（5）病人若出现耳痛、张口受限、心慌气短等症状时应立即向医生报告并及时处理。

2. 慢性扁桃体炎的护理

1）非手术治疗

（1）遵医嘱使用有脱敏作用的细菌制品进行脱敏，或应用各种增强免疫力的药物，如注射胎盘球蛋白、转移因子等。

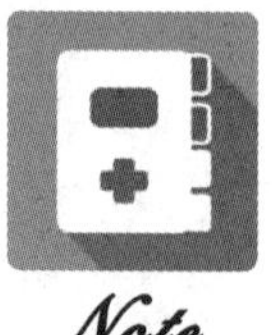

Note

(2) 局部涂药、隐窝灌洗，减少细菌繁殖的机会，如冷光及激光疗法等。

(3) 建议病人加强体育锻炼，增强体质和抗病能力。

2) 手术治疗 目前仍以扁桃体切除手术为主要方法。

(1) 术前准备：

①耐心向病人讲解手术方式及必要性，了解术后注意事项，消除病人及家属的紧张心理，使其积极配合治疗。

②做好术前的所有检查。

③嘱病人保持口腔清洁。

④术前 6 h 禁食水。

⑤遵医嘱给予术前药物。

(2) 术后护理：

①全身麻醉者未清醒前应采用半坐卧位。局部麻醉者，儿童取侧卧位，成年人取平卧或半坐卧位。

②注意观察出血情况，嘱病人将口中分泌物吐出，不要咽下。如唾液中混有少量血丝时，不必介意，如持续口吐鲜血应立即报告医生，及时处理。

③术后 6 h 进冷质流食，次日创面白膜生长好可改用半流质饮食。

④术后当日禁止刷牙漱口，次日可用硼砂溶液漱口。

⑤若创面疼痛可遵医嘱给予 1%利多卡因数毫升做下颌角处封闭以止痛。

⑥若出现伤口感染、发热等应遵医嘱给予抗生素治疗。

3) 健康指导 嘱病人出院后两周内尽量避免食用干硬、大块或辛辣刺激性食物，以免损伤伤口，造成继发性出血。术后应戒烟酒，加强体育锻炼，养成良好的生活习惯。

(1) 嘱病人积极配合治疗，不要用嗓过度，注意休息，以利伤口恢复。

(2) 儿童因感冒等原因出现高热、喉痛、声音嘶哑、犬吠样咳嗽时，应及时到医院就诊，以防发生喉阻塞。

(3) 普及预防急性喉炎的常识。

【护理评价】

(1) 病人咽部疼痛感是否减轻或消失。

(2) 病人体温是否降至正常。

(3) 病人是否充分了解并发症发生的原因及预防措施。

(4) 病人情绪是否稳定，是否积极配合治疗和护理，恐惧心理是否消失。

知识链接 6-4

二、鼻咽癌病人的护理

【概述】

鼻咽癌是我国高发肿瘤之一，华南沿海地区发病率最高，男性发病率为女性发病率的 2～3 倍，40～50 岁为高发年龄组。目前认为与遗传因素、病毒因素等有关。

1. 遗传因素 鼻咽癌病人具有种族易感性和家族聚集现象。

2. EB 病毒 从鼻咽癌病人血清中检测到 EB 病毒抗体，近年应用分子杂交技术及聚合酶链反应技术检测证实鼻咽癌活检组织中有 EBV DNA、特异性病毒 mRNA 或基因产物表达，更证实 EB 病毒研究在鼻咽癌发展中的重要作用。目前 EB 病毒研究已成为探索鼻咽癌病因学中的一个重要课题。

3. 环境因素 我国鼻咽癌高发地区多习惯进食咸鱼、腊肉等腌制食品，有的高发地区的大米和水中微量元素镍含量较高。后经动物实验证实，鼻咽癌的发生可能与亚硝酸类化合物及镍等多种化学物质有关。另外缺乏维生素和性激素失调可以改变黏膜对致癌物的敏感性。

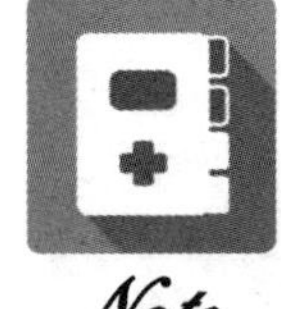

Note

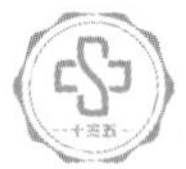

【护理评估】

1. 健康史 询问病史很重要，应仔细询问病人患病前的健康状况，生活及居住环境、家庭状况，有无鼻、咽、喉部的慢性疾病。

2. 身体状况

(1) 鼻部症状：早期为涕中带血，多未引起病人重视，瘤体增大可引起后鼻孔阻塞，开始为单侧鼻塞，逐渐加重，继而双侧鼻塞。

(2) 耳部症状：发生于咽隐窝的鼻咽癌早期可发生压迫或阻塞咽鼓管，引起耳鸣、耳闷及听力下降，鼓室积液，易误诊为分泌性中耳炎。

(3) 颈部淋巴结肿大：颈部淋巴结转移者较常见，以淋巴结肿大为首症者占60%，转移、肿大的淋巴结为颈深部上淋巴结，呈进行性增大，开始为单侧，继之为双侧。肿块质硬、活动受限，无压痛。

(4) 脑神经症状及头疼：肿瘤破坏颅底骨或经破裂孔转移颅内，常侵犯Ⅴ、Ⅵ脑神经，继而累及Ⅱ、Ⅲ、Ⅳ脑神经而出现头痛、面部麻木、眼球外展受限、视力下降、复视等症状。肿瘤侵犯或颈部转移性肿块压迫，可导致Ⅸ、Ⅹ、Ⅺ、Ⅻ脑神经受损，出现软腭瘫痪、呛咳、声音嘶哑、吞咽困难、伸舌偏斜等症状。

(5) 远处转移：鼻咽癌晚期可发生向骨骼、肝、肺等处转移，而出现相应的气管受损症状。

3. 检查

(1) 鼻咽部检查：可应用间接鼻咽镜、纤维/电镜鼻咽喉镜、鼻内镜进行。

(2) 颈部触诊：颈上深部可触及质硬、活动度差或不活动、无痛、肿大性淋巴结。

(3) 脑神经检查：侵入颅内，脑神经易受损。

(4) EB病毒血清学检查：EB病毒抗原-免疫球蛋白A(VCA-IgA)抗体测定，EB病毒DNA酶抗体检测。

(5) 影像学检查：颅底X线，特别是CT和MRI检查，可进一步了解肿瘤大小、范围，颅底破坏及颈部转移等情况。MRI对软组织的观察与分辨优于CT。

4. 心理-社会状况 鼻咽癌一旦确诊会给病人及家属带来极大的精神打击，病人易产生恐惧、抑郁、悲观等情绪。应该关心病人，鼓励病人树立战胜疾病的信心，积极主动配合治疗。

【护理诊断】

1. 出血倾向 与肿瘤破溃或侵犯血管有关。

2. 疼痛 与肿瘤破坏颅底或侵入颅内，累及脑神经而引起头痛等症状有关。

3. 焦虑 担心鼻咽癌的治疗、预后，不能积极面对。

4. 自我形象紊乱 因肿瘤侵犯神经系统而引起上睑下垂、颈部包块等外形的改变。

5. 感知改变 面部麻木、听力下降、耳鸣与肿瘤破坏或压迫咽鼓管有关。

【护理目标】

(1) 病人焦虑、悲伤的情绪缓解，积极接受护理和治疗。

(2) 病人涕中带血或痰中带血消失。

(3) 病人疼痛、鼻塞、耳聋等症状减轻或消失。

(4) 病人及家属对鼻咽癌的治疗护理的内容了解并树立战胜疾病的信心，提高自我护理的能力，主动积极地配合治疗。

【护理措施】

1. 加强心理护理 关注病人的情绪变化，关心病人、鼓励病人，使病人尽快树立战胜疾病的信心，提高生活自理能力。

2. 鼻部出血的护理 量少时不用特殊处理。鼻腔大量出血时应立即平卧或半卧，头偏向一侧，协助医生实施鼻腔填塞、血管结扎等治疗措施；失血严重者做好输血准备。

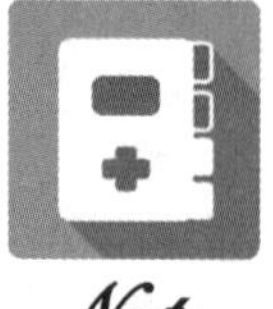

Note

3. 疼痛护理 告知病人疼痛的原因，程度严重者遵医嘱给予镇静药或止痛剂。

4. 口腔护理 保持口腔的清洁，鼓励多饮水如有口腔溃疡、咽干等症状应对症治疗。

5. 放化疗的护理 病人放化疗后常出现恶心、厌食、脱发、全身无力等不良反应。应给予高蛋白、富含维生素、低脂、易消化的食物。有口腔溃疡者应给予流质、半流质的食物，忌辛辣刺激、冷硬的食物。

6. 健康宣教 加强营养，提高免疫力和抵抗力。定期复查，出现鼻出血、颈部包块、剧烈头痛或原有症状加重时应立即到医院复诊。做好科普工作，使病人了解鼻咽癌的相关知识，积极应对。

【护理评价】

(1) 病人焦虑、悲伤的情绪是否缓解，是否积极接受护理和治疗。

(2) 病人涕中带血或痰中带血的症状是否消失。

(3) 病人疼痛、鼻塞、耳聋等症状是否减轻或消失。

(4) 病人及家属对该病的治疗护理的内容是否了解，是否树立战胜疾病的信心，自我护理能力是否提高，是否主动积极地配合治疗。

三、阻塞型睡眠呼吸暂停低通气综合征病人的护理

【概述】

成年人阻塞型睡眠呼吸暂停低通气综合征(OSAS)是指在睡眠时上呼吸道塌陷阻塞引起的呼吸暂停和低通气，鼻、口内空气流通停止持续 10 s 以上，在 7 h 的夜间睡眠内，至少有 30 次呼吸暂停发作。通常伴有打鼾、睡眠结构紊乱、频繁发生血氧饱和度下降等症状，可能导致高血压、冠心病等多器官多系统损害。本病成因主要有以下几个。

1. 解剖因素 上呼吸道解剖结构异常导致呼吸道不同程度的狭窄。如鼻中隔偏曲、鼻息肉、腺样体及扁桃体肥大、巨大声带息肉、喉肿物、舌根肥厚、舌根后缩等。

2. 上呼吸道扩张肌肌张力异常 主要表现为颏舌肌、咽壁肌及软腭肌肉张力异常。

3. 呼吸中枢调节功能异常 主要表现为睡眠中呼吸驱动力降低及对高 CO_2、高 H^+ 及低 O_2 的反应域提高，此功能异常可为原发，也可继发于长期睡眠呼吸暂停而导致的睡眠低氧血症。

4. 其他因素 某些全身因素及疾病也可通过影响上述三种因素而诱发 OSAS，如肥胖、妊娠、更年期、甲状腺功能低下、糖尿病等。

5. 年龄因素 老年期组织松弛，肌张力下降，导致咽壁松弛、塌陷而引起打鼾或 OSAS。主要原因是会厌舌面黏膜高度充血水肿，会厌肿胀似球状，易堵塞呼吸道引起喉阻塞。

【护理评估】

1. 健康史 评估病人有无上述发病的因素，了解病人的身体状况、家族史。

2. 身体状况

1) 症状

(1) 睡眠中打鼾，呈间歇性，有反复呼吸停止现象，而醒后本人不知，严重者夜间有时或经常憋醒，甚至不能平卧睡眠。

(2) 白天嗜睡，常有晨起头痛、咽部明显干燥、异物感、倦怠等。轻者为轻度困倦，重者在讲话过程中、驾驶中出现入睡现象。

(3) 合并并发症者可出现相应症状，如夜间心绞痛、心律失常等。

2) 体征 较肥胖或明显肥胖的病人占 70%。还有口咽腔狭窄、扁桃体肥大、软腭组织肥厚、悬雍垂过长等。

3. 心理-社会状况 打鼾严重时可影响其他人的睡眠，有的人打鼾严重时有性格改变，暴躁多疑、沮丧等，常引起社交障碍。病人因白天嗜睡，注意力不集中，工作效率低，如从事精细

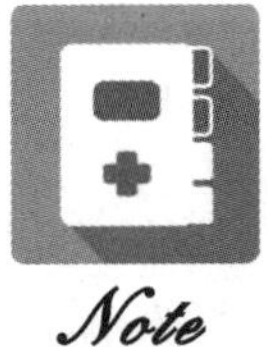

Note

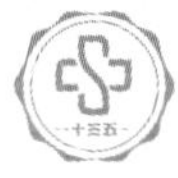

危险工作易发生事故。该病易发生呼吸暂停，如频繁发作常引起家属担忧，需要整夜守护、反复唤醒。

4. 辅助检查

(1) 多导睡眠监测是诊断该病的金标准，监测指标包括口鼻气流、血氧饱和度监测、胸腹呼吸运动、体位与呼吸暂停的关系。

(2) 内镜检查有助于明确上呼吸道阻塞的原因、病变部位、性质及阻塞状况。

(3) 影像学检查，如头颅X线、头颅CT、MRI。

【护理诊断】

1. 睡眠形态紊乱 与睡眠时憋气、打鼾、觉醒有关。

2. 恐惧、焦虑 严重者需手术时与惧怕手术及担心预后有关。

3. 潜在并发症 心律失常、呼吸道梗阻、心肌梗死、缺血性脑中风、猝死、呼吸衰竭等。

【护理目标】

(1) 病人呼吸道通畅，睡眠时憋气减轻或消失，打鼾呼吸暂停减少，睡眠质量提高。

(2) 病人及家属了解该疾病，从而能够减轻对疾病的恐惧心理，采取适当的预防措施，积极配合治疗。

(3) 病人精神状态好转，工作效率明显提高，生活质量得到显著提高。

【护理措施】

大部分病人需要手术治疗，护理可分为术前护理和术后护理。

1. 术前护理

(1) 加强入院宣教，让病人了解该病，减轻其对手术的恐惧感，树立信心，积极配合治疗。

(2) 建议病人养成健康生活方式如戒烟酒，合理饮食，避免暴饮暴食，进食低脂、高蛋白、易消化的食物，减肥等。

(3) 调整睡眠姿势，保持侧卧位或半侧卧位，避免平卧位。

(4) 告知术前检查的目的、检查的内容、注意事项及术后的注意事项。

(5) 加强病情观察，观察病人入睡后有无憋气，监测血压的变化等情况。

2. 术后护理

(1) 根据麻醉和手术的方式给予相应的体位护理。

(2) 观察病人有无活动性出血，及时告知医生并予以对症治疗。

(3) 术后当天不漱口，次日可用生理盐水或漱口液漱口。

(4) 1天后可进食流质、半流质食物。3天后可过渡到软食，至伤口愈合后可进普食。

(5) 术后疼痛严重者遵医嘱给予相应的镇痛处理。

(6) 术后按医嘱给予抗生素等药物治疗。

(7) 并发症的观察处理。

知识链接6-5

【护理评价】

(1) 病人呼吸道是否通畅，睡眠时憋气症状是否减轻或消失，打鼾呼吸暂停症状是否减少，睡眠质量是否提高。

(2) 病人及家属是否了解该疾病，从而减轻对疾病的恐惧心理，是否采取适当的预防措施并积极配合治疗。

(3) 病人精神状态是否好转，工作效率是否明显提高，生活质量是否得到显著提高。

四、慢性咽炎病人的护理

【概述】

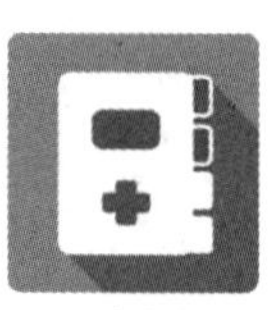

慢性咽炎是一种病程发展缓慢的慢性炎症，系咽部黏膜、黏膜下及淋巴组织的弥漫性炎

症。多见于成年人。症状顽固，较难治愈。常与邻近器官或全身疾病并存。鼻窦炎的脓涕流至鼻咽部，鼻中隔偏曲、干燥及多粉尘的环境，内分泌功能紊乱、胃肠功能失调等均可能成为其诱因。多由急性咽炎反复发作转变而来；慢性咽炎与很多疾病密切相关，如变应性鼻炎、风湿性心脏病及关节炎、口臭、牙槽溢脓等。

【护理评估】

1. 健康史 应了解病人的饮食习惯、生活条件、性格特点，评估病人有无上述发病的因素，有无咽部邻近器官的慢性炎症，起病的缓急、治疗经过及效果。

2. 身体状况

(1) 症状：咽部各种不适感，如烧灼感、异物感、干燥感。常在晨起干呕、咳嗽，空咽时异物感明显，进食反而无症状。

(2) 体征：

①慢性单纯性咽炎：黏膜弥漫性充血，血管扩张，呈暗红色。咽后壁常有少许黏稠分泌物附着。

②慢性肥厚性咽炎：黏膜肥厚充血，咽后壁有较多隆起的淋巴滤泡，可散在分布或融合成块。两侧咽侧索也有充血肥厚。

3. 心理-社会状况 病人因咽部异物感久治不愈会产生焦虑、烦躁、悲伤、恐惧、抑郁等情绪，甚至有些病人觉得自己患了癌症，因反复求医咽部异物感不能缓解而出现多疑、失眠等。

【护理诊断】

1. 疼痛 与咽部的慢性炎症密切相关。

2. 焦虑 与咽部异物感久治不愈，病人自觉患了癌症和迫切希望治愈的心理有关。

3. 知识缺乏 与慢性咽炎防治常识缺乏有关。

【护理目标】

(1) 病人咽部异物感、烧灼感明显消失。

(2) 病人情绪稳定，能消除烦躁情绪和恐癌心理，能够配合治疗及护理。

(3) 病人去除病因，戒除烟酒等不良嗜好，改善工作和生活环境。

【护理措施】

(1) 嘱病人休息。给予清淡、易消化的饮食，忌辛辣刺激食物，中药治疗。

(2) 按医嘱及时给予足量的抗生素和激素雾化治疗，并观察用药后的效果。积极治疗鼻咽部慢性炎症，有胃食管反流者给予抑酸治疗。纠正消化不良，增强抵抗力。

(3) 心理护理：向病人解释本病的发病原因及药物的疗效，使病人树立治疗信心。

(4) 健康指导：向病人宣传与慢性咽炎相关的知识，嘱其愈后加强锻炼，增强体质，积极预防急性咽炎发作。

【护理评价】

(1) 病人咽部异物感、烧灼感是否明显消失。

(2) 病人情绪是否稳定，是否能消除烦躁情绪和恐癌心理，能否配合治疗及护理。

(3) 病人是否戒除烟酒等不良嗜好，是否改善工作和生活环境。

知识链接 6-6

五、扁桃体切除术病人的护理

【概述】

扁桃体作为局部免疫器官，具有重要的生理功能。特别是儿童，咽部淋巴组织具有明显的保护作用。因此，应严格掌握手术适应证。

(1) 慢性扁桃体炎反复急性发作，或有并发扁桃体周脓肿病史。

(2) 扁桃体炎已成为引起其他脏器的病灶，如风湿性关节炎、风湿热、心肌炎、肾炎、某些

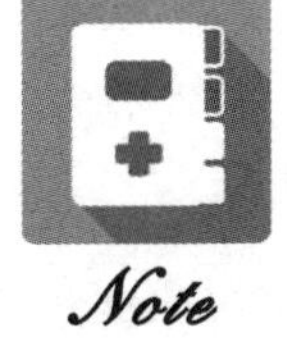

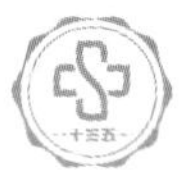

皮肤病以及不明原因的长期低热等。

(3) 扁桃体过度肥大，影响呼吸、妨碍吞咽及语言含糊不清者，如伴有腺样体肥大，可一并手术切除。

(4) 慢性扁桃体炎与邻近组织器官的病变有关联时，如中耳炎、鼻窦炎、颌下淋巴结炎等。

(5) 扁桃体角化症及白喉带菌者，经保守治疗无效时。

(6) 扁桃体良性肿瘤，可连同扁桃体一并切除。

【护理评估】

1. 健康史 评估病人有无打鼾、憋气、鼻塞等症状及发生时间。

2. 身体状况 主要表现为打鼾及鼻塞儿童更明显。

【护理诊断】

1. 舒适改变 与咽痛有关。

2. 发热 与扁桃体急性炎症反应有关。

3. 紧张 与对手术的恐惧及担心预后有关。

【护理目标】

(1) 让病人明白手术的必要性及术后的注意事项。

(2) 病人情绪稳定，能够积极配合医护治疗。

(3) 病人无疾病相关并发症发生。

【护理措施】

1. 术前护理 做好心理准备，向病人及家属说明手术的必要性。做好术前的辅助检查，嘱病人保持口腔清洁。教会病人术前自我放松的方法，以缓解急躁、紧张的情绪，保持平和心态，促进身体早日康复。术前 6 h 禁食，遵医嘱给予术前药物。

2. 术后护理 卧床休息，局部麻醉者采取半坐卧位，全身麻醉者取右侧卧位，头部稍低，注意观察出血量，嘱病人将口中分泌物或渗血物轻轻吐出。如持续口吐鲜血或频繁不自主地吞咽时应及时告知医生，予以及时治疗。术后当日禁止刷牙漱口，术后 1 天后可用 0.9%生理盐水或漱口液漱口，每日至少 3 次。术后 4 h 如无出血，可进食无渣冷流质食物，尽量多喝水，酌情吃适量冰激凌。次日可进流质、半流质食物。两周内避免进食干硬、大块儿、刺激性食物，以防损伤伤口，引起出血。术后酌情给予镇痛药。术后 10 天内白膜脱落，属于正常现象。

3. 健康教育

(1) 保持口腔清洁，用软毛刷刷牙，餐后漱口，多喝水。

(2) 注意休息，保持生活规律。适当锻炼身体，提高身体抵抗力，防止与有害刺激性气体接触，预防感冒。

(3) 遵医嘱继续服药，预防伤口感染。

【护理评价】

(1) 病人是否明白手术的必要性及术后的注意事项。

(2) 病人情绪是否稳定，能否积极配合医护治疗。

(3) 病人有无疾病相关并发症发生。

能力检测 16

小　结

本节重点介绍了扁桃体炎、鼻咽癌、阻塞型睡眠呼吸暂停低通气综合征、慢性咽炎、扁桃体切除术病人的护理。①扁桃体炎为腭扁桃体的非特异性炎症，临床上可分为急性扁桃体炎和慢性扁桃体炎。②鼻咽癌是我国高发肿瘤之一，目前认为与遗传因素、病毒因素等有关。早期主要表现为涕中带血。③阻塞型睡眠呼吸暂停低通气综合征是指在睡眠时上呼吸道塌陷阻塞

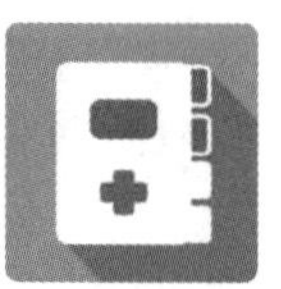

Note

引起的呼吸暂停和低通气，鼻、口内空气流通停止 10 s 以上，在 7 h 的夜间睡眠内，至少有 30 次呼吸暂停发作。④慢性咽炎是一种病程发展缓慢的慢性炎症，系咽部黏膜、黏膜下及淋巴组织的弥漫性炎症。多见于成年人，症状顽固，较难治愈。⑤扁桃体切除术病人应严格掌握手术适应证，做好术前和术后护理。

（付　强）

第四节　喉科病人的护理

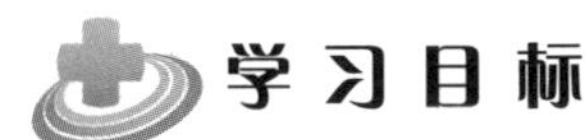

掌握：气管切开病人的护理。

熟悉：急性会厌炎的临床表现和护理要点及喉癌、喉阻塞的临床表现。

了解：喉阻塞的定义、病因和治疗要点，喉癌、急性会厌炎的病因和治疗要点。

情景导入

病人，男，5 岁，主因流涕、鼻塞，伴咳嗽、高热 2 天，加重后出现声音嘶哑、犬吠样咳嗽半天入院。体温达 39 ℃，家长自行应用感冒冲剂、布洛芬混悬滴剂治疗，体温下降至正常，之后多次反复。如果你是责任护士。

工作任务：

1. 为该病人做出护理诊断。

2. 为该病人做出正确的护理措施。

一、急性会厌炎病人的护理

【概述】

急性会厌炎是以会厌为主的声门上区的喉部急性炎症，又称急性声门上喉炎，是一种危及生命的严重感染。本病发病急、进展快，易致喉阻塞而窒息死亡。成年人、儿童均可患病，男性多于女性，全年都可发病，以冬春季节多见。

本病的主要病因为细菌感染，致病菌有乙型流感杆菌、链球菌、肺炎双球杆菌等，也可混合感染；外伤、变态反应、异物、放射线损伤及吸入有害气体等亦可引起本病。该病的病理改变主要是会厌舌面黏膜高度充血水肿，会厌肿胀似球状，严重者可波及会厌皱襞，易堵塞呼吸道引起喉阻塞，但很少侵犯声门区。

【护理评估】

1. 健康史　病人有无急性上呼吸道感染史，或有无吸烟、饮酒过度和辛辣食物过敏史及上述发病的因素。评估起病的缓急及发病的时间，有无呼吸困难、声音嘶哑等，询问治疗经过及效果。

2. 身体状况

(1) 全身症状：病人起病急，常有畏寒、发热，体温多在 38～39 ℃。如为老年人或儿童，症状更重，可表现为精神萎靡，面色苍白，乏力。

(2) 局部症状：病人常伴有喉部剧烈的疼痛，吞咽时尤为明显。因喉痛和会厌肿胀，病人

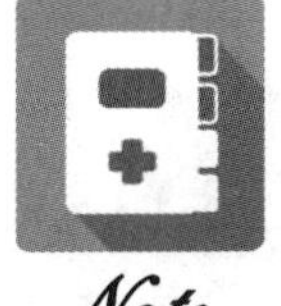

Note

常有吞咽困难，进食呛咳严重时连唾液也难咽下，流涎。说话语音含糊不清，但多无声音嘶哑。会厌肿胀时会有不同程度的吸气性呼吸困难，严重者可引起窒息。

(3) 体征：间接喉镜检查可见会厌舌面充血水肿，严重者如球状，多有呼吸困难，口咽部一般无改变。如红肿的黏膜表面可见黄白色脓点则表示脓肿形成。因肿胀的会厌遮盖，室带、声带等喉部结构不能被看到。

3. 心理-社会状况 该病发病急，常因喉部剧烈疼痛及吞咽困难就诊。无呼吸困难者，病人及家属缺乏对本病的认识，容易轻视，以为是一般咽喉炎，不愿住院治疗，是非常危险的。有呼吸困难者，常需住院治疗观察，病人和家属易出现恐惧心理。

4. 辅助检查 X线或CT可检查，儿童检查不合作时，可借助X线颈侧位片诊断，可显示会厌肿胀，喉咽腔明显缩小。血常规检查可见白细胞计数明显增高。咽拭子培养及药敏试验可明确致病菌，便于优选用药。

【护理诊断】

1. 体温过高 与会厌急性炎症刺激有关。

2. 疼痛 与会厌的肿胀有关。

3. 吞咽困难 与疼痛及会厌充血肿胀有关。

4. 窒息的危险 与急性会厌炎引起高度肿胀，阻塞呼吸道有关。

5. 语言交流障碍 与会厌肿胀致发声困难有关。

【护理目标】

(1) 病人疼痛及吞咽障碍减轻或消失。

(2) 病人体温恢复正常。

(3) 病人呼吸困难消失，无窒息的危险。

【护理措施】

1. 日常护理 保持口腔清洁，正确使用漱口液漱口。

2. 减轻疼痛 嘱病人卧床休息。进食温凉的流质、半流质食物，忌辛辣刺激性食物，忌烟酒。尽量少讲话，少做吞咽动作，可将口中分泌物吐出，并应轻轻地咳嗽。

3. 密切观察呼吸，预防窒息 备好气管切开包，按医嘱及时给予足量的抗生素和激素，控制感染，并观察用药后的效果。及时向医生汇报，必要时吸氧、监测血氧饱和度，对于严重呼吸困难的病人随时做好气管切开术的准备。

4. 体温监测 体温过高者应给予药物或物理降温，可增加水的摄入量。一般情况下，病人用药后炎症消退，体温可恢复正常。

5. 心理护理 向病人解释急性会厌炎的发病原因、疾病的进展及药物的疗效，使病人积极配合治疗。

6. 健康宣教 向病人介绍急性会厌炎的危害，提高病人对该病的认识，嘱其愈后养成良好的生活习惯，避免过度劳累。加强体育锻炼，增强体质，有过敏因素的避免与过敏原接触。一旦发病应及时到医院就诊。

知识链接 6-7

【护理评价】

(1) 病人疼痛及吞咽障碍是否减轻或消失。

(2) 病人体温是否恢复正常。

(3) 病人呼吸困难是否消失，有无窒息的危险。

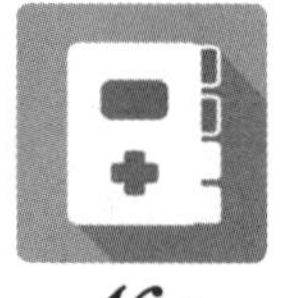

Note

二、急性喉炎病人的护理

【概述】

急性喉炎是喉部黏膜的急性卡他性炎症，是一种常见的上呼吸道感染性疾病，好发于冬春季节。其病因与发病机制有以下几个。

1. 感染 常发生在感冒后，先为病毒感染，后继发细菌感染，儿童可为流感、百日咳、麻疹、猩红热等传染病的并发症。

2. 用声过度 滥用嗓音、剧烈久咳等可引起喉部的急性炎症。

3. 其他 烟酒过度、气候变化、外伤、异物等均为其诱因。

【护理评估】

1. 健康史 了解病人身体状况，近期有无上呼吸道感染史，有无滥用嗓音及其他嗜好，特别是幼儿有无异物误吸史。

2. 身体状况

1）症状

（1）全身症状：继发于上呼吸道感染的病人可出现发热，常有鼻塞、流涕、咽痛等症状，儿童较成年人重。

（2）局部症状：

①声音嘶哑：急性喉炎的主要症状，开始由低沉变为沙哑，重者可失声。

②咳嗽、咳痰：一般不严重，初期为干咳，继而有黏稠的痰块咳出。因喉黏膜发生卡他性炎症。

③喉痛：常有喉部不适感，一般不严重，严重时有喉痛。

④吸气性呼吸困难：儿童急性喉炎常有不同程度的吸气性呼吸困难，多发于夜间或加重。当声门下黏膜水肿加重可出现吸气性喉喘鸣，严重时病人烦躁不安，甚至出现喉阻塞症状，导致窒息死亡。

2）体征 间接喉镜检查可见喉部黏膜弥漫性充血、肿胀，声带呈红色，发音时声带由于肿胀而闭合不全。

3. 心理-社会状况 因其起病急，声音嘶哑和咳嗽影响社交语言沟通，常使病人急于求治，易产生焦虑不安心理，儿童可出现烦躁不安。

【护理诊断】

1. 语言沟通障碍 声音嘶哑或失声，与喉部炎症引起声带充血肿胀有关。

2. 体温过高 与喉部感染有关。

3. 有窒息危险 与儿童急性喉阻塞有关。

【护理目标】

（1）病人声音嘶哑或失声明显减轻或消失。

（2）病人体温恢复正常。

（3）病人呼吸困难缓解消失、无窒息等严重并发症的发生。

（4）病人疼痛缓解或消失，无咳嗽症状。

（5）病人情绪平和，能够积极配合治疗和护理，沟通无障碍。

【护理措施】

（1）配合治疗，少用声，尽量噤声，必要时可打手势或写字等。

（2）遵医嘱给予足量抗生素和激素。

（3）对症护理，保持口腔清洁，鼓励多喝水，降温，吸氧，超声雾化等。

（4）密切观察呼吸变化，特别对于伴有呼吸困难的患儿，应加强儿童急性喉炎的夜间巡视。当出现呼吸困难时立即报告医生并做好气管切开的准备。

（5）嘱病人卧床休息，多饮水，避免进食辛辣刺激性食物、禁烟酒、噤声。儿童尽量避免哭闹或大量活动，以免诱发或加重病情。

（6）体温过高者遵医嘱给予药物或物理降温，及时补液，以免发生脱水。密切观察体温变

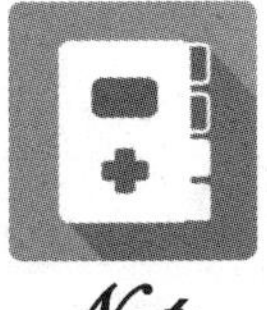

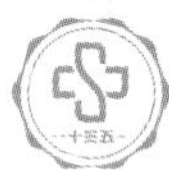

化，做好预防高热抽搐的急救准备。

【护理评价】

(1) 病人声音嘶哑或失声是否明显减轻或消失。

(2) 病人体温是否恢复正常。

(3) 病人呼吸困难是否缓解消失、有无窒息等严重并发症的发生。

(4) 病人疼痛是否缓解或消失，有无咳嗽症状。

(5) 病人情绪是否平和，是否能够积极配合治疗和护理，沟通有无障碍。

三、声带小结和声带息肉病人的护理

【概述】

声带小结和声带息肉均为喉部慢性非特异性炎症性疾病，是引起声音嘶哑常见的两种疾病。声带小结发生于儿童又称为喊叫小结，是慢性喉炎的一型更微小的纤维结节性病变，常由炎性病变逐渐形成，典型的声带小结为双侧声带游离缘前中 1/3 交界处有灰白色小隆起。声带息肉喉镜检查常在声带游离缘前中处见表面光滑、半透明、带蒂如水滴样新生物。有时在一侧或双侧声带游离缘见基底较宽的梭形息肉样变，声带息肉一般单侧多见，亦可两侧同时发生。本病多因用声不当或用声过度、上呼吸道病变、胃食管咽反流所致，过度、不当发声的机械作用可引起声带血管扩张、通透性增加，导致局部水肿。所以本病多见于职业用声或过度发声的病人，如教师、歌唱演员、销售人员及大喊大叫的人员。也有人认为声带息肉的发生与局部解剖因素有关，如舌短、舌背拱起及会厌功能差。

【护理评估】

1. 健康史 了解病人的身体状况，有无长期滥用嗓音，有无上呼吸道感染史，有无长期烟酒过度及过敏史。

2. 身体状况 声带小结早期主要症状为发声易疲倦和间歇性声音嘶哑，每当发高音时出现。病情发展时声音嘶哑加重，由间歇性变为持续性。声带息肉主要症状为声音嘶哑，轻者为间歇性声音嘶哑，发声易疲劳，音色粗糙，发音困难，重者为严重沙哑。

3. 心理-社会状况 病人由于持续声音嘶哑影响生活、工作而就诊，尤其教师、歌唱演员、播音员等职业用声者更为焦急，希望解决声音嘶哑问题，但对本病的相关知识缺乏了解。要注意评估病人的职业因素、声音嘶哑的程度和时间，以及病人的情绪状况、应对方式等。

4. 辅助检查 喉镜检查可直观地看到声带小结及声带息肉的大小、部位，明确诊断。

【护理诊断】

1. 知识缺乏 对该病的认识不足。

2. 语言沟通障碍 声音嘶哑，语言沟通差，排除窒息的可能，与声带息肉过大阻塞声门有关。

【护理目标】

(1) 病人声音嘶哑明显减轻或消失。

(2) 病人掌握保护声带的知识。

(3) 病人情绪平和，积极配合治疗。

(4) 避免并发症的发生，若出现并发症后能及时治疗和处理。

【护理措施】

1. 一般护理 适当休声、噤声，必要时可用其他方式交流，如写字或打手势。

2. 保守治疗 可辅以糖皮质激素、抗生素、超声雾化治疗。

3. 手术治疗 经保守治疗无效的声带小结和声带息肉可进行手术切除。

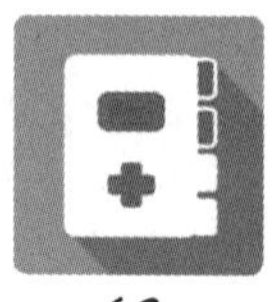

4. 术后护理

(1) 饮食护理:术后 6 h 待病人完全清醒后可进流食。如无特殊可逐日过渡到半流食或软食。

(2) 病情观察:观察病人,避免剧烈咳嗽咳痰、吸痰,动作轻柔,以防引起创口出血。病人有特殊情况,如气急、咳血、喉鸣、喉痛、咳痰困难等,应及时通知医生。观察分泌物的颜色、性质和量,做好相应的处理。

(3) 术后嘱病人噤声休息 2 周左右,以防声带水肿。

(4) 健康教育:教病人合理发声,尽量少发声,多饮水,戒烟酒,禁食刺激性食物,保持口腔卫生,预防上呼吸道感染。

(5) 术后按时复查。

【护理评价】

(1) 病人声音嘶哑是否明显减轻或消失。

(2) 病人是否掌握保护声带的知识。

(3) 病人情绪是否平和,是否积极配合治疗。

(4) 病人是否能够避免并发症的发生,若出现并发症后是否能及时治疗和处理。

四、喉阻塞病人的护理

【概述】

喉阻塞又称喉梗阻,是因喉部及其邻近组织的病变引起喉腔通气道的阻塞,以呼吸困难为主的症候群,是耳鼻喉科常见急症之一,若不及时治疗,可引起窒息死亡。幼儿比成年人发生喉阻塞的概率高。病因有以下几个。

1. 炎症 如儿童急性喉炎、喉脓肿、急性喉气管支气管炎、咽后脓肿等。

2. 外伤 如喉部挫伤、切割伤、烧灼伤、火器伤、腐蚀伤、气管插管和气管镜检查引起的损伤等。

3. 肿瘤 如喉癌、多发性喉乳头状瘤、喉咽肿瘤、甲状腺肿瘤、儿童喉尖锐湿疣等。

4. 异物 如喉腔、咽喉部、气管的异物不仅会造成机械性阻塞,而且会引起喉痉挛。

5. 水肿 如喉血管神经性水肿、药物过敏反应及心、肾疾病引起的喉水肿等。

6. 畸形 如先天性喉喘鸣、喉蹼、喉软骨畸形、喉瘢痕狭窄等。

7. 双侧声带麻痹 各种原因引起的双侧声带外展瘫痪。多由外伤及甲状腺手术引起。

【护理评估】

1. 健康史 询问病人及家属近期有无上呼吸道感染史及相关病史。还应注意评估病人呼吸困难发生时有无诱因及其发生的时间、程度等。特别是儿童有无异物误吸史。

2. 身体状况

(1) 吸气性呼吸困难:喉阻塞的主要特征。表现为病人吸气运动增强、吸气时间延长、吸气深慢且费力,但通气量无明显增加。

(2) 吸气性喉喘鸣:吸气气流通过狭窄的声门裂时,形成气流旋涡撞击声带,声带颤动发出尖锐的喉鸣音。喉喘鸣音量大小与阻塞程度成正比,阻塞越重,喘鸣音越响。

(3) 吸气性软组织凹陷:因吸气困难,吸气时气体不易通过声门进入肺部,胸腹辅助呼吸肌均代偿性加强运动,将胸部扩张,以助呼吸进行,唯肺叶不能相应地膨胀,故胸腔内负压增加,使胸壁及其周围软组织吸入,而出现胸骨上窝、锁骨上下窝、剑突下或上腹部、肋间隙软组织向内凹陷。儿童肌张力较弱,所以表现尤为明显。

(4) 声音嘶哑:如病变部位在声门区,则出现声音嘶哑,甚至失声。

(5) 缺氧症状:因吸气性呼吸困难,表现为面色青紫,吸气时头后仰,烦躁不安,四肢发凉,

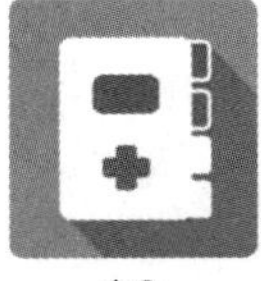

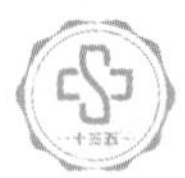

心率加快，面色苍白。晚期若不及时治疗可出现脉搏微弱、快速，心律不齐，心力衰竭，窒息，最终死亡。临床上根据呼吸困难的程度将喉阻塞引起的呼吸困难分为四度。

①Ⅰ度：安静时无呼吸困难，活动或哭闹时有轻度的吸气性呼吸困难。

②Ⅱ度：安静时有轻度的呼吸困难、吸气性喉喘鸣及吸气期胸廓周围软组织凹陷。活动后加重，但不影响睡眠和进食，无烦躁不安等缺氧症状。

③Ⅲ度：吸气期呼吸困难明显、喉鸣声甚响、四凹征明显，并出现烦躁不安、不易进食、难以入睡等缺氧症状。

④Ⅳ度：呼吸极度困难，病人坐卧难安、手足乱动、面色苍白或发绀、出冷汗、定向力丧失、心律不齐、血压下降、脉搏细数，出现昏迷、大小便失禁。应立即进行气管切开、吸氧等，否则病人会因窒息导致呼吸及心力衰竭而死亡。

3. 心理-社会状况 喉阻塞病人常急诊就医，常因呼吸困难恐危及生命而非常紧张和恐惧，希望立即解决呼吸困难，但对气管切开术缺乏认识，因考虑到各种原因而拒绝气管切开，从而延误治疗时机，使病情加重，增加病人窒息危险。因此要注意评估病人及家属的心理、情绪状态、对本病的认知程度等，以提供全面有效的护理措施。

4. 辅助检查 X线喉部侧位片、CT、血液生化检查等均有助于各种诊断。喉内镜检查具有诊断和治疗的双重意义。

【护理诊断】

1. 有窒息的危险 与喉阻塞、术后套管阻塞或脱落有关。

2. 恐惧感 与病人呼吸困难，害怕窒息死亡有关。

3. 语言沟通障碍 声音嘶哑或失声，与喉部疾病有关。

4. 有感染的危险 与气管切开术后切口易被污染，机体抵抗力低有关。

5. 并发症 术后出血、皮下气肿、气胸等。

6. 对疾病认识缺乏 气管切开术后自我护理和喉阻塞预防知识的缺乏。

【护理目标】

(1) 病人保持呼吸通畅，无呼吸困难，缺氧症状改善或消失。

(2) 病人恢复正常的呼吸，无窒息的危险。

(3) 病人声音嘶哑减轻，掌握与喉阻塞相关的基本知识。

(4) 病人无并发症发生。

【护理措施】

1. 一般护理 让病人保持安静，减少活动，告知病人呼吸困难产生的原因、治疗方案和疗效，使病人尽量安心，不再恐惧，积极配合治疗。随时观察病情变化，及时向医生报告以做出正确的应对。

2. 通畅呼吸道 保持呼吸道通畅，改善缺氧症状，预防窒息。

(1) 遵医嘱给予吸氧及超声雾化吸入。

(2) 呼吸困难明显、有缺氧症状者，应予低流量持续吸氧。

(3) 如需手术治疗，应及时做好术前准备。

(4) 严重呼吸困难者做好环甲膜及气管切开准备，密切观察病情，若加重，及时通知医生。

(5) 重症喉阻塞病人床旁应准备好气管切开包，并做好气管切开的术前准备，需气管切开时应协助医生进行手术，严密观察并记录病情变化。

3. 病情观察

(1) 密切观察病人呼吸、心率、神志及尿量的变化。

(2) 保守治疗的病人，应重点了解其所用药物的疗效和不良反应，观察缺氧症状是否改善，各种监护设备工作是否正常等。

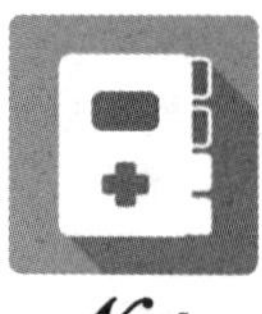
Note

(3) 密切观察病人术后的呼吸情况、伤口情况、发音情况，配合医生做好相应的护理。

4. 健康指导

(1) 指导病人生活起居。

(2) 气管切开术后病人应特别注意防止异物掉进气管内而引起窒息。

(3) 带管出院的病人应教会其内套管的取出、清洁、消毒、置入的方法，以及气管套管意外脱出的处理方法，并嘱其定期复诊。

(4) 介绍喉阻塞的常见原因和预防知识。

5. 气管切开术病人的护理 见本节第六点。

【护理评价】

(1) 病人是否保持呼吸通畅，有无呼吸困难，缺氧症状是否改善或消失。

(2) 病人是否恢复正常的呼吸，有无窒息的危险。

(3) 病人声音嘶哑是否减轻，是否掌握与喉阻塞相关的基本知识。

(4) 病人是否发生并发症。

五、喉癌病人的护理

【概述】

喉癌是喉部最常见的恶性肿瘤，喉癌占头颈部肿瘤的13.9%，占全身恶性肿瘤的2.1%。喉癌的发生有种族和地区的差异，近年来发病率有明显增长趋势。男性较女性多见，为(7～10)：1，以40～60岁最多，喉部恶性肿瘤中96%～98%为鳞状细胞癌，其他如腺癌、基底细胞癌、淋巴肉瘤、低分化癌和恶性淋巴瘤等较少见。根据喉癌发生的部位，喉癌大致可分为三型：声门型喉癌，最为多见，约占60%；声门上喉癌，次之，约占30%；声门下喉癌，极为少见。该病病因与发病机制至今仍不十分明了，多认为与以下列因素有关。

1. 吸烟 95%的喉癌病人有长期吸烟史，而且开始吸烟年龄越小、持续时间越长、数量越多、吸粗制烟越多、吸入程度越深和不戒烟者发病率越高。烟草燃烧后产生的苯并芘可使呼吸道黏膜充血、水肿，上皮增生和鳞状上皮化生，纤毛运动停止或迟缓，有致癌性。

2. 饮酒 饮酒者患喉癌的危险度为非饮酒者的1.5～4.4倍，而且吸烟和饮酒在致癌中的协同作用已被学者证实。

3. 病毒感染 成年人喉乳头状瘤是由人乳头状病毒引起的病毒源性肿瘤，目前认为是喉癌的癌前病变。尤其高危型(HPV-16/18)与喉癌的发生密切相关。

4. 环境因素 其发病可能与环境因素有关，其中包括有机化合物、化学烟雾、生产性粉尘和废气，以及烷基化合物等。目前石棉和芥子气的致癌作用基本肯定。

5. 放射线 长期接触镭、铀、氡等放射性同位素易引起恶性肿瘤。

6. 性激素 喉癌的发病率男性高于女性。研究表明喉癌病人体内雄激素水平相对较高，而雌激素降低。

7. 微量元素缺乏 体内某些微量元素，如Zn、Se等缺乏可引起酶的结构和功能发生改变，影响细胞的分裂和增殖，导致基因突变。

【护理评估】

1. 健康史 询问病人的生活习惯，有无长期吸烟饮酒史，有无长期在空气污染的环境工作和生活。

2. 身体状况 根据病变发生部位及病变范围将喉癌分为四型。

(1) 声门上喉癌(包括边缘区)：早期仅有轻微的或非特异性症状，如痒感、异物感、吞咽不适感等而不引起病人注意。肿瘤常出现颈淋巴结转移后才引起警觉。咽喉痛常于肿瘤向深层浸润或出现较深溃疡时才出现。声音嘶哑为肿瘤侵犯杓状软骨或累及喉返神经所致。呼吸困

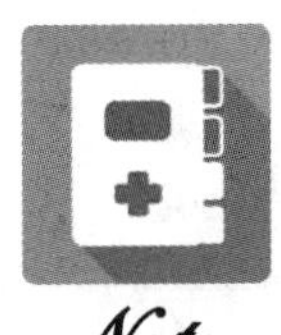

Note

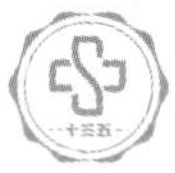

难、吞咽困难、咳嗽痰中带血或咳血等常为声门上喉癌的晚期症状。

(2) 声门型喉癌:早期症状为声音改变,初期为发音易倦或声音嘶哑,无其他不适,常未受重视,多误以为“感冒”“喉炎”,特别是以往有慢性喉炎者。因此,凡 40 岁以上,声嘶超过 2 周,经发声休息和一般治疗无改善者,必须仔细做喉镜检查。随着肿瘤增大,声音嘶哑逐渐加重,可出现发声粗哑,甚至失声。呼吸困难是声门型喉癌的另一常见症状,常为声带运动受限或固定,加上肿瘤组织堵塞声门所致。肿瘤组织表面糜烂,可出现痰中带血。晚期,肿瘤向声门上区或声门下区发展,除严重声音嘶哑或失声外,尚可出现放射性耳痛、呼吸困难、吞咽困难、频繁咳嗽、咳痰困难及口臭等症状。最后,可因大出血、吸入性肺炎或恶病质而死亡。

(3) 声门下喉癌:位于声带平面以下、环状软骨下缘以上部位的癌肿。声门下喉癌较少见,因位置隐蔽,早期症状不明显,不易在常规喉镜检查中发现。当肿瘤发展到相当程度时,可出现刺激性咳嗽、声音嘶哑、咯血和呼吸困难等。

(4) 跨声门喉癌:指原发于喉室的癌肿,跨越两个解剖区域即声门上区及声门区,癌组织在黏膜下浸润扩展,以广泛浸润声门旁间隙为特征。该型癌肿尚有争议,国际抗癌联盟(UICC)亦尚未确认。由于肿瘤深而且隐蔽,早期症状不明显,当出现声音嘶哑时,常已有声带固定,而喉镜检查仍未能窥见肿瘤。其后,随癌肿向声门旁间隙扩展,浸润和破坏甲状软骨时,可引起咽喉痛,并可于患侧摸到甲状软骨隆起。

3. 心理-社会状况 喉癌早期症状轻,多不引起病人及家属的重视,一经确诊会给病人及家属带来不同程度的恐癌心理,带来极大的精神打击。特别是需要全喉切除的病人,失去发音的能力,需要终生戴管,病人难以接受,有的病人不愿手术。对上述病人的术前心理护理十分重要。

4. 辅助检查 应用间接喉镜、硬管喉镜、纤维喉镜、直接喉镜仔细检查喉的各个部位,对可疑病变应在直接喉镜或纤维喉镜下进行活检,确定诊断。喉部增强 CT 及 MRA 等检查有助于了解肿瘤的浸润范围。

【护理诊断】

1. 焦虑、恐惧 与被诊断为癌症和对缺乏治疗和预后缺乏信心有关。

2. 语言沟通障碍 声音嘶哑或失声,与肿瘤侵犯的部位及术后有关。

3. 有窒息的危险 与癌肿增大,阻塞喉腔,喉返神经麻痹有关。

4. 进食自理缺陷 喉切除术后短期需经鼻饲管进食。

5. 自我形象紊乱 与喉切除术后戴气管套管或造瘘失声有关。

【护理目标】

(1) 病人学会应用其他交流方式,如手势、写字及其他发音方式。

(2) 减轻病人痛苦,给予对应护理。

(3) 病人焦虑情绪缓解,能够积极配合治疗及护理。

(4) 病人保持呼吸道通畅,无窒息的危险。

(5) 病人术后 1 周左右能下床轻度活动,生活能部分自理。

(6) 病人了解与喉癌相关的基本知识,能够从容应对。

【护理措施】

1. 术前护理

(1) 心理护理:评估病人的焦虑程度,根据病人接受能力,建议医生将喉癌诊断告知病人,或暂时保密,减轻病人恐惧不安的心理。给病人情感支持。以消除病人术后顾虑,帮助病人树立战胜疾病的信心。

(2) 术前指导:告知病人全身麻醉术前注意事项,使病人能够充分了解自己的病情,积极配合治疗。消除病人术前、术后不安紧张的情绪,完善相关检查,充分术前准备,配合手术顺利进行。

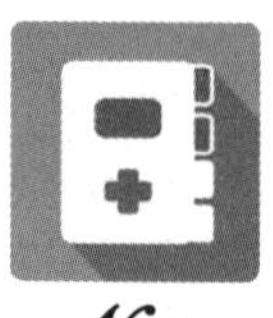

Note

(3) 全身支持疗法：术前加强营养，给予高热量高蛋白饮食，对于进食困难者，按医嘱给予静脉营养。

2. 术后护理

(1) 体位：全身麻醉清醒后，病人去枕平卧，床头抬高 30°～45°，有利于呼吸和减轻颈部切口张力。

(2) 疼痛的护理：评估疼痛的部位、程度，告知病人术后引起疼痛的原因和可能持续的时间；教会病人正确起卧方法；缓慢吸痰，防止剧烈咳嗽；必要时按医嘱使用止痛剂。

(3) 语言交流障碍的护理：对于病人失去喉后不能发音，应耐心鼓励病人用文字或手势来表达。告知病人切口愈合后可以学习其他发音方式，如学会用食管发音或安装人工喉发音。

(4) 气管套管护理：详见气管切开术后护理。

(5) 负压引流：保持负压引流管通畅，每日记录引流液量，如 24 h 引流量不到 10 mL，可考虑拔除引流管。若量多为血性液，提示手术创面有出血可能，应报告医生及时处理。

(6) 口腔护理：保持口腔清洁，嘱病人术后 10 天内不做吞咽动作，嘱病人有唾液及时吐出或洗出。

(7) 饮食：病人多为鼻饲饮食，术后 24～48 h 后开始鼻饲，鼻饲前应确认鼻饲管有无堵塞，是否在胃内，确认后开始注入 5～10 mL 生理盐水，无堵塞无反流后，可注入流质营养液。为防止堵塞，注入的流食不易过稠，每次鼻饲后应注入少量水冲洗鼻饲管。鼻饲管应固定牢固，防止滑脱。术后 10 天如伤口愈合良好，未发生咽瘘或下咽部狭窄，可拔除鼻饲管，恢复经口进食，逐渐由流质饮食改为半流质饮食直至恢复正常软食(每日鼻饲量应根据病人术前的饮食量而定)。若发生咽瘘，鼻饲管应保留至咽瘘愈合。

3. 放射治疗病人的护理 放射治疗病人的护理重点包括告知病人放射治疗可能出现的副作用及应对方法；鼓励病人树立信心，克服不良反应，坚持完成疗程。

4. 健康指导

(1) 带管出院病人的护理：教会病人及家属正确取放内套管的方法，内套管的清洗消毒方法，颈部伤口的消毒及套管垫的安置方法。套管垫应每日更换一次，若套管垫被污染应随时更换。告知喉切除术后病人防止脱管的重要性。告知全喉切除术后病人保护造瘘口清洁的重要性，掌握避免污水、异物进入瘘口的方法。掌握正确吸痰及咳痰的方法。掌握气道湿化的方法。

(2) 不去人群聚集的地方，避免感染。

(3) 术后应加强营养，多进食优质蛋白及富含维生素的食物。

(4) 适量运动，增强体质。

(5) 定期复查：术后 1 年内复查时间一般为第 1 个月、第 3 个月、第 6 个月和第 12 个月。1 年以后半年复查一次，至少复查 5 年。

(6) 如发现出血、呼吸困难、造瘘口有新生物或颈部扪及肿块，应及时就诊。

(7) 向病人提供有关发音重建康复训练，如食管发音、电子喉等，使其参与社会活动，提高生活质量。

5. 语音康复 喉全切除术后有多种不同方法帮助病人重建发音功能。

(1) 食管发音：最经济、简便以及得到病人认可的方法，其具体的方法为吞咽空气并使之停留在食管上段，然后病人以打嗝的方式将空气吐出，振动咽食管发音，再配合口腔、舌、唇的动作，构成语句。这种发音的缺点是需要长时间的训练，需要病人有较好的体力，部分病人不能达到流畅交流的程度。

(2) 电子喉发音：具体方法是将其置于病人颏部或颈部，做说话动作，利用音频振荡器产生声音，即可发出语音。其缺点是语音不易理解，常带有杂音。

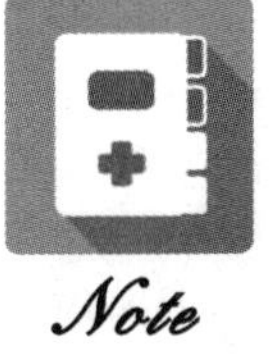

Note

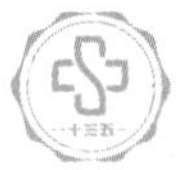

【护理评价】

(1) 病人是否学会应用其他交流方式,如手势、写字及其他发音方式。

(2) 病人痛苦是否减轻,是否给予对应护理。

(3) 病人焦虑情绪是否缓解,能否积极配合治疗及护理。

(4) 病人是否保持呼吸道通畅,有无窒息的危险。

(5) 病人术后1周左右是否能下床轻度活动,生活是否能部分自理。

(6) 病人是否了解与喉癌相关的基本知识,能够从容应对。

六、气管切开术病人的护理

【适应证】

气管切开术是一种急救手术,主要通过切开颈段气管前壁,并插入气管套管,使病人直接经套管呼吸。

1. 喉阻塞 任何原因引起的Ⅲ至Ⅳ度喉阻塞呼吸困难,其病因不能很快解除时应及时做气管切开。

2. 下呼吸道分泌物阻塞 对于各种原因引起的下呼吸道分泌物潴留,为了吸出痰液也可行气管切开,如呼吸道烧伤、昏迷、颅脑病变、胸部外伤、多发性神经炎等。

3. 预防性气管切开 实施下颌面部、口腔及咽部、喉部大手术时为防止血液流入下呼吸道或术后局部肿胀引起呼吸困难,保持呼吸道通畅,行预防性气管切开术。

4. 辅助呼吸 长时间辅助呼吸。

【护理措施】

1. 术前护理

(1) 病情观察:严密观察病人呼吸困难及喉阻塞的程度。床旁备好气管切开包,包括手术刀、剪刀、气管切开拉钩、吸引器、气管套管(按年龄备好气管套管,成年男性一般采用10 mm管径,成年女性采用9 mm管径套管)、光源、系带、吸痰管、抢救药品、麻醉药和敷料等物品。

(2) 做好心理准备:向病人及家属说明手术的目的和必要性、过程、术后注意事项,消除病人及家属紧张及恐惧心理。

(3) 术前如病情许可要积极完善术前准备,如检查是否备齐,喉阻塞病人如需做必要的特殊检查如拍胸片时,应有医务人员陪同。

(4) 告知病人术前禁食禁水。

2. 术后护理

1) 保持呼吸道通畅

(1) 保持套管通畅:气管切开后,必须时刻保持套管通畅,有分泌物出现时,应立即用纱布擦去。内管应定时取出清洗、消毒。然后重新插入,以防分泌物干结堵塞内管。一般每4~6 h清洗气管内套管一次,清洗消毒后立即放回,或准备两个同型套管,以便及时更换。

(2) 维持下呼吸道通畅:保持室内适当的温度和湿度,用蒸汽吸入治疗,或定时通过气管套管滴入少许生理盐水、0.05%糜蛋白酶溶液、1%碘化钾溶液或抗生素溶液等,以稀释痰液,便于咳出。必要时可用吸引器吸出下呼吸道痰液。

2) 防止伤口感染 由于痰液污染,术后伤口易有感染,应每日换药一次。消毒切口周围皮肤,必要时可酌情使用抗生素药物,控制感染。

3) 防止套管脱出 套管过短或固定套管的带子过松,均可导致套管脱出。应经常检查套管是否在气管内。如发现套管脱出,应立即重新插入,以免发生窒息。术后1周内,不宜调换外管以免因气管前组织尚未形成窦道,插管困难而造成意外。如必需调换时应准备好拉钩、血管钳等器械。告知病人和家属不能自行松开或调整;吸痰动作要轻柔;告知病人勿用力剧咳。

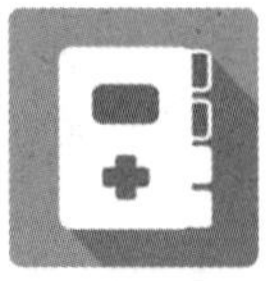

Note

4）并发症的观察和护理

（1）皮下气肿：气管切开术后最常见的并发症为皮下气肿，多发生于颈部，有时扩展至头部和胸腹部。皮下气肿大多数于数日后可自行吸收，无需做特殊处理。

（2）气胸：暴露气管时，过于向下分离，损伤胸膜后，可引起气胸。气胸明显引起呼吸困难者，则应行胸腔穿刺或行闭室引流排出积气。

（3）伤口出血：出血量少时可于气管套管周围填入碘仿纱条，压迫止血，或酌情加用止血药物。若出血较多，应在充分准备下，检查伤口，结扎出血点。

故术后应注意观察病人的呼吸、血压、脉搏、心率及缺氧症状有无明显改善，如不见改善反趋恶化，应观察是否有并发症发生，应立即报告医生。

5）拔管及护理　经治疗和护理，病因已消除，呼吸道通畅，呼吸恢复正常，可考虑拔管以恢复生理性呼吸。拔管前先要堵管 24～48 h，如活动及睡眠时呼吸平稳，无呼吸困难方可拔管。如堵管过程中病人出现呼吸困难，应立即去除堵管。儿童套管过大，可先换小管后再试堵管。拔管后清除切口分泌物，用蝶形宽胶布将切口拉紧，在 1～2 天内严密观察呼吸。数日后即可愈合。

小　结

能力检测 17

本节重点介绍了急性会厌炎、急性喉炎、声带小结和声带息肉、喉阻塞、喉癌、气管切开术病人的护理。①急性会厌炎是以会厌为主的声门上区的喉部急性炎症，又称急性声门上喉炎，是一种危及生命的严重感染。本病发病急、进展快，易致喉阻塞而窒息死亡。②急性喉炎是喉部黏膜的急性卡他性炎症，声音嘶哑是主要症状。③声带小结和声带息肉均为喉部慢性非特异性炎症性疾病，是引起声音嘶哑常见的两种疾病。④喉阻塞又称喉梗阻，是因喉部及其邻近组织的病变引起喉腔通气道的阻塞，以呼吸困难为主的症候群，是耳鼻喉科常见急症之一，若不及时治疗，可引起窒息死亡。⑤喉癌是喉部最常见的恶性肿瘤，95%的喉癌病人有长期吸烟史。⑥气管切开术是一种急救手术，主要通过切开颈段气管前壁，并插入气管套管，使病人直接经套管呼吸。

（付　强）

第五节　气管、支气管及食管异物病人的护理

学习目标

掌握：气管、支气管及食管异物病人的护理评估，术前、术后护理措施。

熟悉：气管、支气管及食管异物病人的护理诊断。

了解：气管、支气管及食管异物病人的健康宣教。

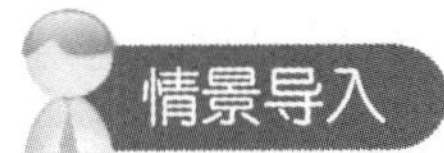

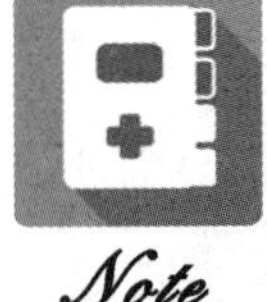

患儿，女，2 岁 3 个月余。以“误吸花生致咳喘 3 h”为主诉入院。入院前 4 h 因患

儿进食熟花生时哭闹，误将碎花生吸入气管内。随即出现呛咳及喘息，伴有口唇发绀。咳出部分花生碎屑后症状有所缓解，但仍不时呛咳及喘息，遂就诊于我院。如果你是责任护士。

工作任务：

1. 为该病人进行护理评估。

2. 为该病人制订正确的护理措施。

一、气管、支气管异物病人的护理

【概述】

气管、支气管异物是耳鼻咽喉科常见的危急重症之一，可发生窒息及心肺并发症，甚至会危及病人生命。气管、支气管异物常发生于儿童，80%～91.8%发生于5岁以下儿童，老年人咽反射迟钝，也易产生误吸，有时偶见于成年人。气管、支气管异物停留部位与异物的性质、大小、形状、轻重、异物吸入时病人体位与解剖因素等有密切关系。总的来说，植物性异物如花生、豆类等，因含有游离脂肪酸，对黏膜的刺激性大，可发生弥漫性炎症反应，导致气管与支气管黏膜充血、肿胀、分泌物增多。矿物性异物对组织刺激小，炎症反应轻。金属性异物，刺激性更小，但铜、铁易氧化，长时间存留可引起局部肉芽增生，较其他金属性异物刺激性稍大。动物性异物及化学制品，对组织的刺激比矿物性异物大比植物性异物小。尖锐、形状不规则的异物可穿透并损伤附近软组织，容易引发并发症。异物存留越久，危害越大，尤其以刺激性较强、易变位或在气道内形成阻塞的异物为甚。长久存留异物，可加重支气管阻塞，进而引起肺水肿、肺不张，若合并感染，可引起肺炎与肺脓肿等。

【护理评估】

1. 健康史

(1) 因本病多发生于儿童，故应详询家属儿童有无异物接触史或吸入史。儿童将物体或玩具置于口中玩耍，对异物危害无经验认识，容易在跑、跳、哭闹或嬉笑时将异物吸入气道。儿童牙齿发育不完善，咽喉反射不健全，不易将花生、瓜子等咬碎，咀嚼功能差，不能嚼碎较硬食品，加之喉的防御反射功能差，保护功能不健全。

(2) 全身麻醉、昏迷、酒醉与睡眠等状态的病人，由于吞咽功能不全，可误吸呕吐物或松动的牙齿。

(3) 上呼吸道手术中，器械装置不稳，或切除的组织突然滑落气道。

(4) 玩耍或工作时口内含有食物或物品，遇到外来刺激或言谈，哭笑或绊倒等误将异物吸入。

(5) 手指伸入口内或咽部企图挖出异物，或钳取鼻腔异物不当时，将异物吸入呼吸道。

2. 身体状况 气管、支气管异物症状与体征一般可分为四期。

(1) 异物进入期：异物经过声门进入气管时，剧烈咳嗽，有时异物可被侥幸咳出。若异物嵌顿于声门，可发生极度呼吸困难，抢救不及时容易导致窒息死亡。异物进入支气管内，除有稍微咳嗽或憋气外，无明显的临床症状。

(2) 安静期：异物进入气管或支气管后，可停留在大小相应的气管或支气管内，此时无症状或只有轻微症状，如咳嗽、轻度呼吸困难，个别病例可完全无症状，临床上称为无症状安静期。

(3) 刺激或炎症期：异物局部刺激和继发炎症，或堵塞支气管，可出现咳嗽、肺不张或肺气肿的症状。

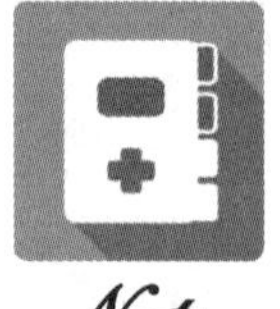

(4) 并发症期：轻者有支气管炎和肺炎，重者可有肺脓肿和脓胸等。表现为发热、咳嗽及

咳脓痰、胸痛、咯血、呼吸困难及体质消瘦等。异物停留阻塞支气管管腔时，可能出现呼吸困难或胸部不适感；异物停留在气管或支气管内的症状各有其特点。

①气管异物：异物进入气道后，立即出现剧烈呛咳、呕吐，伴面红耳赤、憋气、呼吸不畅等症状，较大异物即刻可发生窒息。常见症状为气喘哮鸣，由于气流经异物阻塞处发声所致；气管拍击声为异物随气流向上撞击声门下区所致，以咳嗽时为著，听诊器置于颈、胸部气管区即可闻及此声。

②支气管异物：早期症状与气管异物类似。异物进入支气管后，咳嗽症状可减轻或无症状。当异物活动时，则有痉挛性高声呛咳，呼吸时虽有部分阻塞现象，但不引起明显肺部病变；异物停留阻塞支气管管腔时，可能出现呼吸困难或胸部不适感；呼吸困难程度与异物所在部位及大小有关；若两侧支气管均有异物堵塞，呼吸困难多较严重。胸部叩诊时患侧呈过清音或浊音，肺部听诊时患侧呼吸音减弱或消失。

3. 心理-社会状况 气管、支气管异物的病人大多为儿童，病史不明或讲述不清，若症状不典型，家长易忽视而不能及时就医，易延误治疗。部分病人及家属因担心异物取出困难，对做气管切开恐惧，容易产生焦虑不安等心理。

4. 辅助检查

(1) X线检查：对诊断气管支气管异物有很大辅助作用，金属等不透光的异物在正位及侧位X线透视或拍片下可直接诊断。透光的异物，根据阻塞程度不同而产生肺气肿或肺不张等间接诊断。胸部透视较胸部X片具有更高的诊断准确率，可直接观察纵隔摆动的情况。

(2) CT检查：尤其是三维成像，对某些诊断困难的气管、支气管异物病例可有助于确定异物有无及其部位。

(3) 支气管镜检查：有诊断、鉴别诊断及治疗作用，气管、支气管异物的确切诊断与治疗最终要通过支气管镜来完成。

【护理诊断】

1. 有窒息的危险 与异物较大，阻塞气管或声门裂，或异物刺激引起喉痉挛有关。

2. 清理呼吸道无效 与气管、支气管内存在异物，阻碍正常呼吸有关。

3. 有感染的危险 与异物损伤，刺激气管、支气管黏膜或阻塞其远端肺叶的正常引流而继发感染有关。

4. 知识缺乏 缺乏对该病的认识，不能积极地预防。

【护理目标】

(1) 病人能保持正常的呼吸，无窒息的危险或窒息得到及时救治。

(2) 病人呼吸道通畅，呼吸困难及缺氧症状减轻或不出现。

(3) 病人未出现感染的症状或感染得到控制。

(4) 病人及家属能够了解并讲述有关呼吸道异物的知识。

【护理措施】

1. 术前护理

(1) 病情观察：密切观察病人的呼吸、咳嗽、喉鸣等情况，要安抚病人，尽量使其安静，尤其是儿童，避免因过度哭闹增加耗氧量，加重呼吸困难，或引起异物移位导致窒息。

(2) 如呼吸困难突然加重，要马上给予吸氧，并立即报告医生及时处理。备好应急抢救物品，准备好气管插管、氧气、负压吸引器、气管切开包、呼吸兴奋剂等急救药品、物品，完善各项术前准备。按医嘱做好气管、支气管镜检查的准备工作，如术前禁食禁水及术前用药、手术室联系等。

(3) 应与病人及其家属仔细沟通，并签署手术同意书。

(4) 严密观察有无呼吸道继发感染，如咳嗽、体温升高、咳痰等呼吸道感染症状，如有发

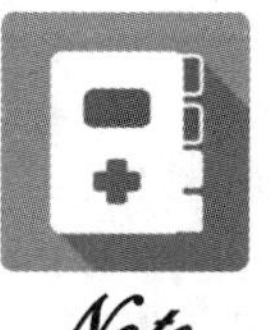

Note

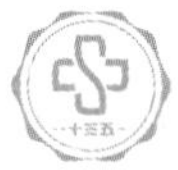

现,应及时告知医生,以便及时处理。

2. 术后护理

(1) 全身麻醉术后,病人未清醒前需专人看护,使其平卧,头偏向一侧,防止分泌物误吸,保持呼吸道通畅。

(2) 遵医嘱及时给予相应的护理和治疗,防止窒息,预防感染。如发生喉水肿,引起呼吸困难,应立即告知医生并及时处理。

(3) 了解手术情况,术后无论异物是否完全取出,都应密切观察呼吸情况,如病人发生进行性加重的呼吸困难,经吸氧、药物治疗等处理后仍无缓解,应及时告知医生予以处理,必要时行气管切开术。

3. 健康教育

(1) 务必让病人及家属认识到气管、支气管异物发生的危害性,做到预防为主。

(2) 5 岁以下儿童尽量避免食用果冻、花生、瓜子、豆类等食物。

(3) 儿童进食时应注意力集中,避免嬉戏打闹等。

(4) 纠正儿童口中含物的不良习惯,以免不慎发生误吸。

(5) 咽内有异物时应诱导其自行吐出,或迅速到医院就诊,切不可强行从其口内挖出、打骂或用大块食物咽压。

(6) 加强对昏迷及全身麻醉病人的护理,防止呕吐物吸入下呼吸道,活动的义齿应取下。

【护理评价】

(1) 病人是否能保持正常的呼吸,有无窒息的危险或窒息能否得到及时救治。

(2) 病人呼吸道是否通畅,呼吸困难及缺氧症状是否减轻或不出现。

(3) 病人是否出现感染的症状或感染得到控制。

(4) 病人及家属是否能够了解并讲述有关呼吸道异物的知识。

二、食管异物病人的护理

【概述】

食管异物是常见急症之一,其病因主要为进食匆忙或注意力不集中,食物未经仔细咀嚼而咽下等。一般成年人多见,以老人居多,幼儿次之。儿童磨牙发育不全,食物未经充分咀嚼或有口含小玩物的不良习惯,是儿童发生食管异物的常见原因。还有一些特殊情况,如精神病病人吞咽异物企图自杀。

异物最常嵌顿于食管入口处,其次为食管中段,发生于下段者较少见。异物种类以鱼刺、鸡鸭骨等动物性异物最常见,一些地区以植物性异物最常见,如枣核等。可有吞咽困难、吞咽疼痛与呼吸道症状等临床表现,还可引起食管穿孔、颈部皮下气肿、食管周围炎、气管食管瘘、大血管破溃等并发症。

【护理评估】

1. 异物史 有明确的异物误吞史,并有吞咽困难、疼痛或食管狭窄史。

(1) 吞咽困难:较小且光滑的异物虽有吞咽困难,但仍能进食流质食物;异物较大、尖锐的异物或有继发感染时,可完全堵塞不能进食,严重者饮水也困难。吞咽困难明显时可出现恶心、呕吐、流涎等症状。

(2) 吞咽疼痛:疼痛程度与异物形状、大小、性质及有无继发感染等有关。异物较小且圆钝时,常仅有梗阻感,疼痛较轻;尖锐的异物位于食管入口时,疼痛局限于颈正中或颈侧,伴有压痛,吞咽时疼痛更甚,病人常能指出疼痛部位;异物位于食管上段时,疼痛部位常在颈根部或胸骨上窝处;异物位于胸段食管时,可出现胸骨后疼痛,甚至放射至背部;食管穿孔并发纵隔感染与脓肿时,疼痛加剧,伴有高热等全身症状。

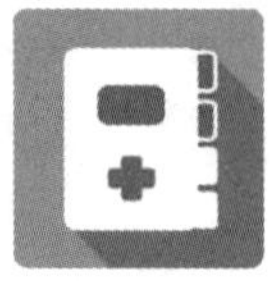

Note

(3) 呼吸道症状:异物较大时,向前压迫气管后壁,或异物位置较高,未完全进入食管内,部分外露压迫喉部时,均可出现呼吸困难,可发生于儿童,唾液潴留流入喉内,或气管穿破形成食管气管瘘,常引起呛咳。

(4) 颈部活动受限:以食管入口处有尖锐的异物或已有食管周围炎者为著,因颈部肌肉痉挛使颈项强直,头部转动困难。

(5) 发热:引起食管炎、食管周围炎、纵隔炎和颈深部感染等并发症时,病人可有体温升高、全身不适等症状。

(6) 食管异物致食管穿破而引起感染者发生食管周围脓肿或脓胸,则可见胸痛、吐脓,损伤血管则可有出血、黑便等。

2. 身体状况 食管异物的临床特征与异物所在部位、大小、性质、形状及有无继发感染,及食管壁的损伤程度等有关。

3. 心理-社会状况 病人对该病认识不清,症状轻时不予重视,常采用大量饮醋或吞咽大块食物企图将异物推入胃的方法,进而导致病情加重,且极易产生并发症或增加异物取出难度。症状较重者多能及时就诊。

4. 辅助检查

(1) 间接喉镜检查:梨状隐窝有唾液滞留,或杓状软骨呈水肿隆起,应认为有食管异物可能。

(2) X线检查:对不透射线的异物如金属异物具有决定性诊断意义。对于枣核、鱼刺、肉骨等在X线下不显影的异物,应做食管钡剂检查,以确定异物是否存在及所处位置。凡疑有食管穿孔时,禁用钡剂食管造影,改用碘油等造影剂行食管造影。

(3) 食管镜或胃镜检查:内镜检查可作为最后诊断依据,可以确诊并取出异物。

【护理诊断】

1. 吞咽障碍 与异物大小造成阻塞、吞咽疼痛有关。

2. 有窒息的危险 与较大异物压迫气管后壁或异物位置较高压迫喉部有关。

3. 潜在并发症 如继发感染、大血管破裂、气管食管瘘、食管周围炎等。

4. 知识缺乏 与缺乏食管异物的预防和处理知识有关。

【护理目标】

(1) 病人疼痛感减轻或消失,吞咽正常。

(2) 病人可以正常进食。

(3) 病人呼吸正常,无窒息发生。

(4) 病人未出现感染等并发症。

(5) 病人及家属能够理解并叙述食管异物的相关知识。

【护理措施】

1. 术前护理

(1) 心理护理:病人及家属多表现为焦虑、恐惧,尤以老年人表现得更为突出,希望立即手术,但又担心手术风险。故应给予安慰并讲解手术及治疗过程,以消除紧张情绪,打消其顾虑,使其积极配合治疗。

(2) 准备所有使用的物品:如内镜、气管切开包、吸引器、氧气和急救药品等。

(3) 仔细观察病情,防止窒息发生,一旦发生呼吸困难,及时报告医生并予以处理。

(4) 警惕各种并发症的发生,如出现高热、呼吸困难、全身中毒症状、便血等症状时要高度警惕,当提示有并发症发生时,应及时报告医生,采取相应的处理。

(5) 在异物未取出前,应禁食禁水,准备手术。

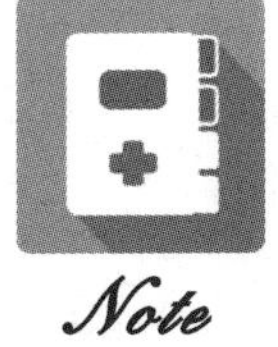
Note

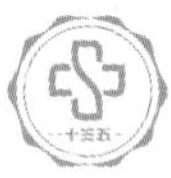

2. 术后护理

(1) 保持呼吸道通畅,全身麻醉术后病人未清醒前,应专人护理,取去枕平卧位,头偏向一侧,防止分泌物误吸入呼吸道,发生窒息。

(2) 密切观察病人:全身麻醉术后可能发生喉水肿,注意观察体温、脉搏、呼吸的变化,遵医嘱吸氧,必要时予糖皮质激素治疗,防止发生窒息。

(3) 食管镜检查取出异物后,禁食 6 h,之后给予流质或半流质饮食,1～2 天后可正常饮食,并口服抗生素。如食管损伤较重或有继发感染者,术后应禁食,给予补液等支持疗法,并使用抗生素控制感染。如疑有食管穿孔,应禁饮食,行鼻饲、补液,给予足量抗生素。

3. 健康教育

(1) 进食时要细嚼慢咽,不宜匆忙,尤其是吃带有骨刺类食物时。

(2) 教育儿童,纠正其将玩具放入口中的不良习惯,吃饭时不打闹、嬉戏,以防不慎误吸。

(3) 误吞异物后,切忌强行吞咽食物试图将异物咽下,以免加重食管损伤,增加手术难度。

(4) 如发生食管异物应立即来医院诊治。

【护理评价】

(1) 病人疼痛感是否减轻或消失,吞咽是否正常。

(2) 病人是否可以正常进食。

(3) 病人呼吸是否正常,有无窒息发生。

(4) 病人是否出现感染等并发症。

(5) 病人及家属是否能够理解并叙述食管异物的相关知识。

小　　结

本节重点介绍了气管、支气管、食管异物病人的护理。①气管、支气管异物是耳鼻咽喉科常见的危急重症之一,可发生窒息及心肺并发症甚至危及病人生命。气管支气管异物症状与体征一般可分为四期。②食管异物是常见急症之一,异物最常嵌顿于食管入口处,其次为食管中段,发生于下段者较少见。

能力检测 18

(付　强)

第六节　耳聋和嗅觉异常病人的康复及护理

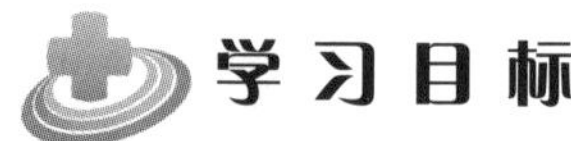

掌握:耳聋和嗅觉异常的护理评估、护理措施。

熟悉:耳聋和嗅觉异常的护理诊断。

了解:耳聋和嗅觉异常的临床分类。

情景导入

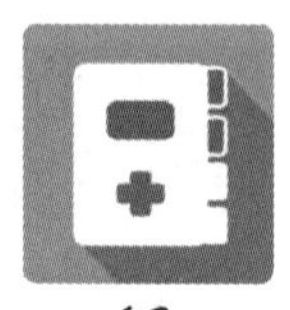

病人,女,25 岁,病人于 3 天前因车祸伤及左侧头部,左耳听力下降,左耳周疼

痛，伴有外耳道出血，病人感觉左耳听不见声音，遂于我院就诊，查体：生命体征平稳，左耳周软组织肿胀，左耳音叉试验、纯音听阈测试、声导抗仪检查均显示听力明显下降。如果你是责任护士。

工作任务：

1. 为该病人进行护理评估。

2. 为该病人制订正确的护理措施。

一、耳聋病人的康复及护理

【概述】

耳聋按病变性质和部位可分为器质性耳聋和功能性耳聋。器质性耳聋按病变部位可分为传导性聋、感音神经性聋和混合性聋三种。

传导性聋的病因有以下几个。

1. 畸形 先天性外耳道堵塞、狭窄、闭锁，中耳畸形等。

2. 鼓膜病变 鼓膜炎症、瘢痕增厚、粘连或穿孔等。

3. 外伤 外伤导致耳道狭窄、闭塞，鼓膜外伤，听骨链中断或颞骨骨折累及中耳。

4. 外耳道堵塞 异物、耵聍栓、耳道胆脂瘤、中耳肿瘤。

【护理评估】

(1) 通过病史及专科检查可以了解病变的原因、部位及损害的范围和程度。

(2) 传导性聋表现为不同程度的听力下降。

(3) 检查：

①耳镜检查：可发现外耳道、鼓膜及中耳的相应体征。

②听力学检查：包括音叉试验、纯音听阈测试、声导抗仪检查等。

③影像学检查：颞骨 X 线、高分辨率 CT 检查，可以协助确定病变部位、范围及程度。

【护理诊断】

1. 感知改变 与听力减退有关。

2. 语言交流障碍 与听力下降或丧失有关。

3. 知识的缺乏 缺乏耳聋的预防及治疗相关的知识。

【护理目标】

(1) 病人的听力得到改善，从而提高语言沟通能力，能够运用助听器等工具和外界交流。

(2) 病人及家属了解耳聋，掌握耳聋的护理及预防等方面的知识。

【护理措施】

(1) 与病人积极沟通，取得病人的信任。

(2) 鼓励病人，使病人能够积极面对疾病，树立治疗疾病的信心，积极配合康复治疗。

(3) 了解病人对听力现状的接受程度，为病人推荐和选配合适的助听器。

(4) 理解病人，支持病人，提高病人的社会适应能力。

(5) 健康宣教：

①嘱病人积极配合治疗原发病，向病人讲解目前耳聋的治疗方法及治疗的情况，普及相关专业知识，让病人有一定的心理准备。

②嘱病人尽量远离噪音等有害物理因素，如不能远离，一定要做好相关防护措施。

③嘱病人增强体质，老年病人积极治疗高血压、糖尿病等全身性疾病，延缓老年性耳聋的发生。增强营养，增加机体对致聋因素的抵抗力。

④避免使用损害听力的药物，如不可避免使用，应加强用药期间的听力监测，一旦出现听

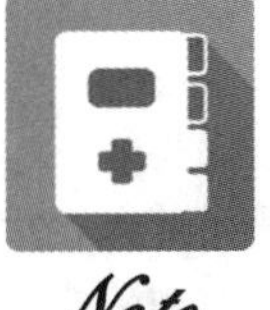

力下降应立即停药并及时治疗。

【护理评价】

(1) 病人的听力是否得到改善,从而提高语言沟通能力,是否能够运用助听器等工具和外界交流。

(2) 病人及家属是否了解该病,是否掌握该病的护理及预防等方面的知识。

二、嗅觉异常病人的康复及护理

【概述】

嗅觉是指具有气味的微粒随气流进入鼻腔,接触嗅区黏膜,融于嗅腺的分泌物中,刺激嗅细胞产生神经冲动,经嗅神经、嗅球、嗅束传至皮层中枢产生感觉的功能。由于黏膜和嗅神经末梢的病变发生的嗅觉障碍称感觉性嗅觉减退。临床常按照发病部位分为四种,即呼吸性嗅觉障碍、感觉性嗅觉障碍、颅内神经性嗅觉障碍、精神性嗅觉障碍。

(一) 呼吸性嗅觉障碍

1. 鼻腔结构畸形　先天性鼻翼缺损或变形,鼻中隔大穿孔引起气流改变不能到达嗅区。

2. 鼻腔阻塞性炎症　常见急、慢性鼻炎,鼻窦炎,变应性鼻炎引起黏膜水肿或分泌物堵塞鼻腔。

3. 鼻腔占位　鼻息肉为常见嗅觉障碍的原因。

4. 鼻腔异物　除异物本身可阻塞鼻腔外,更可引起急慢性炎症分泌物堵塞鼻腔。

(二) 感觉性嗅觉障碍

1. 萎缩性鼻炎　鼻腔黏膜萎缩干燥,逐渐向上蔓延可致嗅觉减退或丧失。

2. 外伤　前额部的外伤最为普遍。

3. 肿瘤　鼻腔及其周围的肿瘤可直接压迫嗅神经,如嗅神经母细胞瘤。

(三) 精神性嗅觉障碍

1. 嗅觉过敏　癔症及癫痫发作前期。神经衰弱、疑心病。

2. 嗅觉倒错　在有嗅素作用下,把甲嗅素说成乙嗅素。

3. 幻嗅　一种常见的精神性嗅觉异常。

【护理评估】

(1) 通过病史及专科检查可以了解病变的原因、部位及损害的范围和程度。

(2) 嗅觉障碍是一个症状,寻找病因并针对病因治疗是嗅觉障碍的首要治疗原则。

(3) 检查:

①鼻内镜检查:可发现鼻腔、鼻中隔及嗅裂区的相应体征。

②ELsberg 嗅觉检查法对病变的定位有一定的帮助。

③影像学检查:鼻窦 X 线、高分辨率 CT,MRI 检查,可以协助确定病变部位、范围及程度。

【护理诊断】

1. 感知改变　与嗅觉减退有关。

2. 常规知识的缺乏　缺乏疾病的预防及治疗相关的知识。

【护理目标】

(1) 病人的嗅觉得到改善,从而提高病人治疗疾病的信心。

(2) 病人及家属了解该病,掌握该病的护理及预防等方面的相关知识。

【护理措施】

(1) 与病人积极沟通,取得病人的信任。

(2) 鼓励病人,使病人能够积极面对疾病,树立治疗疾病的信心,积极配合康复治疗。

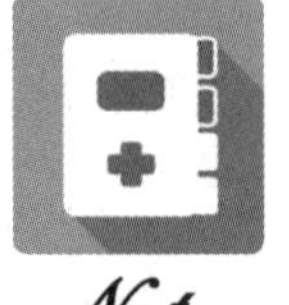

Note

(3) 理解病人,支持病人,提高病人的社会适应能力。

(4) 健康宣教:嘱病人积极配合治疗原发病,向病人讲解目前嗅觉障碍的治疗方法及治疗情况,普及相关专业知识,让病人有一定的心理准备。

【护理评价】

(1) 病人的嗅觉是否得到改善,病人治疗疾病的信心是否提高。

(2) 病人及家属是否了解该病,是否掌握该病的护理及预防等方面的知识。

小　结

本节重点介绍了耳聋和嗅觉异常病人的康复及护理。①耳聋按病变性质和部位可分为器质性耳聋和功能性耳聋。器质性耳聋按病变部位可分为传导性聋、感音神经性聋和混合性聋三种。②嗅觉障碍临床常按照发病部位分为四种,即呼吸性嗅觉障碍、感觉性嗅觉障碍、颅内神经性嗅觉障碍、精神性嗅觉障碍。嗅觉障碍是一个症状,寻找病因并针对病因治疗是嗅觉障碍的首要治疗原则。

能力检测 19

(付　强)

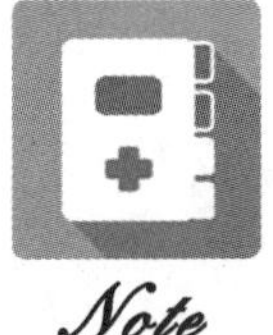

Note

第三篇

口腔科病人的护理

KOUQIANGKEBINGRENDEHULI

第七章　口腔颌面部的应用解剖生理

口腔颌面部上起额部发际，下至下颌骨下缘，两侧至颞骨乳突垂直线，口腔内的后界与口咽部相延续。包括上下颌骨、口腔、涎腺、颞下颌关节、鼻、咽及其周围的软组织。

本章 PPT

第一节　口腔的应用解剖生理

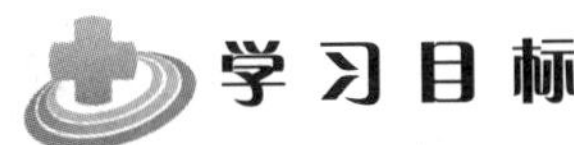

掌握：口腔的功能、“危险三角区”的范围及意义、舌的功能及神经支配。

熟悉：口底的组成。

了解：口腔颊部及腭部解剖。

口腔是由唇、颊、牙、颌骨、腭、舌、口底、唾液腺等组织器官组成，具有咀嚼、消化、感受味觉、吞咽、语言和辅助呼吸等生理功能。口腔的前壁为口唇，经上、下唇间的口裂与外界相通，后经咽峡与口咽部相延续，两侧为颊，上壁隔着上腭与鼻腔相邻，下壁为口底。当上下颌牙列咬合时，以牙列为界将口腔分为口腔前庭和固有口腔两个部分。

一、口腔前庭

口腔前庭是位于唇、颊与牙列、牙龈及牙槽骨之间的蹄铁形潜在腔隙。

（一）唇

唇分为上唇和下唇，两者间的裂隙称为口裂，上下唇延续处称为口角。唇的表面覆盖皮肤，内面衬以黏膜。上唇皮肤正中有一纵行浅沟，称为人中，人中的中上 1/3 交点处为人中穴。

唇部皮肤较厚，其内有毛囊、皮脂腺和汗腺等组织，疖、痈好发于此部位。“危险三角区”指的是两侧口角至鼻根连线所形成的三角形区域，唇位于“危险三角区”内。一旦唇部出现感染，感染可通过面部静脉血流逆行扩散至颅内，引起海绵窦血栓性静脉炎。

皮肤与黏膜之间有较厚的肌层，主要为口轮匝肌，肌层与黏膜之间筋膜组织较为疏松，故唇部发生感染时常出现明显水肿。唇部的黏膜有黏膜下层，内含黏液腺，有导管直接开口于黏膜表面，润滑黏膜，当导管阻塞时可发生黏液囊肿。

在上、下口腔前庭沟的中线处各有一扇形或线形的黏膜小皱襞，称为上、下唇系带。一般上唇系带较下唇系带明显，儿童的上唇系带较为宽大，可与切牙乳头直接相连，随着年龄增长，唇系带逐渐缩短。如果唇系带持续存在，则上颌中切牙间隙不能自行消失，影响上颌中切牙的正常排列，需手术治疗。

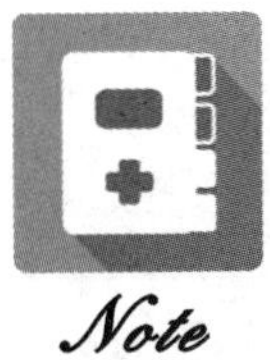

（二）颊

颊位于面部两侧，上界为颧骨下缘，下界为下颌骨下缘，前面以唇面沟为界，后面以咬肌前缘为界，构成口腔前庭外侧壁。主要由皮肤、皮下组织、颊筋膜、颊肌、颊部表情肌、颊黏膜组成。在上颌第二磨牙对应的颊黏膜处有一凸起，称为腮腺乳头，是腮腺导管的开口处。

二、固有口腔

固有口腔是口腔的主体部分（图 7-1），顶壁由硬腭和软腭构成，与鼻腔相邻，下壁为舌与口底，前壁为上下牙列，后壁经咽峡与口咽相通。

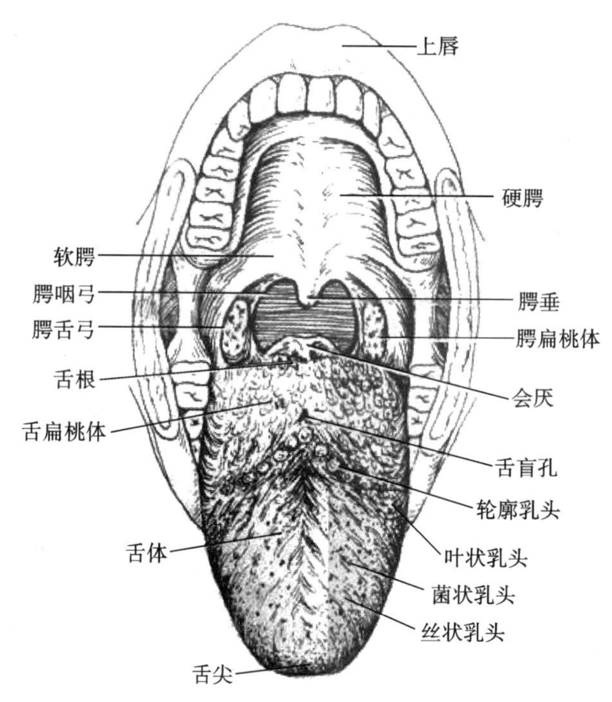

图 7-1　固有口腔

（一）腭

腭位于口腔的顶壁，呈穹窿状，前 2/3 为硬腭，后 1/3 为软腭。硬腭表面覆盖有致密的黏骨膜。软腭前端与硬腭相连，后端游离部称为腭帆，其中央向下的指状突起为腭垂。腭垂两侧向外下方延伸，形成两个弓形黏膜皱襞，靠近舌侧的为腭舌弓，靠近口咽侧的为腭咽弓，两弓间的窝称扁桃体窝，容纳腭扁桃体。软腭结构疏松，炎症时易发生水肿。在正常情况下，软腭与咽部肌肉彼此协调运动，共同完成腭咽闭合，行使语言和吞咽功能。

（二）舌

舌具有感受味觉、语言、咀嚼、吞咽等功能。舌前 2/3 为舌体，其前端即为舌尖。舌的上面为舌背，两侧为舌侧缘，下面为舌腹，舌腹正中有一纵行黏膜皱襞，为舌系带。舌系带发育过短或附着过前时，可造成吸吮困难及说话吐字不清，需手术治疗。舌后 1/3 为舌根。舌底“∧”形沟称为人字沟，是舌体和舌根的分界。沟尖端有一凹陷为舌盲孔，是胚胎时期甲状舌管咽端的遗迹，在发育过程中此管如未消失，可形成甲状舌管囊肿。舌背黏膜上遍布舌乳头，有丝状乳头、菌状乳头、轮廓乳头、叶状乳头，其中丝状乳头的数量最多，体积最小，几乎遍布舌背；菌状乳头次之，有味蕾；轮廓乳头数量最少，体积最大，其上有味蕾分布；叶状乳头位于舌侧缘后部，呈长条状。舌乳头上的味蕾是感受味觉的主要结构，舌尖对甜、辣、咸味敏感，舌根对苦味敏

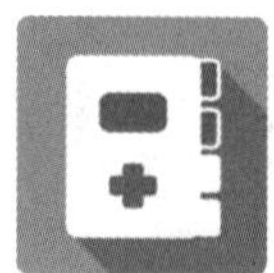

Note

感，舌侧缘对酸味敏感。舌的主体由横纹肌组成，可使舌完成前伸、后缩、卷曲、上抬等多种方式的运动，十分灵活。舌根部有许多散在分布的淋巴组织，称为舌扁桃体。舌的神经支配：舌前 2/3 的感觉由舌神经支配；舌后 1/3 由舌咽神经支配，此处黏膜感觉敏锐，故使用压舌板检查口咽部时，应放置于舌体部，以减少刺激。舌的运动神经为舌下神经，舌的味觉神经为面神经。

（三）口底

当舌向上方抬起时可见舌系带，系带两侧的口底黏膜上各有一小突起，称为舌下阜，是下颌下腺导管的开口处。舌下阜后方为颌舌沟，舌下腺在此沟的前内侧，其导管也开口于舌下阜。口底组织比较疏松，有多个潜在间隙存在，发生外伤或感染时，易形成较大的血肿、脓肿或水肿，将舌推挤向上后方，造成呼吸困难或窒息，应予以警惕。

小 结

本节重点介绍了口腔的应用解剖生理，口腔颌面部上起额部发际，下至下颌骨下缘，两侧至颞骨乳突垂直线。口腔分为口腔前庭和固有口腔。口腔前庭是位于唇、颊与牙列、牙龈及牙槽骨之间的蹄铁形潜在腔隙。唇位于“危险三角区”内，一旦出现严重感染，可引起海绵窦血栓性静脉炎。上颌第二磨牙对应腮腺导管的开口处。固有口腔是口腔的主体部分，顶壁由硬腭和软腭构成，与鼻腔相邻，下壁为舌与口底，前壁为上下牙列，后壁经咽峡与口咽相通，包括腭、舌、口底等结构。

（杨丽娟）

第二节　牙及牙周组织的应用解剖生理

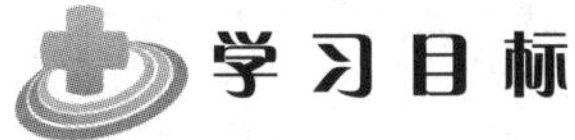

掌握：牙的组成、牙体的结构、牙的萌出时间、牙的更替时间。

熟悉：牙周组织的组成、牙的分类、牙位记录方法。

了解：牙齿各个面的命名。

一、牙

（一）牙的组成

牙由牙冠、牙根和牙颈三部分组成。

1. 牙冠　牙体表面由牙釉质覆盖的部分，称为牙冠。临床上，牙冠可分为解剖冠和临床冠，牙颈部以上的部分为解剖冠；暴露于口腔的牙体部分称，为临床冠。正常情况下，临床冠常小于解剖冠，但随着年龄增长，或牙周组织萎缩时，临床冠可大于解剖冠。

2. 牙根　牙根埋于牙槽骨内，表面覆盖牙骨质，是牙体的支持部分。根部的尖端为根尖，每个根尖的顶部都有一个小孔，称为根尖孔，牙髓、血管、神经穿行此处。牙根的形态和数目不尽相同，前牙为单根，后牙为多根且有分叉，以增强在颌骨内的稳固性。

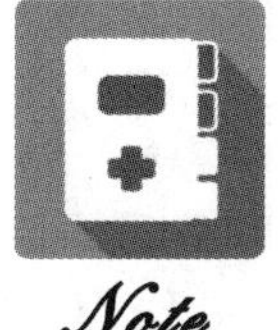

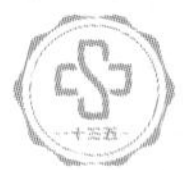

3. 牙颈　牙冠与牙根之间的交界处呈一弧形曲线，称为牙颈，也叫颈线或颈缘。此处也是牙釉质和牙骨质的衔接交界处。

（二）牙体组织

牙体的纵剖面观可见，牙体内部由三种硬组织（牙釉质、牙本质、牙骨质）和一种软组织（牙髓）组成（图 7-2）。

1. 牙釉质　一种位于牙冠表面的乳白色、半透明、有光泽的硬组织，其内无血管、神经，且不可再生。牙釉质中的无机物含量约为 96%，主要是碳酸钙，是牙体组织中矿化程度最高的部分，也是人体中最硬的一种组织，不会轻易发生碎裂。

2. 牙本质　位于釉质和骨质内层，色淡黄，是牙的主体。牙本质内无机物含量约为 70%，硬度较釉质低。牙本质内有许多细微的小管，称为牙本质小管，管内有神经末梢，对外界刺激反应敏感，因此当牙本质暴露后，受到冷、热、酸、甜刺激后，病人会出现牙痛。牙本质是一种可以再生的牙体组织，在牙萌出后，仍能不断生长，形成继发性牙本质，当发生病理性损伤时，还能形成修复性牙本质，起防御作用。

3. 牙骨质　覆盖于牙根表面的硬组织，色黄，近牙颈部较薄，根尖和根分叉处较厚。牙骨质的无机物含量最低，仅为 50%左右，故硬度最差，当发生牙龈萎缩、牙根暴露时，易形成根面龋。牙骨质内没有血管和神经，其营养来源于牙周组织中的血运供应。

4. 牙髓　牙内的空腔称为牙髓腔，牙髓腔内的疏松结缔组织称为牙髓，牙髓内容纳有丰富的细胞、血管、淋巴和神经等。当牙髓发生坏死时，牙体组织的颜色、质地都会随之发生变化。

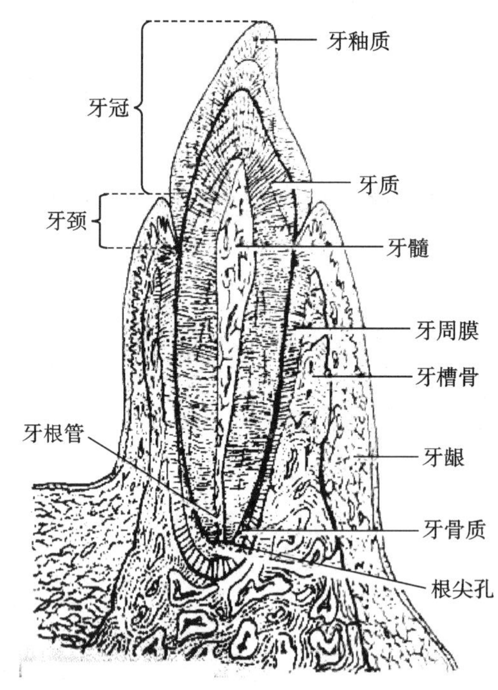

图 7-2　牙的解剖结构

（三）牙的分类及功能

1. 切牙　位于口腔前部，共 8 颗。主要功能是切割食物。

2. 尖牙　位于口角两侧，共 4 颗。其形态粗壮且根长，主要功能是撕裂食物。

3. 前磨牙　位于尖牙之后，磨牙之前，共 8 颗。一般有 2 个牙尖，其主要功能是协助食物咀嚼。

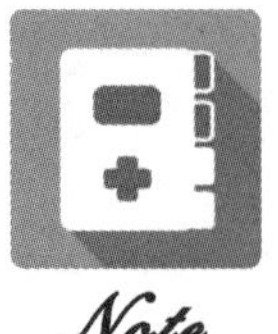

4. 磨牙 位于牙列的最后方，共 12 颗。其咬合面宽大，形态复杂，有 4～5 个牙尖，并与窝沟相对，便于将食物嚼碎和磨细。

切牙和尖牙位于口角之前，故称前牙；前磨牙和磨牙位于口角之后，故称后牙。牙的主要功能除了咀嚼食物以外，还可协助语言和维持面部形态。

（四）牙的面

每颗牙均由五个面组成，分别是唇面（或颊面）、舌面（或腭面）、近中面、远中面、后牙𬌗面（前牙切缘）。其中后牙𬌗面是点、隙、裂、沟最多的牙面，易有食物残渣滞留，是龋病的好发部位。

二、牙周组织

牙周组织包括牙龈、牙周膜和牙槽骨。

（一）牙龈

口腔黏膜覆盖于牙槽骨和牙颈的部分为牙龈，牙龈表面为复层鳞状上皮。牙龈的边缘游离可动，称为游离龈，其与牙面之间形成的楔形间隙称为龈沟，其深度为 0.5～2 mm，此处结缔组织中常见程度不等的白细胞浸润，这说明龈沟经常受到细菌及食物分解产物的刺激。当龈沟深度超过正常范围时，牙龈沟明显深陷形成的袋状结构称为牙周袋，是牙周病变的重要表现之一。在两牙之间的牙龈呈乳头状突起，突起的部分称为龈乳头，健康龈乳头常达接触点，完全充满牙间隙。正常情况下牙龈呈粉红色，表面有橘皮状凹陷小点，称之为点彩。当发生炎症时，牙龈颜色加深，点彩消失。

（二）牙周膜

牙根和牙槽骨之间的纤维结缔组织即为牙周膜，其中有丰富的主纤维束，一端埋于牙骨质，另一端埋于牙槽骨，将牙齿牢牢地固定于牙槽窝内，并有一定的生理动度，当牙齿受到咀嚼压力或撞击力时，可以起到缓冲调节的作用。此外，牙周膜有丰富的细胞、血管、神经和淋巴，具有形成和营养牙骨质的功能。

（三）牙槽骨

颌骨的游离端即为牙槽骨，又称牙槽突，是固定支持牙齿的重要组织。牙槽骨的游离缘称为牙槽嵴，之间向内的凹陷为牙槽窝，容纳牙根，牙根与牙根之间的骨板称为牙槽间隔。当牙齿脱落后，牙槽骨逐渐萎缩吸收。此处的骨质较为疏松，且生物活性强，具有受压迫吸收、受牵引再生的特性，此特性被临床上应用于正畸治疗。

三、牙齿的记录方法

人的一生中共有两副牙齿，即乳牙和恒牙。

乳牙共有 20 颗，乳牙在出生后 6 个月左右开始萌出，顺序依次为乳中切牙、乳侧切牙、乳第一磨牙、乳尖牙、乳第二磨牙，在 2 岁左右全部萌出完毕。自 6 岁左右开始萌出第一恒磨牙，故称之为“六龄齿”，随后乳牙逐渐松动脱落并相继由恒牙代替，在此时期，口腔中既有乳牙又有恒牙，称为替牙列期，亦称混合牙列期。当乳牙全部脱落后，则称为恒牙列期。

恒牙是继乳牙脱落后的第二副牙齿，恒牙共有 28～32 颗。一旦发生脱落则再无新生牙齿替代。其萌出顺序也有明显规律，依次是第一磨牙、中切牙、侧切牙、第一双尖牙、尖牙、第二双尖牙、第二磨牙、第三磨牙。第三磨牙俗称“智齿”，一般在 18～25 岁萌出，但由于现代人饮食习惯的改变，颌骨发育逐渐退化变小，智齿萌出困难或位置不正的现象日益增多，这种现象称为智齿阻生；此外，第三磨牙先天缺失者也很常见。

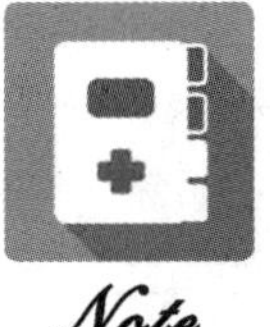

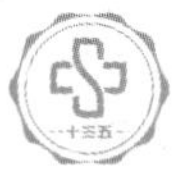

临床上为了便于记录牙位，以“＋”符号区分上下左右，其中横线区分上下颌，纵线区分左右两侧，乳牙牙位通常用罗马数字表示（图 7-3），恒牙牙位用阿拉伯数字表示（图 7-4），例如：⌊1 代表左上恒中切牙；Ⅳ⌋ 代表右上第一乳磨牙。

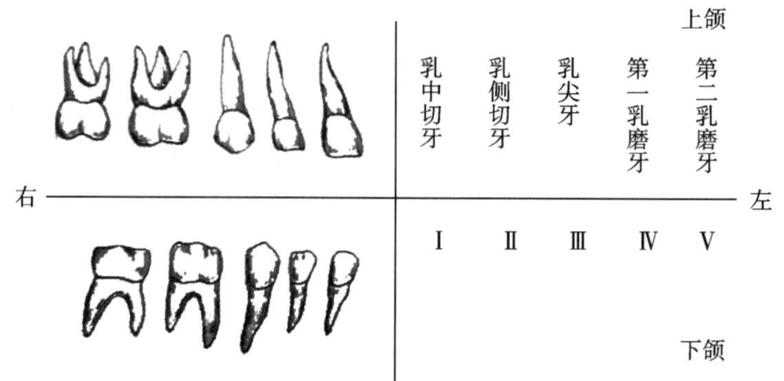

图 7-3　乳牙的命名及符号

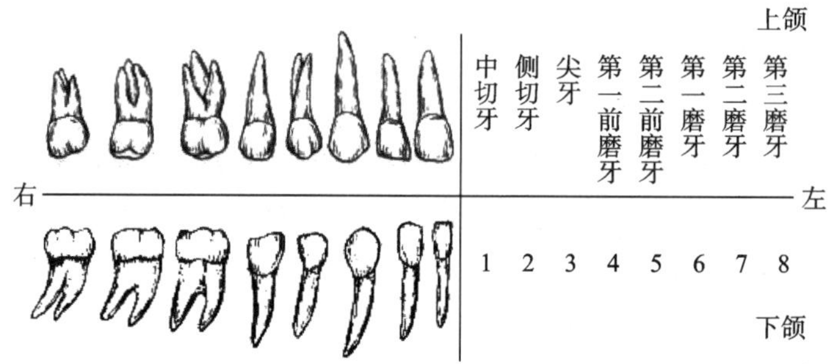

图 7-4　恒牙的命名及符号

小　　结

本节重点介绍了牙及牙周组织的应用解剖生理。牙由牙冠、牙根和牙颈三个部分组成，牙体由牙釉质、牙本质、牙骨质、牙髓组成。牙依据功能分为切牙、尖牙、磨牙，每颗牙均由唇面（或颊面）、舌面（或腭面）、近中面、远中面、后牙𬌗面（前牙切缘）组成；牙周组织包括牙龈、牙周膜和牙槽骨。人的一生中共有两副牙齿，即乳牙和恒牙，乳牙共有 20 颗，恒牙是第二副牙齿，恒牙共有 28～32 颗；乳牙牙位通常用罗马数字表示，恒牙牙位用阿拉伯数字表示。

（杨丽娟）

第三节　颌面部的应用解剖生理

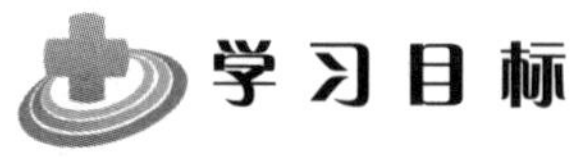

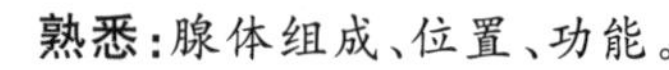

掌握：颌面部肌肉的组成及功能、神经的组成及功能。

熟悉：腺体组成、位置、功能。

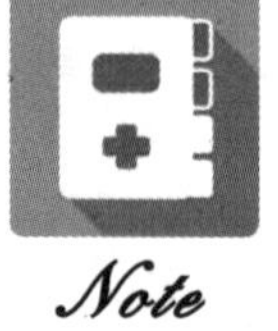

Note

了解：上颌骨、下颌骨、颧骨的结构，颌面部血供来源及去路。

一、颌骨

（一）上颌骨

位于人体面颅中央的骨骼即为上颌骨，成对存在，左右各一，互相对称，并与邻骨连接（图7-5）。上颌骨的上面参与构成眼眶的下壁，下面参与构成口腔顶部，其内侧面参与构成鼻腔的外侧壁，其后下部分呈粗糙的圆形隆起，称为上颌结节，上牙槽后神经、血管由此进入上颌骨内。

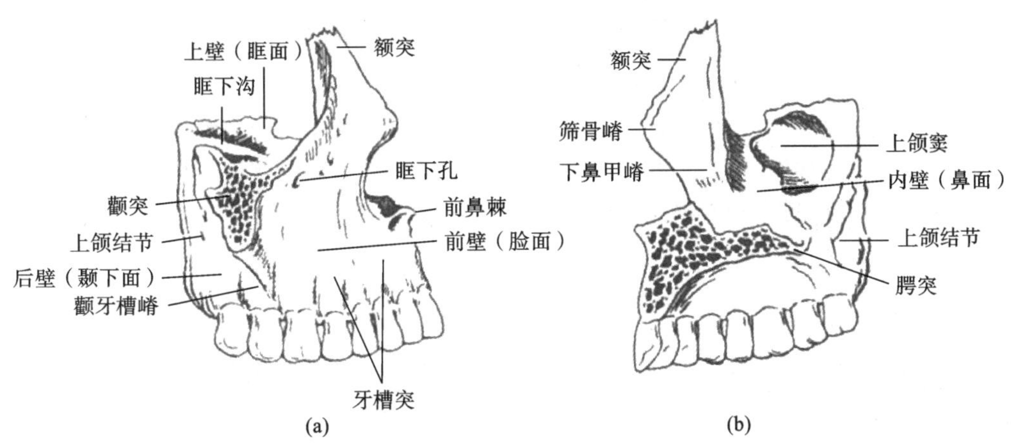

图 7-5 上颌骨解剖结构示意图

（a）外侧面观；（b）内侧面观

上颌骨体内的空腔为上颌窦，呈底向鼻面、尖向颧突的棱锥形，周围骨壁菲薄，内衬黏膜，是鼻窦中容积最大者。上颌窦下壁较薄，下壁与上颌前磨牙和磨牙的根尖接近，当上颌前磨牙和磨牙的根尖发生感染时，感染极易侵入上颌窦内引起牙源性上颌窦炎，拔除上颌前磨牙和磨牙时也应注意避免将牙根推入上颌窦内造成口腔上颌窦瘘。上颌窦肿瘤或其他病变时可出现牙齿疼痛和松动等症状。

（二）下颌骨

下颌骨是颌面部唯一可以活动的骨，是构成面下 1/3 的骨性支架（图 7-6）。

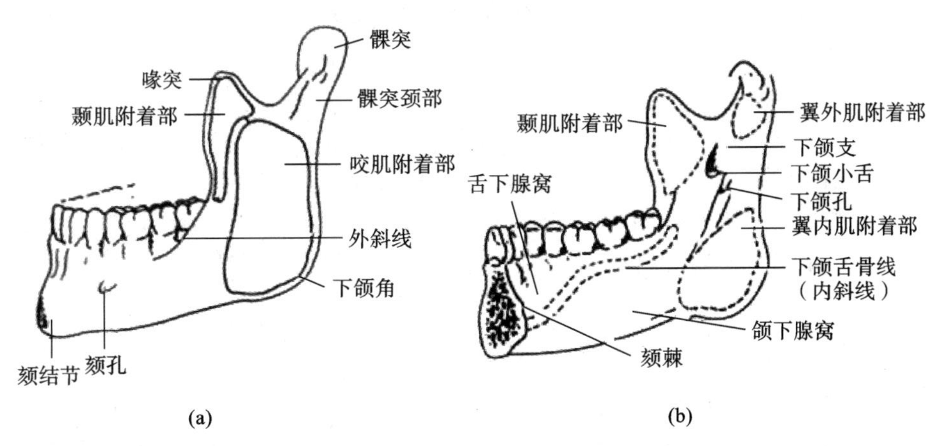

图 7-6 下颌骨解剖结构示意图

（a）外侧面观；（b）内侧面观

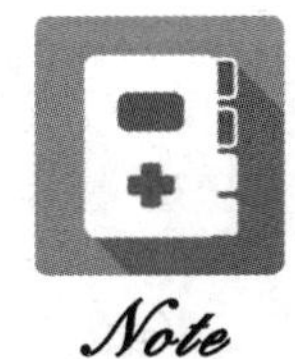

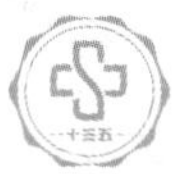

1. 下颌体 下颌骨水平部称下颌体,呈弓形。下颌体的外面正中有一纵行骨嵴称正中联合,两旁近下颌骨下缘处各有一隆起为颏结节。在下颌第二前磨牙下方有一开口,称为颏孔,其内有颏神经、血管通过。下颌体的内面有下颌舌骨肌、舌下腺和下颌下腺等结构分布。下颌体的下缘外形圆钝,是下颌骨最坚实的部位。

2. 下颌支 下颌骨垂直部称下颌支,亦称下颌升支,为一几乎垂直的长方形骨板。前上方为喙突,有颞肌与咬肌附着;后上方为髁突,与颞下关节盘相邻,共同构成颞下颌关节。髁突和喙突之间为"U"形的下颌切迹。髁突是下颌骨的生长中心之一,如果在下颌骨发育完成前遭受损伤或破坏会影响下颌骨的发育,出现颌面部畸形。下颌支的内侧面中央偏后上方有下颌孔,为下牙槽神经、血管通入下颌管的入口,是下牙槽神经麻醉的注射点。

3. 下颌角 下颌支后缘与下颌体相接处为下颌角,有茎突下颌韧带附着。

(三)颧骨

颧骨位于颌面部的外上部,是构成面部轮廓的重要组成部分。颧骨由体部和三个突起构成。体部坚硬,分为颊面、颞面和眶面三个面;三个突起分别为额蝶突、上颌突和颞突。颧骨位于面部突起部位,易受损伤发生骨折,可造成面部塌陷;若骨折片压迫颞肌或影响喙突运动还可出现张口困难。

二、肌肉

颌面部肌肉分为咀嚼肌与表情肌两类。

(一)咀嚼肌

咀嚼肌肌肉强大而有力,左右对称。狭义的咀嚼肌包括咬肌、颞肌、翼内肌和翼外肌,广义的咀嚼肌还包括舌骨上肌群。咀嚼肌根据功能不同可分为闭口肌群和开口肌群,其中咬肌、颞肌、翼内肌主要完成下颌骨的上提,使口腔关闭,同时参与下颌的侧方运动,属于闭口肌群。舌骨上肌群与翼外肌收缩时可使下颌骨下降,口腔开大,属于开口肌群。咀嚼肌受三叉神经下颌支支配,该支受损可导致病人张口障碍。

(二)表情肌

表情肌又称面肌,是头肌的一种,位置表浅,起于骨壁或筋膜,止于面部皮肤,主要分布在口、鼻、眶、耳、颅顶等部位。其收缩力较弱,协同运动可牵引额部、眼睑、口唇和面颊各部,表达喜怒哀乐等各种表情,同时也参与咀嚼、吸吮、吞咽、呕吐、语言、呼吸等运动。表情肌的运动受面神经支配,当面神经受损伤时,可引起表情肌瘫痪,出现面瘫。

三、唾液腺

唾液腺又名涎腺,包括腮腺、下颌下腺、舌下腺、小唾液腺。小唾液腺包括唇腺、颊腺、腭腺和舌腺等。根据组织结构特点和分泌物性质不同,唾液腺又可分为浆液性腺、黏液性腺和混合性腺。其中腮腺属于浆液性腺,下颌下腺和舌下腺属于混合性腺,小唾液腺多数为黏液性腺。唾液腺分泌的唾液具有湿润口腔、保护口腔黏膜,软化、溶解食物,促进食物消化,清洁口腔,抑制细菌等作用。

(一)腮腺

腮腺是人体最大的唾液腺,左右各一,位于面部两侧外耳道的前下方,下颌后窝内及下颌支的深面,呈不规则楔形。腮腺导管自腺体前缘近上端处穿出,在颧弓下约 1.5 cm 处与颧弓平行向前走行,一般有面神经颊支伴行,横过咬肌外侧面,在其前缘处呈直角转向内侧,开口于上颌第二磨牙相对的颊黏膜表面的腮腺乳头处。

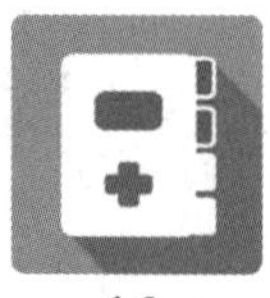

（二）下颌下腺

下颌下腺为分泌量最多的唾液腺，左右各一，分别位于两侧下颌下三角内，在下颌骨体的内面，舌骨舌肌和茎突舌肌之间。下颌下腺的导管自腺体深部发出，走行于下颌舌骨肌与舌骨舌肌之间，开口于口底舌系带两侧的舌下阜。因行程长而弯曲，加之导管开口较大，常有异物进入，易形成结石造成导管堵塞。

（三）舌下腺

舌下腺较小，位于口腔底舌下皱襞的深面，舌下腺的导管数量较多，且短小、纤细。导管有大、小两种，大管一对，与下颌下腺的导管共同开口于舌下阜，小管约十条，多数直接开口于舌下皱襞的表面，也可与下颌下腺的导管融合。因其分泌物黏稠，导管细小，故发生炎症、结石或损伤时，常使腺液潴留形成舌下腺囊肿。

四、血管

（一）颌面部动脉

颌面部动脉来自颈总动脉和锁骨下动脉。颈总动脉在颈部分为颈外动脉和颈内动脉，其与锁骨下动脉之间有大量的血管吻合，所以面颈部血供非常丰富。所以，当颌面部受到损伤时极易发生出血，但是此处的抗感染能力与再生愈合能力也很强。

颈外动脉有八个分支，分别是舌动脉、面动脉、上颌动脉、颞浅动脉、甲状腺上动脉、咽升动脉、枕动脉、耳后动脉。

(1) 面动脉：自颈外动脉发出，向前内上方，进入下颌下三角，穿过下颌下腺鞘到达腺体上缘后急转向外，在咬肌附着点前缘上行至面部，分布于颏部、唇部、颊部、鼻外侧等部位。面动脉在下颌骨体下缘处位置表浅，此处可扪及搏动，颌面中下区大量出血时，亦可压迫此处止血。

(2) 颞浅动脉：在腮腺深面，由颈外动脉发出，经外耳道软骨前上方向上走行，供应额部及颅顶部软组织。颞浅动脉表浅并且解剖位置恒定，常有静脉伴行，故临床常用来监测脉搏、止血、皮瓣受区吻合及逆行插管介入治疗等。

(3) 上颌动脉：在下颌骨髁突颈部的后内方，起自颈外动脉，向前上内方走行，经翼上颌裂进入翼腭窝。上颌动脉是供应口腔颌面部的主要动脉，分支多，位置深，且彼此互相吻合，血供丰富。

(4) 舌动脉：由颈外动脉前壁发出，向内上方走行，分布于舌、口底和牙龈。临床上常将舌动脉起始部作为颈外动脉结扎的标志。

（二）颌面部静脉

颌面部静脉较复杂且多变异，分支细小且互相吻合成网状。

1. 面静脉 起自内眦静脉，伴面动脉下行，至舌骨平面汇入颈内静脉。面静脉通过内眦静脉、眼静脉与颅内海绵窦相交通。平口角以上的面静脉先天缺乏静脉瓣，当周围肌肉收缩或外界压力增大时可使血管内血液反流入颅内，因此该区域尤其是鼻根至两侧口角间的三角区(临床上称此区为“危险三角区”)发生化脓性感染时，切忌挤压，若处理不当可使感染逆行向上进入颅内，引起海绵窦血栓性静脉炎等严重的颅内并发症。

2. 颞浅静脉 起始于头皮内静脉网，于下颌髁突颈后与上颌静脉融合成下颌后静脉。

五、神经

口腔颌面部神经主要包括三叉神经、面神经、舌下神经、舌咽神经、迷走神经和颈丛等。

（一）三叉神经

三叉神经是最大的一对脑神经，分为三支，即眼支、上颌支和下颌支，分别支配眼裂以上、

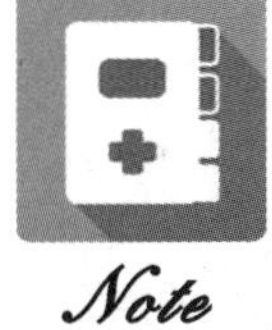
Note

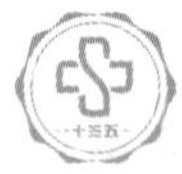

眼裂和口裂之间、口裂以下的感觉和咀嚼肌收缩。上颌支主要分布于上颌牙槽骨、牙龈、牙周膜及上颌窦黏膜。当外伤骨折或上颌窦病变波及此神经时，可导致同侧下睑、面颊、上唇及相关牙和牙龈疼痛或麻木。下颌支系三叉神经最粗大的分支，是以感觉神经为主的混合神经，运动纤维支配咀嚼肌等；感觉纤维管理颞部、口裂以下的皮肤、舌前2/3黏膜及下颌牙和牙龈的一般感觉。

（二）面神经

面神经是一个混合神经，其中运动纤维是主要组成部分，支配面部肌肉运动；副交感纤维支配泪腺、下颌下腺、舌下腺等腺体的分泌；味觉纤维支配舌前2/3味觉。当面神经受到损伤时，病人可同侧出现面瘫。

六、淋巴组织

颌面部淋巴组织分布极其丰富，包括腮腺淋巴结、颌上淋巴结、颌下淋巴结、颏下淋巴结、颈浅淋巴结及颈深淋巴结，这些淋巴组织相互连通吻合成网，正常情况下不可触及，当其周围组织发生炎症或有肿瘤转移时，可出现肿大或疼痛。

小　结

能力检测20

本节重点介绍了颌骨、颌面部唾液腺、血管、神经等。上颌骨位于人体面颅中央，上颌骨体内的空腔为上颌窦，是鼻窦中容积最大者；下颌骨由下颌体、下颌支、下颌角组成；颧骨由体部和三个突起（额蝶突、上颌突和颞突）构成；颌面部肌肉分为咀嚼肌与表情肌两类；唾液腺包括腮腺、下颌下腺、舌下腺和小唾液腺；颌面部动脉来自颈总动脉和锁骨下动脉；颌面部静脉较复杂且多变异，大多有同名动脉伴行；颌面部神经主要包括三叉神经、面神经、舌下神经、舌咽神经、迷走神经和颈丛。

（杨丽娟）

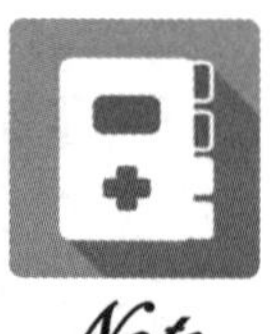

Note

第八章　口腔科病人的护理概述

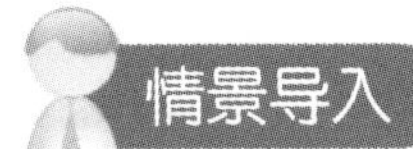

本章 PPT

病人，女，62岁，右下牙常有食物嵌塞并伴有疼痛一周，进食及冷热刺激均会出现疼痛，时痛时停，近三天来自发性阵发性疼痛，夜间疼痛加剧，自觉为右下倒数第2颗牙痛，该牙洞底有大量软化牙本质，探痛明显，叩痛(—)，冷热诊疼痛剧烈，且持续时间较长。如果你是责任护士。

工作任务：

1. 为该病人进行正确的护理评估。
2. 为该病人做出护理诊断。

第一节　口腔科病人的护理评估

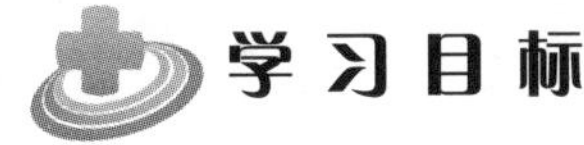

掌握：口腔科病人的护理评估要点。
熟悉：口腔科常用器械的使用方法。
了解：口腔科护理的辅助检查。

一、口腔科护理评估准备

(一) 环境准备

1. 光线准备　光源充足，自然光最理想，因为自然光能真实反映牙、牙龈和口腔黏膜的色泽；自然光光线不足时可以用灯光辅助。

2. 环境准备　保持诊室环境安静、物品干燥整洁，室温保持在20～24 ℃，相对湿度在55%～60%。

3. 器械准备　开诊前做好器械的检查和消毒，摆放位置以方便医生和护士操作为宜。常用器械有牙用探针、牙用镊子、口镜等(图8-1)。

(二) 口腔科评估常用器械、设备

1. 牙用探针

(1) 结构：两头尖细，有两个尖锐的、呈不同形状弯曲的工作端，一端为大弯，一端为双弯。

(2) 用途：锐利的尖端可以用于检查牙体点隙裂沟、龋洞及牙齿感觉敏感的部位；也可探

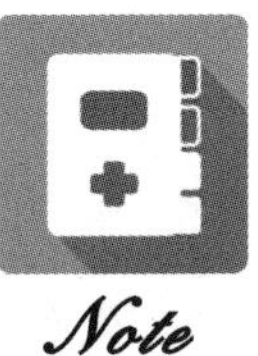

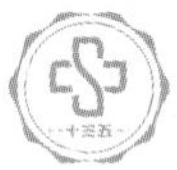

测牙周袋、窦道的深度，龈下结石、充填物与修复体的边缘密合度；另外还有一种标有毫米刻度的钝头柱状探针，专门用于检查牙周袋深度和瘘管方向。

(3) 注意事项：近牙颈部检查时，注意探针的工作端应紧贴牙面并沿龈缘检查，避免锐利的工作端刺伤牙龈；检查点隙裂沟时，应注意探查邻面粗糙部位及龈缘下的龋洞，以免误诊。

2. 牙用镊子

(1) 结构：分工作端与镊柄两个部分。

(2) 用途：检查患牙和夹持敷料、器械等物品。工作端可以用于取出小块异物、腐败组织、敷料，检查牙齿松动度；镊柄可用于叩诊检查。

(3) 注意事项：牙用镊子消毒不能烧灼或用力掰镊瓣，以免损坏镊子。

3. 口镜

(1) 结构：分为镜头、颈与柄三个部分。

(2) 用途：①利用镜面反光与成像原理观察口内直视不到的部位，如牙齿的远中面、舌面等。②通过口镜反光或聚光增强视野照明。③牵拉唇、颊及舌体等软组织，方便检查和手术。④柄端也可用于牙齿叩诊。

(3) 注意事项：操作时医生左手持口镜，勿将口镜边缘压迫牙龈，以免病人产生疼痛或不适感，使用时避免磨损口镜面。口镜不能用高温、高压消毒，以免损坏镜面背部反光的水银涂膜；天冷时，使用口镜前应提前预热，否则镜面有哈气，会导致视线模糊。

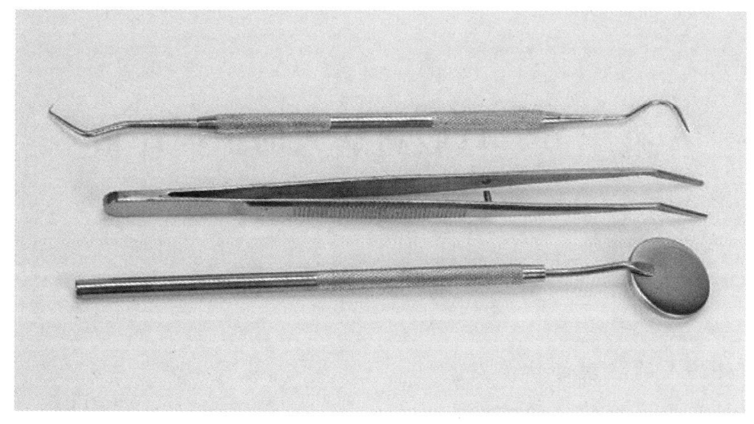

图 8-1　牙用探针、牙用镊子、口镜

4. 治疗台

(1) 结构：牙科综合治疗台有连体式和分体式，以连体式居多，由病人椅、医生位、护士位、脚踏、手术灯、侧箱及地箱组成。医生侧应配有可移动治疗盘、高低速涡轮机、三用喷枪、洁治器、可调式手术灯等，助手侧应配有吸引器、排唾器、三用喷枪等。

(2) 用途：主要用于口腔疾病的检查、治疗及口腔手术。

(3) 注意事项：牙科综合治疗台是口腔科医生为病人做治疗的必需设备，使用率高，日常保养直接关系到设备寿命长短及设备完好程度，所以日常保养工作显得尤为重要。

5. 手机

(1) 结构：根据转速和结构可分为高速手机、低速手机、三用喷枪等。

(2) 用途：高、低速手机主要用于牙体预备、去陈腐质、开髓、打磨修复体等；三用喷枪将水、气、雾三种功能集于一身，用于清洗、干燥治疗区域，便于观察和操作。

(3) 注意事项：使用前在尾部喷射含油清洗润滑剂数秒，以保护轴承，使用时应轻拿轻放，避免损坏，定期消毒。

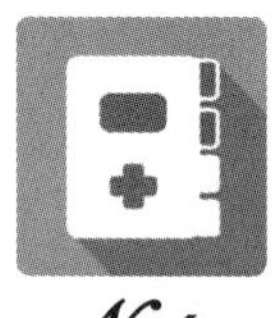

Note

6. 其他器械、设备　除上述几种基本器械外，口腔科常用器械还有挖匙、充填器械、抛光器械、根管扩大针、根管锉、咬合棒、牙胶棒、酒精灯等。

二、口腔科常用的评估方法

1. 问诊 主要了解病人的主诉、现病史、既往史、生活史及家庭史等情况，以便全面地了解疾病的病因、发生、发展、诊治经过及效果。问诊时护士应该态度和蔼、语言简明扼要，并要注意倾听，抓住重点，分析有用信息。

2. 视诊 主要观察病人的牙、牙龈、舌、口腔黏膜、修复体及唾液腺等组织器官的情况。

3. 触诊 用手指或镊子等探查病变的部位、范围、大小、形状、硬度、痛感、溢脓情况、波动感等，有助于牙周病和根尖周病的诊断。触诊动作要轻柔，避免给病人增加痛苦。

4. 叩诊 利用镊柄或口镜柄轻轻叩击患牙，用力不宜过猛，并与邻近正常牙做对比。叩痛的程度用－(无叩痛)、＋(轻度叩痛)、＋＋(中度叩痛)、＋＋＋(重度叩痛)表示。

5. 探诊 利用牙用探针检查确定病变的部位、范围、程度、疼痛反应等；探查有无龋洞，龋洞的位置、深浅，牙髓暴露等情况及反应程度；探查是否有龈下牙石、牙周袋的深度、瘘管的长度及方向等；探测充填物与牙体的密合度。探诊时要有支点，动作要轻巧，避免探针插入髓角或髓腔，引起病人不安或产生不必要的剧痛。

6. 嗅诊 借助嗅觉辨别病人的口腔气味，以助诊断。如坏死性牙髓炎有特殊的腐败腥臭味；糖尿病病人口内常有“烂苹果”臭味。

7. 咬诊 检查根尖牙周膜的压痛，牙齿的咬合接触，咬合干扰及早接触点的部位。咬诊的方法：①空咬法：嘱病人咬紧上下牙或做各种咀嚼运动，同时注意牙的动度和牙龈颜色的改变。②咬实物法：选用近似一个牙宽的棉卷或棉签，先检查正常牙，再检查患牙，根据患牙是否疼痛而明确患牙部位。③咬合纸法或咬蜡片法：用于检查病人的咬合情况时，应使用薄咬合纸，分别在正中和非正中位进行咬诊。

三、口腔科护理评估

(一) 护理病史评估

1. 现病史 通过问诊详细了解病人出现口腔不适的起始时间、起病情况、主要病因与诱因、伴随症状、病情的演变情况及治疗经过情况等。

2. 既往史 询问病人关于与现有口腔疾病及治疗有关的既往情况；了解过去曾患过的重要全身性疾病，如内分泌系统疾病、心血管系统疾病、传染性疾病、血液病以及免疫系统疾病等相关疾病；了解病人有无药物过敏史；询问病人有无牙齿或颌面部外伤史、过敏史等。

3. 个人史 了解病人的年龄、职业、饮食习惯、刷牙方法、刷牙次数，是否使用牙签、牙线，是否定期进行口腔健康检查等。

4. 家族史 了解病人及其亲属的健康情况，特别是有无患过类似口腔疾病史。

(二) 身心状况评估

1. 口腔科评估 应按由外向内的顺序检查，即先评估颌面部，再评估牙齿和口腔。

1) 颌面部评估

(1) 颌面部评估：

①视诊：观察面部表情、意识状态，外形是否左右对称；注意评估眼睑、外耳、鼻有无缺损、畸形及瘢痕；皮肤色泽、弹性、皱纹；有无瘢痕、瘘口。

②触诊：按照颌面部分区由上到下、由外到内触诊。触诊时注意颌面部病变所在的部位、范围、大小、质地，有无触痛、波动感等；触诊骨组织，按照眼眶、颧骨、颧弓、上颌骨、鼻骨、下颌支、下颌角及下颌体的顺序检查，注意各骨的大小、对称性、连续性，有无增生或凹陷，有无压

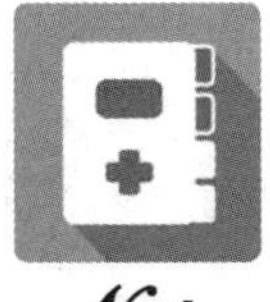

痛、骨擦音或异常活动；对比评估双侧颌面部皮肤感觉功能的变化；触诊颈部淋巴结，注意其数目、大小、硬度，有无压痛、波动感等。

(2) 颞下颌关节评估：

①视诊：医生站在病人的前方，嘱病人做开闭口及侧方、前伸运动，观察病人做开闭口及侧方、前伸运动时，有无张口受限或张口过度，有无滑动情况，运动是否协调，咬合关系是否正常，下颌是否居中或偏向一侧。

②触诊：将双手的示指及中指的指腹分别贴放于两侧耳屏前髁状突的外侧面（下关穴处）或将两手的小指末端放在两侧的外耳道口，以拇指在颧骨部固定，请病人做开闭口及侧方、前伸运动，用手指触诊各咀嚼肌，观察是否有压痛点；并嘱病人同时做咬合运动，感受双侧肌运动是否对称、协调。

(3) 唾液腺评估：评估三对大唾液腺，即腮腺、颌下腺和舌下腺。

①视诊：对比评估双侧腺体，了解双侧是否对称，有无形态变化等。

②触诊：触诊腮腺时用示指、中指和环指三指指腹从后向前按摩推压腺体及导管，触诊颌下腺和舌下腺要用双手触诊法，触诊腺管有无结石存在，腺体有无压痛等。

③探诊：注意在没有触及结石的情况下，采用粗细适当的钝头探针进行探测。探诊时动作要轻柔、准确，以免损伤腺管。

2) 口腔评估

(1) 口腔前庭评估：

①唇：评估口唇皮肤及其周围黏膜的形态、色泽、弹性及运动情况等。正常唇为粉红色，富有弹性。观察其有无充血肿胀、皲裂、疱疹、口角红肿糜烂、色素沉着等。口唇青紫常见于缺氧、汞中毒、慢性病等；口唇苍白常见于营养不良、虚脱、贫血等，口唇有疱疹伴渗出多见于单纯病毒感染。

②颊、牙龈黏膜：评估颊及牙龈的色泽、对称性，有无压痛，有无溃疡（评估溃疡的部位、数目、大小、形态，有无基底浸润性硬结，有无触痛或触之出血等），有无肿胀（评估肿胀的性质、硬度、活动度、波动感及压痛等）等。牙龈炎时出现点彩减少或消失。

③唇颊沟：有无肿胀、糜烂、压痛或角化异常等。

④系带：唇系带、颊系带的形状、位置及附着情况。

⑤腮腺：腮腺局部有无压痛、肿胀、硬结；腺管有无肿胀，管口有无红肿、分泌物等。

(2) 固有口腔评估：

①腭：正常硬腭黏膜呈粉红色，黏膜下有骨质；正常软腭黏膜呈暗红色，黏膜下没有骨质。主要评估腭部有无充血肿胀、溃疡、假膜、白斑等，有无腭裂，有无肿块等异常变化。

②舌：正常人的舌体柔软灵活，颜色淡红，舌体表面有一层薄薄的苔垢，正常的舌苔薄白而润，舌苔在舌体上分布均匀并且润泽而明朗。舌体评估时注意伸舌时舌体是否居中，舌质有无红肿、溃疡、包块，舌苔的颜色，舌背有无裂纹，舌乳头是否充血、水肿、角化，舌的运动和感觉有无异常。镜面舌多见于贫血、营养不良；草莓舌多见于猩红热、发热（长期）病人；牛肉舌多见于烟酸缺乏；地图舌多见于核黄素缺乏；毛舌（黑舌）多见于真菌感染。

③口底：主要评估舌系带、舌下阜、导管乳头、口底软组织。观察舌系带是否过短，过短会影响儿童舌的运动，导致儿童发音异常；观察舌下阜是否有异常分泌物、导管乳头是否红肿；口底是否有肿胀包块及其硬度和活动度等情况。

(3) 牙齿评估：

①问诊：详细询问病人牙病发病的时间、位置，有无诱发加重的因素，发病趋势、治疗经过等。

②视诊：先观察病人主诉部位，再依次检查牙齿的数目、形态、牙色，牙齿的位置、萌出情

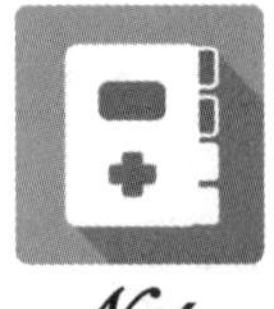

Note

况，有无龋洞、修复物等。

③触诊：用手指对牙及牙周组织进行触诊。轻压龈缘观察有无脓液溢出，以便了解牙周袋的炎症情况；轻压根尖部的牙龈，观察是否有压痛及波动感。

④叩诊：利用口镜柄或镊柄端垂直或侧方轻轻叩击牙齿，叩诊时应与正常牙齿做对比，以观察病人患牙有无叩击痛。

⑤探诊：用牙用探针探查患牙有无龋洞及其部位、大小、深度、牙髓暴露情况；用钝头探针检查牙周袋的深度、龈下结石的分布以及窦管的方向。

⑥咬诊：用于了解病人咬合时牙齿有无疼痛，有无早接触点及早接触牙齿的部位和范围。

⑦牙齿活动度：正常牙齿有一定的活动度，范围一般在 1 mm 以内，超出此范围为病理性松动。

⑧评估方法：用牙用镊子夹住牙冠唇舌向（颊舌向）、近远中向和上下向摇动牙齿，观察牙齿摇晃的程度。

2. 症状与体征

（1）牙痛：牙齿因各种原因引起的疼痛，是口腔科病人最常见的症状之一，也是口腔科病人就诊最多的主诉之一。牙体、牙髓、根尖、牙周组织、颌骨疾病，甚至神经系统疾病或某些全身性疾病均可引起牙痛，病因不同，牙痛的性质、部位、持续时间等也不同。引起牙痛常见的病因有以下几个。

①牙体、牙髓及根尖疾病：如龋病、牙髓炎、髓石、根尖周炎等。

②牙周组织疾病：如牙龈炎、牙周炎、牙周组织损伤、牙周脓肿、牙槽脓肿等。

③邻近组织疾病：邻近组织疾病引起牙齿的牵涉痛，如急性化脓性上颌窦炎、上颌窦肿物、急性化脓性中耳炎、颌骨骨髓炎、颌骨内肿瘤或囊肿等均可引起牵涉性牙痛。

④神经系统疾病：三叉神经痛可导致对应区域牙痛。

⑤全身性疾病：如维生素 C 的吸收、利用障碍；急性白血病因大量粒细胞聚集在牙髓腔内引起牙痛；维生素 D 缺乏；高空飞行因牙髓腔内压力增高可引起牙痛；神经衰弱、月经期和绝经期均可出现牙痛。

（2）牙龈出血：指牙龈自发性的或由于轻微刺激引起的少量流血，轻者表现在吸吮、刷牙、咬硬物时出血，重者表现为轻微刺激即可出血。牙龈出血多见于牙周炎和牙龈炎病人，全身性疾病也可引起牙龈出血，引起牙龈出血的常见病因有以下几个。

①局部因素：菌斑、牙石、牙龈炎、牙周炎、坏死性龈炎、牙龈肿瘤、牙龈外伤等。

②全身性因素：如维生素 C 缺乏症、妊娠期牙龈炎、血液病、严重贫血、肝硬化、脾功能亢进、苯中毒、服用抗凝药物等。

（3）张口受限：张口度是指上、下中切牙间的距离。正常成年人的张口度为 3～5 cm，凡不能达到正常张口度者，称为张口受限。引起张口受限的常见病因有以下几个。

①局部炎症：下颌智齿冠周炎、下颌骨髓炎、颌面部间隙感染等，会出现颌面部肿胀疼痛，形成张口受限。

知识链接 8-1

②外伤：有外伤病史，出现骨折（如颌骨骨折、颞下颌关节损伤）或面部软组织损伤等。

③肿瘤：如肿瘤累及颞下颌关节或闭口肌群均可导致张口受限，多见于上颌骨肿瘤，侵犯翼窝，引起内外肌受损；或为发生于腮腺的肿瘤等。

④全身性疾病：如破伤风病人因咀嚼肌阵发性痉挛，紧张性收缩，表现为张口受限。

⑤颞下颌关节功能紊乱：颞下颌关节脱位、颞下颌关节强直等。

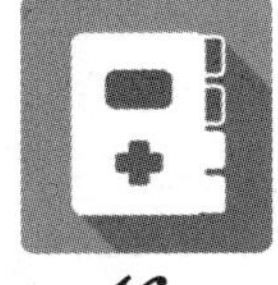

（4）牙齿松动：正常情况下牙齿只有极轻微的生理活动度（约 1 mm）。超过生理活动度的，即为牙齿松动。引起牙齿松动可能是生理性因素，比如：随着年龄增长，牙龈营养性萎缩，牙槽骨吸收造成；也可能是病理原因所致，常见病理性病因有以下几个。

Note

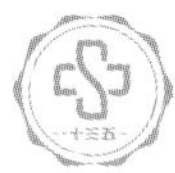

①牙及牙周病:牙周炎、根尖周炎等,其中牙周炎是导致牙齿松动最常见的疾病。

②外伤:咬硬物或者外力冲击时易造成前牙牙周膜撕裂而致牙齿松动或牙齿脱位、折断。

③颌骨疾病:如牙源性颌骨骨髓炎、颌骨内囊肿或肿瘤等可压迫牙齿使其移位;肿物也可破坏颌骨,能在较短时间内引起多个牙齿松动和移位。

(5) 牙齿变色:正常牙齿呈黄白色或灰白色,有光泽。

①外源性牙齿变色:指牙齿表面有外来色素沉着,与茶、烟、咖啡等饮食中的有色物质或口腔中的产色细菌关系密切。长期接触某种药物、矿物质或化合物也容易引起牙齿着色。牙齿着色经洁治或磨光大多可以除去。

知识链接 8-2

②内源性牙齿变色:指牙齿受到某些因素影响,色素聚集在牙齿内部。分为个别牙变色和全口牙变色。

a. 个别牙变色常见于局部原因,例如因牙外伤时的血液、牙体治疗时使用的某些药物,渗入到牙本质小管,可使个别牙齿染成青灰色、粉红色、褐色或黑色。

b. 全口牙齿变色可因牙齿发育期间受环境或全身性疾病影响所致,如氟斑牙、四环素牙,龄性黄牙、遗传性黄牙。

(6) 口臭:指从口腔中或者其他充满空气的空腔(鼻、鼻窦、咽等部位)散发臭气,严重影响病人社会交往和心理健康。引起口臭的常见原因有以下几个。

①生理因素:如食用了洋葱、蒜等刺激性食物,某些药物、抽烟、饥饿以及睡眠时唾液分泌减少导致的细菌分解食物残渣等均可引起口腔异味。

②口腔卫生不良:不良的口腔卫生习惯或缺乏口腔卫生知识,可造成口腔不洁、牙石、牙垢,或过多嵌塞于牙间隙和龋洞内的食物残渣发酵、腐败均可产生口臭。

③口腔疾病:如龋病、牙髓坏疽、溃疡、牙周炎、牙龈炎、智齿冠周炎、口腔癌肿坏死等。

④鼻咽部疾病:如化脓性上颌窦炎、急性扁桃体炎、萎缩性鼻炎、咽峡炎、儿童鼻内异物等。

⑤全身性疾病:如消化不良、胃炎、糖尿病、尿毒症、急性肝炎、支气管扩张、肺部化脓性炎症、有机磷农药中毒等。

(7) 咀嚼功能障碍:

①牙列缺失、牙感染性疾病:如牙髓炎、牙周炎。

②口腔颌面部间隙感染:如咬肌间隙感染、翼下颌间隙感染、颞间隙及颞下间隙感染。

③颞下颌关节脱位。

(8) 其他表现:包括吞咽困难,颌面部肿胀或压痛,口腔黏膜溃烂、白斑,牙龈缘红肿、增生或萎缩,龋齿、楔状缺损、牙缺失,牙周袋,颞下颌关节压痛、弹响,唇部缺失等。

(三) 心理-社会状况评估

1. 延迟就医 口腔疾病病人在无自觉症状时,往往不进行口腔健康检查,当出现明显症状时方才就医,往往延误了治疗时机,导致严重的口腔疾病。

2. 焦虑、恐惧心理 口腔溃疡病人进食时疼痛,让病人惧怕进食;治疗时间较长易引起病人焦虑;口腔恶性肿瘤病人,对手术后面容改变产生焦虑。

3. 社会支持不足 病人因口臭、语言功能障碍以及因口腔恶性肿瘤导致的面容改变或毁损,会严重影响其正常社会生活,而产生自卑心理。唇裂、腭裂儿童常常会受到同龄儿童的歧视,病人的父母也因孩子的疾病受到外界压力和心理创伤。

(四) 辅助检查

1. 牙髓活力测验 正常牙髓能耐受一定量的温度(20～25 ℃)刺激或电流刺激而无不适感。当牙髓出现病变时,可表现为刺激反应敏感或反应迟钝或消失,临床上常用牙髓对温度或电流的不同反应来协助判断牙髓病变的性质和患牙部位。

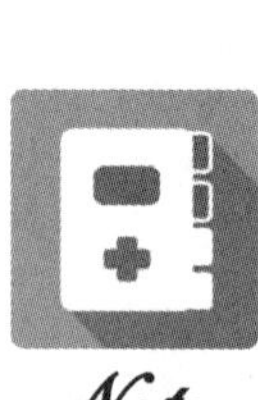

Note

(1) 冷诊法:临床常用冷水(低于 10 ℃)作为冷刺激刺激牙髓,即用水枪喷试。测试时,喷试顺序为先下颌牙,后上颌牙;先后牙,后前牙,逐个测试,以免造成误诊。

(2) 热诊法:可用热水(50～60 ℃)喷注或烤热至 50～60 ℃的牙胶置于受检牙上测试。测试时,要以相邻牙或对侧同名牙作为对照。

(3) 电流测试:首先向病人说明检查的目的和方法,消除病人紧张情绪,取得病人配合,嘱病人有“麻刺感”时抬手示意,干燥并隔湿受检牙,在受检牙牙冠唇(颊)面中 1/3 处放少许导电剂或湿润的小纸片,将电测仪工作端放于牙面导电处,请病人一手扶住工作端的金属杆部,或将挂钩挂于口角以构成电流回路。逐渐加大电流直至病人示意有反应时将工作端撤离牙面,记录表盘显示的读数,重复 2～3 次,求平均值作为结果。作为诊断的参考电流检查时,也以相邻牙或对侧同名牙为对照。装有心脏起搏器者禁用此法。

2. 其他检查 化验检查、X 线检查、穿刺及细胞学涂片检查、活体组织检查等。

小结

本节重点介绍了口腔科病人的护理评估:评估前做好环境准备,常用器械、设备准备,医护人员及病人的准备,通过问诊、视诊、触诊、叩诊、探诊、嗅诊、咬诊的检查方法结合辅助检查,了解病人的既往病史、现病史,目前病人存在的症状、体征等,并进行心理社会评估,分析判断病人目前存在的问题。

(杨丽娟)

第二节 口腔科病人常用的护理诊断

学习目标

掌握:口腔科病人的主要护理诊断,如疼痛、牙齿异常、潜在并发症等,并能准确描述出来。
熟悉:口腔科病人的次要护理诊断。

1. 急性疼痛 与龋齿、牙髓炎、口腔溃疡、三叉神经痛等有关。

2. 慢性疼痛 与口腔黏膜、牙齿的慢性病变以及食物刺激有关。

3. 牙齿异常 与牙齿着色变色、松动、牙石过多或牙齿结构完整性受损等有关。

4. 口腔黏膜受损 与口腔溃疡、炎症、口腔肿瘤、牙龈炎、外伤、手术等引起的口腔黏膜组织的损伤有关。

5. 自我形象紊乱 与颌面部炎症、手术、外伤、畸形等有关。

6. 恶心 与手术使用麻醉药物、肿瘤使用化疗药物或感染使用抗生素有关。

7. 清理呼吸道无效 与喉头水肿、颌面部外伤、呼吸道分泌物增多及手术切口疼痛等有关。

8. 营养失调:低于机体需要量 与颌面部损伤、炎症、张口困难、咀嚼困难、吞咽困难等影响进食有关,口腔颌面部疾病时,食欲降低,摄入食物不足以及缺乏营养知识。

9. 睡眠形态紊乱 与病人疼痛、患病后的生理和心理因素改变、住院后环境改变等有关。

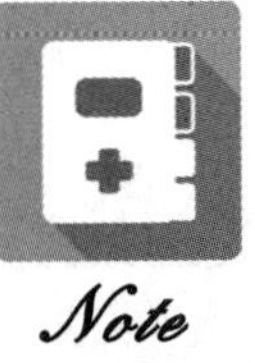
Note

10. 社交障碍 与口臭、颌面部外伤、唇腭裂致语音信息传递障碍等有关。

11. 语言沟通障碍 与口腔及颌面部外科全身麻醉术后病人呼吸道插管、舌癌舌切除以及唇腭裂病人因生理缺陷导致的语言不清等有关。

12. 自理缺陷 与口腔颌面部手术后，自我完成口腔卫生活动能力受损有关。与口腔、颌面部手术后，自我完成进食活动的能力受损有关。

13. 有误吸的危险 与颌面部手术导致呼吸道分泌物、呕吐的胃内容物等误吸入气管、支气管有关。

14. 有感染的危险 与骨折，口腔、颌面部损伤，机体免疫功能低下，口腔卫生差或手术后个体处于受病原体侵犯的状态等有关。

15. 有创伤后综合征的危险 与颌面部外伤后家庭、社会支持不足或角色转变等情况无法适应有关。

16. 焦虑 与缺乏口腔疾病相关知识、就诊环境改变以及担心疾病预后有关。

17. 知识缺乏 与病人缺乏自我护理方面知识，唇腭裂患儿父母对疾病的认识不足或缺乏正确的喂养知识有关。

18. 潜在的并发症 术后出血、伤口感染、术后切口裂开等。

小 结

本节重点介绍了通过口腔护理评估口腔科病人可能出现的问题：急性疼痛、慢性疼痛、牙齿异常、口腔黏膜受损、自我形象紊乱、恶心、清理呼吸道无效、营养失调、睡眠形态紊乱、社交障碍、语言沟通障碍、自理缺陷、有误吸的危险、有感染的危险、有创伤后综合征的危险、潜在的并发症等。

（杨丽娟）

第三节 口腔科护理管理

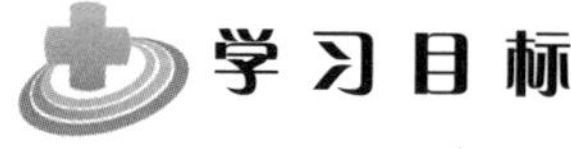

掌握：口腔科门诊护理管理、病房护理管理、牙拔除术术前准备及健康教育。

熟悉：口腔科感染管理基本要求，牙拔除术适应证与禁忌证。

一、口腔科日常护理管理

（一）口腔科门诊护理管理

口腔疾病病种多，门诊治疗项目多，病人流动性大，病人对治疗和护理的要求高。门诊口腔诊疗工作都是医生、护士在病人充满唾液、血液和多种微生物的口腔内操作完成。若工作中处置不当，极易造成交叉感染，影响病人与医护人员的安全。因此，门诊护理工作全程都应注意院内感染的预防与控制。门诊护士与医生应紧密配合，护士要完成分诊、治疗配合、材料调配及健康教育等护理工作。

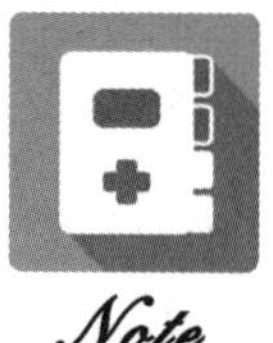

1. 环境和物品

(1) 保持口腔科门诊环境的整洁、舒适、安静,保证室内采光良好、空气清新。

(2) 口腔科门诊所需器械、材料、药品应准备齐全且摆放位置固定,设备运转良好,处于备用状态。洗手池旁备好洗手液、擦手纸巾等。

(3) 办公用品如处方笺、治疗单、化验单等,按固定位置摆放好。开启并检查门诊电脑。下班前应将牙椅归位,断开电闸,关闭水源等,做好诊室环境消毒工作。

2. 口腔科门诊常规护理工作

(1) 就诊管理:护士提前到岗,做好分诊前的准备工作,对病人初步问诊后,合理分诊,优先安排急病、重症、年老体弱及残疾人就诊。维护好诊室秩序,保持诊室安静。将诊室与候诊区分开,发放口腔健康教育手册,使病人了解口腔基本的知识,减轻恐惧、紧张心理。

(2) 协助就诊:热情安排病人就诊,病人上椅后,调整好治疗椅位,调整头靠,使病人取舒适体位,常规协助病人漱口。门诊护士应熟练掌握病人病情和治疗流程,按需要传递药品和调配好的材料。在治疗过程中随时观察病人的反应,并对病人的疑问做适时解答。发现异常,及时停止治疗,并配合医生救治。

(3) 健康教育:针对不同病种病人做好门诊口腔卫生健康指导工作。协助病人预约复诊时间,解释按时复诊的必要性。告知病人若治疗后发生不适、疼痛等情况,应及时来院就诊。

(二) 口腔科病房护理管理

1. 环境和物品

(1) 保持病房清洁、安全、安静、合适、美观,为病人营造一个有利于诊治和休息的人性化环境。病房要空气清新、采光良好、光线柔和,避免强光刺激影响病人休息。

(2) 监护室设备(如多功能监护仪)应专人管理,保证物品齐全,功能良好,处于备用状态。

2. 病房常规护理工作

(1) 做好入院介绍:向新入院病人介绍病房环境、住院制度等。

(2) 定时巡视:严密观察病人病情,如遇危急情况应立即报告医生并配合抢救。

(3) 预防和控制感染:加强病人口腔护理,各项操作均严格执行无菌操作原则,预防口腔感染等并发症。

(4) 健康教育:病人术前、术后、出院时,对病人及家属进行健康指导,嘱其出院后定期来院复查。

二、口腔科医院感染护理管理的基本要求

1. 建立管理制度 建立口腔诊疗器械消毒和人员防护工作的相关规章制度和管理责任制度。

2. 环境管理

(1) 口腔诊疗区域和口腔诊疗器械清洗、消毒区域应当布局合理,每日清洁、消毒,每周对环境进行一次彻底的清洁、消毒。

(2) 口腔科门诊的诊疗区域按规范安装空气消毒机,并保证开诊时间处于正常运转状态,定期更换过滤网,保证环境整洁。

(3) 牙科综合治疗台及其配套设施应每日清洁、消毒,遇污染应及时清洁、消毒。每次治疗开始前和结束后及时踩脚闸冲洗牙椅管路管腔 30 s,减少回吸污染;有条件的可以配备管腔防回吸装置或使用防回吸牙科手机。

3. 人员管理

(1) 口腔科的医务人员,应当掌握口腔诊疗器械消毒及个人防护等医院感染预防与控制

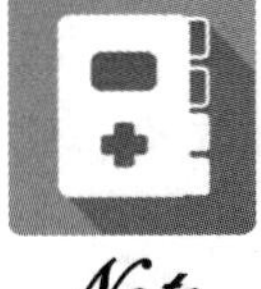

Note

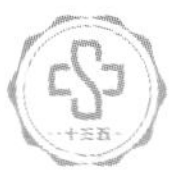

知识,严格遵守口腔科的有关规章制度。

(2) 医务人员进行口腔诊疗操作时,应戴口罩、帽子;当可能出现病人血液、体液喷溅时,应当戴护目镜。每次操作前、后应当严格洗手和进行手消毒。

(3) 医务人员戴手套操作时,接诊一个病人应更换一副手套并洗手或者进行手消毒。

4. 口腔科设备、器械、材料的消毒灭菌管理 进入病人口腔内的所有诊疗器械,必须达到"一人一用一消毒或者灭菌"的要求。口腔诊疗器械使用后,应当及时用流动水彻底清洗,牙科手机和耐湿热、需要灭菌的口腔诊疗器械,首选压力蒸汽灭菌的方法进行灭菌。对不耐湿热、能够充分暴露在消毒液中的器械可以选用化学方法进行浸泡消毒或者灭菌。

5. 口腔诊疗器械、材料的贮存 根据采用的消毒与灭菌方式对口腔诊疗器械进行包装,并在包装外注明消毒日期、有效期。一经打开使用,有效期不得超过 4 h。

三、牙拔除术病人护理管理

【概述】

1. 牙拔除术适应证

(1) 牙体病变:牙体组织龋坏或破坏严重已无法恢复者。

(2) 根尖周病:根尖周病变不能用根管治疗、根尖切除等方法治愈者可拔除。

(3) 牙周病:严重牙周病、牙槽骨组织大部分丧失等,采用常规手术治疗已无法恢复或只能部分恢复牙的稳固和功能者。

(4) 牙外伤:根中 1/3 折断一般为牙拔除术适应证。

(5) 错位牙:影响牙的功能和美观,造成邻近组织病变或邻牙龋坏,不能用正畸等方法恢复正常位置者均可考虑拔除。

(6) 额外牙:额外牙引起正常牙的萌出障碍或错位,造成错𬌗畸形者,常为牙拔除术适应证。

(7) 埋伏牙、阻生牙:引起邻牙牙根吸收、智齿冠周炎、牙列不齐、邻牙龋坏均应拔除。

2. 牙拔除术禁忌证

(1) 严重的高血压:血压高于 180/100 mmHg 时,拔牙后出血不易控制。

(2) 心脏病:近期发生的不稳定型心绞痛、心律失常等。

(3) 凝血功能低下:有出血倾向的血液病病人不宜拔牙,如贫血、白血病、原发性血小板减少性紫癜、血友病等。患有严重肝炎、肝硬化等肝脏疾病的病人,处于月经期的女性病人,长期口服抗凝药物的病人不宜拔牙。

(4) 糖尿病:血糖高于 8.9 mmol/L 者,禁忌拔牙,术后伤口不易愈合,甚至可能继发感染。

(5) 肾病:急性肾炎、慢性肾功能不全、严重肾衰竭的病人。

(6) 甲亢:严重甲亢病人拔牙时紧张,易引起甲状腺危象。

(7) 恶性肿瘤:如患牙位于恶性肿瘤中或已被肿瘤累及,拔牙可能引起肿瘤扩散,应视为禁忌。

(8) 急性炎症期、炎症未得到控制的患者。

(9) 妊娠:女性在妊娠前三个月和最后三个月不宜拔牙,避免引起早产和流产。

(10) 精神疾病:主要为合作问题,如患有帕金森病、脑性麻痹、精神病的病人等,这些人群不能配合治疗,必要时可在麻醉下拔牙。

【护理评估】

1. 病史采集 详细了解病人既往患病及用药情况,女性病人月经史等。

2. 必要时给予相关的辅助检查 如牙 X 线、凝血功能检查、肝肾功能检查等。

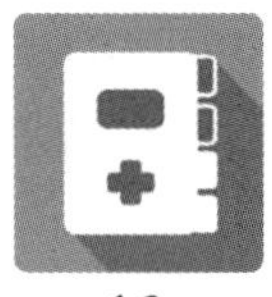
Note

【护理诊断】

1. 疼痛 与术中牵拉、敲击有关。

2. 焦虑、恐惧 与病人害怕拔牙有关。

3. 潜在并发症 术中可能出现并发症，如晕厥、出血、软组织损伤等。

【护理措施】

(1) 详细了解病史，完善术前各项检查，核对病人姓名、性别、牙别。

(2) 向病人讲解拔牙的相关问题，消除病人恐惧、紧张的心理。

(3) 安排病人合适的体位。

(4) 准备拔牙的物品：一次性口腔器械包、局部麻醉药物、消毒剂、干棉球等。

(5) 术中仔细观察病人病情变化。

【健康教育】

(1) 术后约 30 min 后吐掉口内咬的棉球或纱布，吐掉后可吃冰糕、喝冰水或进行局部冰敷。

(2) 拔牙 2 h 后方可饮水和吃半流质食物，如稀饭、细面条等，不要吃太烫或太硬的食物，不要饮烈性酒，不要吸烟，不要吃辛辣食物。勿用患侧咀嚼，勿吃刺激性食物。

(3) 拔牙后勿用舌头舔伤口，24 h 内勿刷牙漱口，次日刷牙时注意保护伤口。

(4) 拔牙后第 2 天，创口仍有剧痛，创口内有污秽物、臭味，已经并发感染者，需及时复诊或与医生联系。

(5) 保持口腔清洁，于餐后及睡前使用漱口水，含 30 s 后，慢慢吐掉，以防止细菌感染。

(6) 手术创口较大时，可酌情给予抗菌药物。创口的缝线，术后约 7 天可拆除。

小　结

本节重点介绍了口腔科门诊护士要完成环境和物品的管理、就诊管理、协助病人就诊、对病人进行健康教育等工作；口腔病房的护士完成环境及物品的管理、做好入院介绍、定时巡视、预防和控制感染、进行健康教育等工作；拔牙前详细了解病史，完善术前各项检查，判断拔牙的适应证、禁忌证，做好拔牙术术前准备，术中观察病情，做好病人术后的健康教育。

(杨丽娟)

第四节　口腔科四手操作技术

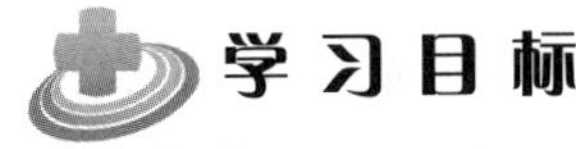

掌握：口腔科常用器械的使用方法，四手操作中医、护、患的正确体位及注意事项。

熟悉：四手操作的基本原则。

一、口腔科四手操作的定义和基本原则

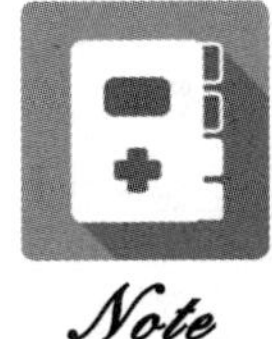

口腔科四手操作是指在对病人进行口腔治疗时，一位口腔科护士跟随一位口腔科医生，医

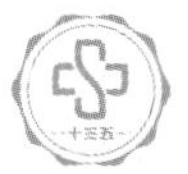

生和护士均保持坐姿，四只手共同操作，医生负责使用器械和药品对病人进行治疗，护士则为医生迅速准确地传递相应的器械、药品以及其他材料。四手操作法不仅在一定程度上减轻了医生的工作负担，而且可以提高医生的工作效率，其基本原则为医生和护士采取舒适的坐姿，病人取放松的仰卧位，医护四只手之间密切配合完成各种操作。

二、四手操作法的优点

病人在口腔科护士的指导帮助下，取舒适的仰卧位（鼻、胸、膝在同一水平面上）并在最佳心理状态下接受治疗。

(1) 口腔科护士根据不同疾病的治疗步骤，熟练地、准确无误地将各种治疗器械和材料，迅速平稳地递送到医生手中，使医生能够顺利地进行治疗。

(2) 护士主动配合并积极参与治疗的四手操作法，较传统的医生独立操作的方法，对口腔科服务来讲，是一个飞跃和更新，使医生有更多的时间和精力集中用于治疗。

(3) 对于病人，可以在较舒适的条件下接受治疗，既缩短了治疗时间又提高了医疗质量和工作效率，院内感染控制也有了保障。

三、口腔科护士在四手操作服务中应具备的素质

(1) 对病人要有高度的责任心和同情心。病人进入诊室，口腔科护士应主动热情迎接，引导病人就座，调节椅位、灯光，按治疗需要迅速备齐所需器械、材料及已拍好的X线片。

(2) 熟悉本专业知识。口腔科护士必须熟悉本科常见病、多发病的病因、诊断、治疗和预防方法，以利于主动配合，参与治疗，并能随时将预防保健知识讲授给病人。

(3) 熟悉现代牙科医疗设备，包括器械的性能、操作步骤、注意事项和维护保养知识等。

(4) 认真学习四手操作法的相关知识。结合各专业特点，熟练掌握四手操作法，真正达到高效率、高质量地为医生和病人服务。

四、四手操作中医、护、患的正确体位

医生、护士、病人三者保持良好的体位，相互之间既不干扰，又能维持正常健康的坐姿，以保证顺利的工作和密切的互相配合。

（一）医生体位

医生在工作中应保持舒适平衡的坐位，双足平放于地面，大腿与地面几乎平行，两肩连线平行于地面，背部挺直且靠着椅背，前臂在工作时与地面平行，双手的操作高度大概与心脏平齐，肘部维持与肋骨接触，头部微向前倾，眼睛向下看着工作区。医生的眼与病人口腔距离为36～46 cm。

（二）护士体位

护士采用坐位，护士髋部与病人肩部处于同一水平面，双脚平行放在座椅底盘上，维持舒适平衡的工作位置，大腿与地面平行，左腿靠近口腔综合治疗椅，大约与病人身体长轴成45°。护士背部挺直，双手置于胸前。头微向前倾，操作高度大约在胸骨中分（心脏部位水平），应向着病人并与病人口腔在同一水平面上，高出医生座位10～15 cm。

（三）病人体位

病人采取仰卧位，自然放松，病人头部位置舒适。医生治疗上颌牙时，调整椅位头托或靠背，使上颌牙𬌗平面与地面垂直；治疗下颌牙时，调整椅位头托或靠背，使下颌牙𬌗平面与地面平行。

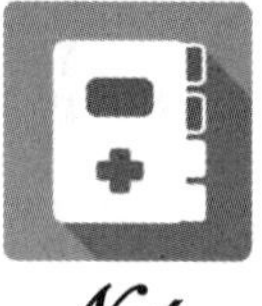

Note

五、医、护、患的位置关系

在实施四手操作技术时，医生、护士有其各自互不干扰的区域（以右惯手为例），以保证顺利的工作和密切的相互配合。为说明医生、护士和病人间位置关系，以病人口腔为中心，假想一个钟面（图 8-3）。

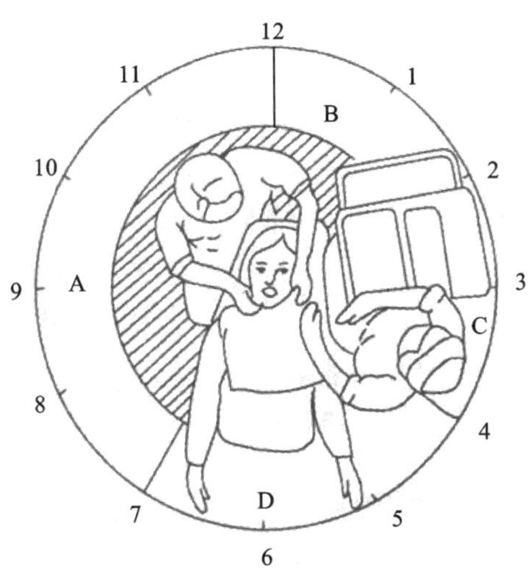

图 8-3　医、护、患位置关系

1. 医生工作区　位于时钟 7～12 点间的区域，通常为时钟 11 点处，上颌区的治疗操作在 12 点处，下颌区的治疗操作多选用 7～9 点间的区域。

2. 静态区　时钟 12～2 点间的区域，此位置可放治疗车。

3. 护士工作区（助手区）　位于 2～4 点间的区域，通常选 3 点处。

4. 传递区　位于 4～7 点间的区域，为传递器械和材料区。此区域也是病人周围最大的活动区域，一般把牙科设备安放在这个区域。

六、四手操作过程中医护配合

（一）器械的传递

在操作过程中，护士将器械传递给医生时，医生能快速接住器械，而不需要更换手指位置就能使用器械。常用的传递方法有握笔式传递法和掌-拇握持式传递法。

1. 握笔式传递法　医生右手拇指、示指分开呈准备姿势，以便接住器械，护士左手持器械的非工作端，工作端指向治疗牙的牙位，用轻微向下的力量将器械置于医生手中。当医生用握笔式法握住器械后，护士再松手。

2. 掌-拇握持式传递法　医生右手拇指指向病人口腔，手掌对着病人口腔，四指张开呈准备姿势，以便接住器械，护士持器械的非工作端，移到医生手下面并直接平放于他的手掌中，将器械工作末端放在医生的拇指上。

（二）器械的交换

在口腔治疗操作过程中，当医生使用完一种器械，还需使用另一种器械时，会给护士一个结束使用器械的信号（如将器械离开病人口腔 2 cm 左右），护士应及时准备传递下一步治疗所需器械。器械交换的方法有双手传递交换法和单手平行交换法。

1. 双手传递交换法　医生用完操作器械时，移开病人口腔 2 cm，护士右手拇指和示指握持器械工作端，将新器械非工作端递给医生，左手接过医生已使用过的器械的非工作端完成双

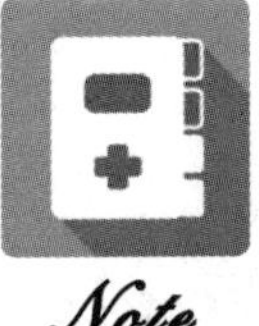

手传递交换。

2. 单手平行交换法 医生用完器械，护士左手拇指和示指握持新器械非工作端，无名指和小指握住医生已使用过的器械的非工作端；手腕向下将新器械传递给医生，完成单手平行交换。

（三）器械传递和交换的注意事项

（1）应用标准的平行传递法，即在病人的颏下和上胸之间，肘部平行将器械传递到医生手中，交换器械时，被传递的器械应平行于医生手中的器械。

（2）护士用左手传递器械时，以左手拇指、示指及中指传递新的器械，以无名指和小指接住已使用过的器械，这样可以顺利地交换而不发生碰撞。

（3）传递过程中，护士右手可同时用吸引器吸走唾液、水和碎屑或做其他工作。

（4）禁止在病人的头面上部传递器械，以确保病人安全。

小　结

口腔科四手操作是指在对病人进行口腔治疗时，一位口腔科护士跟随一位口腔科医生，医生和护士均保持坐姿，四只手共同操作，医生负责使用器械和药品对病人进行治疗，护士则为医生迅速准确地传递相应的器械、药品以及其他材料。护士在传递的过程中注意器械的握持及传递方法。

（杨丽娟）

第五节　口腔卫生保健

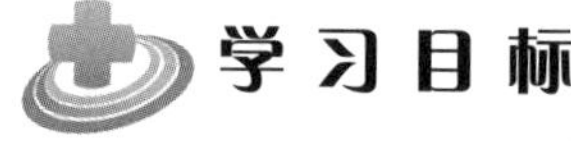

掌握：刷牙、牙线使用的正确方法及注意事项。

熟悉：如何消除口腔的不利因素，注意合理饮食。

了解：牙签的使用方法。

“健康”不仅仅是没有疾病或虚弱，也是身心健康、社会幸福的完美状态。口腔健康指具有良好的口腔卫生、健全的口腔功能以及没有口腔疾病。世界卫生组织制订的口腔健康标准为牙清洁、无龋洞、无疼痛感，牙龈颜色正常、无出血现象。口腔疾病可危害全身健康，口腔疾病不仅影响口腔的生理功能，而且会对全身健康产生不同程度的影响，甚至成为一些全身性疾病的重要病因，因此做好口腔保健具有重要意义。

一、口腔卫生

（一）刷牙

口腔中含有大量的细菌，每天细菌都在繁殖，刷牙能机械性祛除口腔内食物碎渣、软垢和部分牙面上的菌斑，按摩牙龈，减少口腔中细菌的数量，以保持口腔健康。

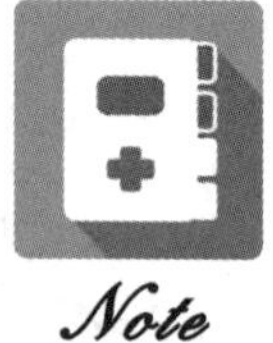

1. 牙刷的选择 保持口腔卫生，刷牙是不可缺少的措施，其中牙刷是刷牙必不可少的工

具。全国牙刷定型会议规定的标准是牙刷刷头小，牙刷刷毛硬度合适，毛束之间的距离合理，使用方便，便于刷洗口腔各个部位，不致损伤牙齿和牙周组织，同时便于清洗和保持牙刷本身的清洁卫生。牙刷使用时应注意以下几点。

(1) 每次用完牙刷后要彻底洗涤，并将水分尽量甩去，将牙刷刷头朝上放在漱口杯里，保持牙刷刷头部干燥。

(2) 可交替使用 2～3 支牙刷，延长牙刷干燥时间，保持牙刷刷毛的弹性。

(3) 牙刷 2～3 个月更换一次，使用时间过长的牙刷刷头内易滞留细菌。

(4) 不要共用牙刷，避免交叉感染。

(5) 家庭成员不把要牙刷放在一起。

2. 洁牙剂的选择 洁牙剂是刷牙的辅助用品，可加强牙刷的摩擦洁净作用。洁牙剂有牙膏、牙粉、洁牙水等，目前使用范围最广的是牙膏。我国使用的牙膏分为普通牙膏、氟化物牙膏和药物牙膏三大类。牙膏使用时应注意以下几点。

(1) 生活中注意根据口腔情况选择使用不同的牙膏。

(2) 经常更换品牌，防止长期使用一种牙膏，降低药物作用。

(3) 无口腔疾病时可选用氟化物牙膏。

(4) 使用药物牙膏时一定要漱干净，以免残留牙膏刺激黏膜。

3. 正确的刷牙方法

(1) Bass 刷牙法：又称水平颤动法。刷牙时，刷毛与牙面成 45°，刷毛头指向牙龈方向，前后方向短距离来回颤动，再向牙冠方向转动。

(2) 旋转刷牙法：又称 Roll 刷牙或竖刷法。刷毛与牙面成 45°，刷毛头指向牙龈方向，然后向牙冠方向转动，重复 8～10 次，刷每个牙的唇(颊)面和舌面。在咬合面上前后移动。

(3) 生理刷牙法：刷毛与牙冠接触，刷毛头指向牙冠，沿牙面向牙龈轻拂刷。依次刷净每个牙的每个牙面。

刷牙时注意：牙齿的唇面、颊面、舌面、腭面要分别刷到。在刷上、下颌前牙时，将牙刷竖起；上颌前牙由上向下刷动，下颌前牙由下向上刷动。刷上、下牙𬌗面时，牙刷可压在𬌗面来回刷动。

4. 刷牙次数和时间 最好在餐后、早起和睡前各刷牙一次。如做不到每餐后刷牙，则应餐后漱口，特别强调睡前刷牙。刷牙坚持“三三制原则”，就是每天刷 3 次，每次都在饭后 3 min 后刷，刷牙时间以每次 3 min 为宜，要刷到 3 个牙面(唇颊、腭舌及垢面)。

(二) 漱口

漱口能清除食物碎片、部分软垢，故漱口应着重在饭后进行。漱口时，一般用清水即可，为了预防口腔疾病的发生，可选用含有不同药物的漱口水漱口。

1. 含氟漱口水 适用于龋活跃度较高或易感病人、牙矫治期间戴牙套器的病人、不能进行口腔自我健康护理的病人。5 岁以下儿童因吞咽功能尚未健全，一般不推荐使用。

2. 氯己定(洗必泰) 能抑制菌斑的形成、控制龈炎，但氯己定可将牙齿、修复体或舌背染成棕黄色，洁治术后不建议使用；氯己定味苦且对口腔黏膜有一定的刺激。

3. 甲硝唑 一种有效控制菌斑的药物，对防治龈炎、牙龈出血、口臭、牙周炎均有良好效果，还对口腔滴虫、阿米巴原虫感染有抑制作用。甲硝唑药物比较温和，对口腔黏膜无刺激。

护士应指导病人漱口，戴有义齿的病人，应先取下义齿再含漱。漱口时将少量漱口液含入口内，紧闭嘴唇，上下牙稍微张开，不能下咽，让液体在口腔里“咕噜”，利用水力前后左右、反复几次冲洗滞留在口腔各处的碎屑和食物残渣，然后吐出，重复一遍即可。

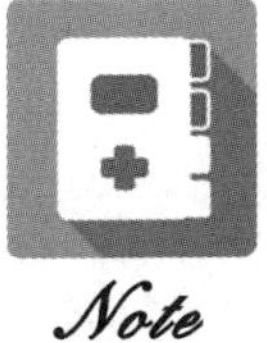
Note

(三) 牙签

牙签可以清洁牙齿邻面及根分叉处。使用方法：将牙签以 45°角进入牙间隙，剔起或做颊

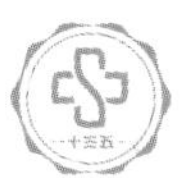

舌向穿刺动作，清除牙齿邻面菌斑和嵌塞的食物，然后漱口。注意事项：勿将牙签压入健康的牙龈乳头区，以免形成人为的牙间隙；使用牙签时动作要轻柔，以防损伤龈乳头或刺伤龈沟底，破坏上皮附着。

（四）牙线

牙线可由棉、丝、麻、涤纶或尼龙制成，有含蜡牙线和不含蜡牙线，也有含香料或含氟牙线。牙线不宜过粗或太细。含蜡牙线一般用来祛除牙间隙的食物残渣和软垢，但不易祛除牙菌斑；不含蜡牙线上有细小纤维与牙面接触，有利于祛除牙菌斑。

注意事项：使用牙线时不要用力过大以免损伤牙周组织；每一个牙面要上下剔刮4～6次，直至牙面洁净为止；勿遗漏最后一个牙的远中面；每处理完一个区段的牙后，以清水漱口，漱去被刮下的食物残渣、软垢和菌斑；如果手指操作不便，可用持线柄固定牙线后，通过接触点，清洁邻面。

（五）龈上洁治术

龈上洁治术是用洁治器械去除龈上的牙石、菌斑和色渍，并磨光牙面，以延迟菌斑和牙石再沉积，是防治牙周病的有效措施。

二、口腔保健

（一）定期口腔健康检查

定期进行口腔健康检查，评估受检者口腔卫生状况及有无口腔疾病，达到“有病早治，无病预防”的目的。定期检查可以早期发现口腔癌，降低死亡率。口腔癌的警告标志为：①口腔内的溃疡持续2周以上尚未愈合；②口腔黏膜有白色、红色或发暗的斑；③口腔与颈部有不正常的肿胀和淋巴结肿大；④口腔出现原因不明的反复出血；⑤颌面部、口腔、咽部和颈部有不明原因的麻木和疼痛。

（二）纠正口腔不良卫生习惯

口腔不良习惯很多，会影响牙的正常排列、颌骨的正常发育，甚至丧失生理性刺激。如果出现下列不良习惯时，应及早予以纠正。

1. 吮唇、咬舌、咬颊 常吮上唇可形成反𬌗，吮下唇可形成深覆𬌗。咬舌可形成开𬌗，咬颊可影响后牙牙位及上、下颌的颌间距离。所有这些都可导致错𬌗畸形。

2. 用口呼吸 长期用口呼吸，会造成上牙弓狭窄，腭部高拱，上前牙前突，唇肌松弛，上、下唇不能闭合，形成开唇露齿，导致口腔黏膜干燥和牙龈增生。

3. 偏侧咀嚼 长期偏侧牙齿咀嚼食物，下颌经常偏向咀嚼侧运动，导致牙弓向咀嚼侧旋转，颜面左右两侧发育不对称。另外由于两侧的生理刺激不均衡，可造成非咀嚼侧组织衰退，发育不良，且缺乏自洁作用，易堆积牙石，导致牙周疾病的发生。

4. 咬物 多见于咬铅笔，啃指甲，咬指、三角板、衣角、袖口、手帕、被角、枕角及吮吸橡皮头等。咬物固定在牙弓的某一部位，可使该部位上前牙向唇侧移位，下前牙移向舌侧，形成错𬌗畸形。

5. 睡眠习惯 儿童睡眠时，经常用手、肘或拳头枕在一侧的面部，有时用手托一侧腮部读书或思考问题，可影响颌面骨骼的正常发育，造成面部不对称。

（三）消除口腔卫生不利因素

各种原因遗留的空隙，应及时制作空隙保持器，以免引起邻牙移位及相对牙过度伸长；已经存在的龋齿，应及时涂布窝沟封闭剂，预防龋病加重及其他牙齿发生龋病；额外牙（又称多生牙）、阻生牙及错位牙等，应根据情况予以拔除或矫治；缺失牙应及时修补；口内残根、残冠应及

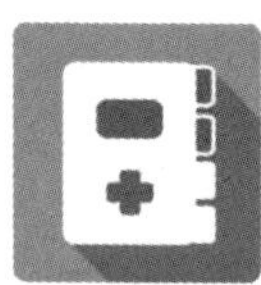

Note

时拔除，以免形成慢性不良刺激。

（四）合理营养

1. 牙颌系统生长发育 要注意钙、磷、维生素及微量元素的供应，尤其是在胎儿期、婴幼儿期、少儿期，一旦缺乏，这势必导致牙齿钙化不良，使牙齿的抗龋能力减弱，甚至会使牙齿生长迟缓，萌出困难。

2. 避免物理刺激 平时应多吃较粗糙和有一定硬度的食物，以增强牙周组织的抗病能力。注意避免用牙齿咬过硬的东西（啤酒瓶盖、核桃等）。

3. 避免甜食 孩子适当地吃些甜食即可，不要过度。注意睡前不宜吃含糖食物，每次进食后，家长应督促其及时漱口。

小　　结

口腔保健具有重要意义，首先选择合适的牙刷、牙膏，用正确刷牙方法进行刷牙，注意刷牙坚持“三三制原则”，就是每天刷 3 次，每次都在饭后 3 min 后刷，刷牙时间以每次 3 min 为宜，要刷到 3 个牙面（唇颊、腭舌及垢面），配合漱口、牙线的使用、口腔洁治术等保持口腔清洁；同时注意定期进行口腔体检，消除口腔的不利因素，纠正不良习惯，维持口腔的健康状态。

能力检测 21

（杨丽娟）

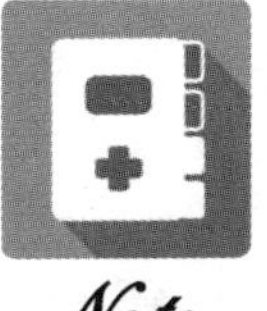
Note

第九章　口腔科常见疾病病人的护理

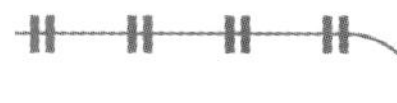

第一节　龋病、牙髓病和根尖周炎病人的护理

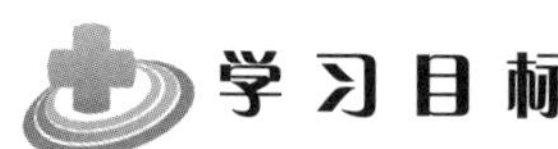

掌握：龋病、牙髓病及根尖周炎病人的身体状况、护理措施。

熟悉：龋病、牙髓病及根尖周炎病人的病因、护理诊断。

了解：龋病、牙髓病及根尖周炎病人的辅助检查情况。

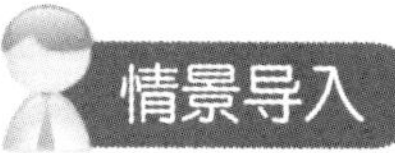

病人，女，18 岁，进食冷饮后左下后牙疼痛，食物嵌入牙面时疼痛稍剧烈，无自发疼痛。检查：左下第一磨牙咬合面龋，探痛（＋＋），未探及穿髓点，冷热试验敏感，刺激去除后疼痛消失。如果你是责任护士。

工作任务：

1. 为该病人做出初步诊断。
2. 为该病人制订正确的护理措施。

一、龋病病人的护理

【概述】

我国人群的平均患龋齿率为 40%～60%。龋病是口腔科的常见病和多发病，是在以细菌为主的多种因素影响下，牙体硬组织发生的慢性进行性破坏的一种疾病。牙体硬组织遭到破坏后，缺乏修复和自愈能力，然而在发病初期不易引起主观症状，因此，一旦发现，常常已经发展到了比较严重的程度。龋病若纵深发展，可引起牙髓炎、根尖周炎、牙槽脓肿等一系列并发症。龋病的发生和发展是一个慢性过程，早期检查、早期发现、早期治疗，对龋病的预防和保健具有重要作用。

龋病目前公认的病因学说是四联因素论，该理论把龋病的发生归结为细菌、食物、宿主、时间共同作用的结果（图 9-1），比较全面地阐述了龋病发生的基础和根本原因。

1. 细菌　细菌的存在是龋病发生的先决条件，主要细菌有变形链球菌、乳酸杆菌。变形链球菌必须在牙面有牙菌斑存在时才能产生龋病。牙菌斑是寄居在牙面的以细菌为主体的生态环境。牙菌斑深处缺氧，碳水化合物的代谢不完全，特别是糖类食物易被致龋细菌分解成酸，产生乳酸、乙酸、丙酸和其他低级脂肪酸，在这些酸的作用下，牙齿硬组织发生脱钙，组织崩

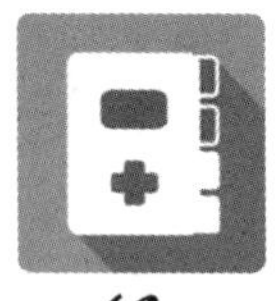

解而形成龋病。

2. 食物 食物与龋病的关系十分密切，尤以蔗糖的作用最为明显。因糖类食物易被致龋菌分解成酸，形成黏多糖类，附着于牙面，所以糖类食物是致龋的基质。

3. 宿主 宿主主要包括牙齿和唾液。牙齿的形态、结构、成分、位置与龋病的发生均有关。窝、沟、邻面、牙颈部等处易形成菌斑，而且不易祛除，是龋的好发部位。牙齿接触不良、错位都能造成"滞留区"并成为龋齿的发病条件。一些微量元素的含量与牙齿的抗酸性也有很大关系，已证实氟与牙齿的羟磷灰石结合能提高牙齿抗酸溶解性能，因而可预防龋病。

4. 时间 龋病的发生和发展是一个慢性过程，从儿童牙齿上一个可以勾住探针的早期损害发展为一个临床龋洞，平均需要 18 个月。2～14 岁这段时间是乳牙、恒牙患龋的易感期。另外，菌斑从形成到具有致龋力也需要一定时间，这一点对预防工作有重要意义。

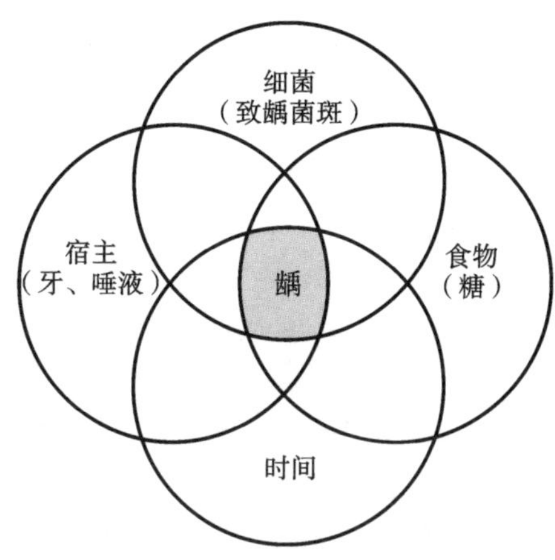

图 9-1 龋齿四联因素

【护理评估】

1. 健康史 询问病人口腔卫生及饮食习惯，对青少年应询问有无睡前吃甜食的习惯。

2. 身体状况 龋病临床特征是牙体硬组织的色、形、质的改变。其病变是由牙釉质或牙骨质表面开始，由浅入深逐渐累及到牙本质，呈连续破坏过程。临床上为便于诊断和治疗，根据龋损程度分为浅龋、中龋及深龋(图 9-2)。

(1) 浅龋：龋蚀只限于牙釉质或牙骨质表层，初期牙表面可有脱钙而失去固有色泽，呈白垩状，继之成黄褐色或黑色，探诊有粗糙感或有浅层龋洞形成，无自觉症状。

(2) 中龋：龋蚀已进展到牙本质浅层，形成龋洞，龋洞内有变色软化的牙本质和食物残渣，对冷、热、酸、甜等刺激较为敏感。刺激祛除后症状即可消失。

(3) 深龋：龋蚀已进展到牙本质深层，龋洞较深，对温度变化及化学刺激敏感，食物嵌入洞内压迫产生疼痛，但无自发痛，检查时酸痛明显。

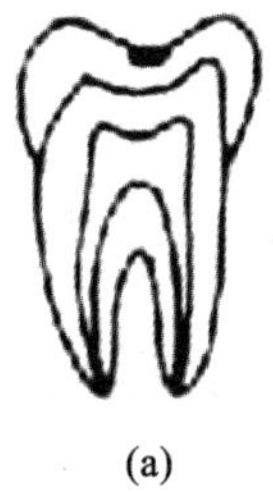
(a)

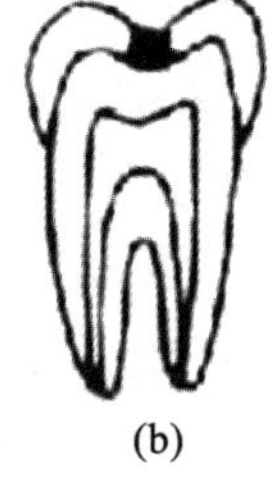
(b)

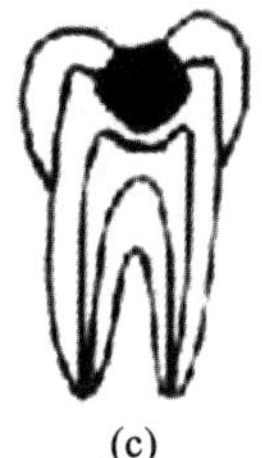
(c)

图 9-2 龋齿的分型

(a)浅龋；(b)中龋；(c)深龋

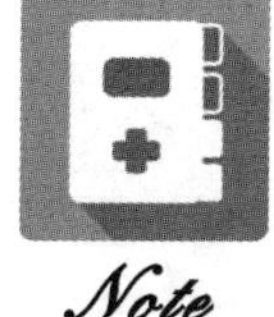

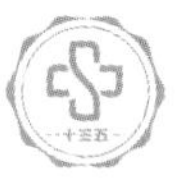

3. 心理-社会状况 由于龋病病程缓慢，不会影响病人生命，因此不易受到病人的重视。有的病人认为牙痛不是病，自己吃点药，不疼了就认为牙病已经好了，延误了治疗时机。病人普遍对钻牙存在恐惧心理，是不愿到医院就诊的原因之一。

4. 辅助检查

(1) X线检查：可借助X线片了解龋洞的深度及有无邻面龋或颈部龋。

(2) 透照检查：用光导纤维装置进行透照检查，能直接看到龋损部位及病变深度、范围。

(3) 牙髓活力测验：了解深龋的牙髓状况，以确定治疗方案。

【护理诊断】

1. 组织完整性受损 与无效口腔卫生或不良饮食习惯造成牙体缺损有关。

2. 舒适改变 与对冷、热、酸、甜刺激敏感有关。

3. 知识缺乏 缺乏龋病的发生、发展、预防及早期治疗等有关知识。

4. 潜在并发症 牙髓炎、根尖周炎等。

【护理目标】

(1) 病人经过积极治疗，修复缺损的牙齿。

(2) 病人通过治疗不适感减轻或消失。

(3) 病人了解龋病发生、发展的相关知识，早发现，早治疗。

(4) 病人经过治疗潜在并发症能得到预防，或能够及时被发现并得到有效处理。

【护理措施】

1. 心理护理 热情接待病人，耐心解释病情，介绍治疗方法，消除病人对钻牙的恐惧心理。

2. 药物治疗的护理 遵医嘱备好所需药物，协助牵拉口角，隔湿、吹干牙面。涂氟化钠时切勿让病人吞入，因该药有一定的毒性。用硝酸银涂布时，需使用还原剂，使其生成黑色或灰色沉淀，该药有较强的腐蚀性，操作时注意切勿损伤病人口腔黏膜。

3. 修复性治疗的护理 用手术的方法去除龋坏组织，制成一定洞形，然后选用适宜的修复材料修复缺损部分，恢复牙齿的形态和功能。充填术是龋病最常用的修复方法。

知识链接 9-1

4. 健康教育

(1) 保持口腔卫生：养成饭后漱口、早晚刷牙的习惯，尤其是睡前刷牙更为重要，可以减少菌斑及食物残渣的滞留时间。正确的刷牙方法是防龋的一项重要措施。应使用保健牙刷，采用竖刷法或水平颤动法，才能达到清除软垢、按摩牙龈的目的。拉锯式的横刷法会导致牙龈萎缩及楔状缺损。

(2) 定期口腔检查：一般2～12岁半年一次，12岁以上一年一次，以便早期发现龋病，及时治疗。

(3) 合理饮食：限制蔗糖的摄入，特别是儿童和青少年要少吃零食、建立合理的饮食习惯，可使用蔗糖代用品，如木糖醇、甘露醇等，可以防止和减少龋病的发生。

【护理评价】

(1) 病人经过积极治疗，是否修复缺损的牙齿。

(2) 病人通过治疗不适感是否减轻或消失。

(3) 病人是否了解龋病发生、发展的相关知识。

(4) 病人经过治疗潜在并发症是否得到预防，或是否能够及时被发现并得到有效处理。

二、牙髓病病人的护理

【概述】

牙髓病是指发生在牙髓组织的疾病。牙髓病分为可复性牙髓炎、不可复性牙髓炎和牙髓

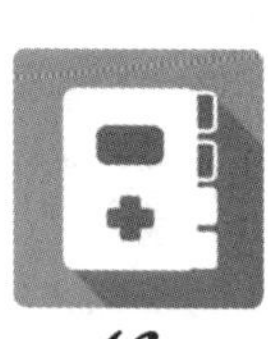
Note

坏死等。牙髓炎主要由细菌感染所致，深龋是引起牙髓感染的主要途径。龋洞内的细菌及毒素可通过牙本质小管侵入牙髓组织或经龋洞直接进入牙髓而引起牙髓炎。牙周组织疾病是细菌经根尖孔进入髓腔引起的逆行感染。另外，化学药物及物理因素如温度、电流刺激亦可引起牙髓炎。

【护理评估】

1. 健康史 询问病人是否有未经彻底治疗的龋齿及牙周病，有无化学药物及物理因素如温度、电流刺激，询问疼痛的性质、发作方式和持续时间。

2. 身体状况 牙髓炎按其临床过程分为急性牙髓炎与慢性牙髓炎。

(1) 急性牙髓炎：主要特征是自发性、阵发性剧烈疼痛，夜间及热刺激可使疼痛加重。当牙髓化脓时对热刺激极为敏感，而遇冷刺激则能缓解疼痛，疼痛呈放射性，不能定位，故病人不能准确指出患牙。若由龋病引起，检查常见患牙有深的龋洞、探痛明显。

(2) 慢性牙髓炎：临床最为常见。一般无剧烈自发痛病史，疼痛性质较轻，为钝痛或胀痛。当温度刺激或食物嵌入龋洞中可产生较剧烈的疼痛，患牙有咬合不适。检查可见穿髓孔或牙髓息肉，有轻微叩痛。

3. 心理-社会状况 牙髓炎多由深龋引起，疼痛症状不明显时，病人常常不重视，忽视对龋齿的治疗。当急性牙髓炎发作，出现难以忍受的疼痛时，常以急诊就医，就医时求治心切，但又怕钻牙引起更加剧烈的疼痛。

4. 辅助检查 电活力器测试牙髓活力；温度试验及叩诊可帮助确定患牙；X 线片有助于龋齿的检查。

【护理诊断】

1. 疼痛 与炎症引起血管扩张、牙髓腔压力增加，压迫神经有关。

2. 恐惧 与病人惧怕疼痛和治疗有关。

3. 知识缺乏 与病人对牙病早期治疗的重要性认识不足有关。

【护理目标】

(1) 病人经过积极治疗，牙痛症状减轻或消失。

(2) 病人恐惧心理减轻或消失。

(3) 病人了解牙髓炎的相关防治知识。

【护理措施】

1. 心理护理 开髓前，应对病人进行心理安慰，稳定情绪，向其说明钻牙的目的，消除恐惧心理，以取得病人的合作。

2. 疼痛护理 开髓减压是止痛最有效的方法。在局部麻醉下，用牙钻或探针迅速刺穿牙髓腔，使髓腔内的炎性渗出物得以引流，以减小压力，缓解疼痛。开髓后，将丁香油或牙痛水小棉球置于龋洞内，开放引流。遵医嘱服用抗生素、镇痛剂等药物。嘱勿食过冷过热食物，以免刺激牙髓。嘱病人定期口腔换药。

3. 根本治疗 牙髓炎疼痛缓解后，应进行根本治疗。对于年轻恒牙或炎症只波及冠髓或部分冠髓的牙，常采用盖髓术和冠髓切断术，保存活性牙髓。无条件保存活髓的牙齿可协助医生行保存牙体的治疗，包括根管治疗和牙髓塑化治疗。操作步骤及护理配合以活髓切断术为例介绍如下。

(1) 用物准备：术前护士准备好各种无菌器械、局部麻醉药剂、消毒剂及暂封剂等。

(2) 对患牙进行麻醉：抽取局部麻醉药供医生进行局部传导阻滞麻醉或浸润麻醉。

(3) 除去腐质：待麻醉显效后，备挖器或大圆钻供医生除去窝洞内腐质，并准备 3%过氧化氢溶液，清洗窝洞。

(4) 隔离唾液，消毒窝洞：协助医生用橡皮或棉条隔湿，备 75%酒精或樟脑酚合剂小棉球

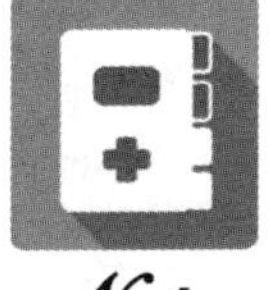

Note

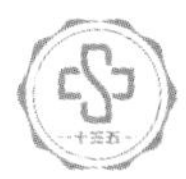

消毒牙面及窝洞，防止唾液污染手术区。

(5) 揭髓室顶，切除冠髓：医生用牙钻揭开髓室顶，护士协助用生理盐水冲洗髓腔，再一次消毒窝洞，用消毒锐利挖器切除冠髓，如出血较多，备 1% 肾上腺素棉球止血。

(6) 放盖髓剂，暂封：除净冠髓后，遵医嘱调制盖髓剂覆盖牙髓断面。调拌用具必须严格消毒，无菌操作。盖髓完成后，调制氧化锌丁香油黏固粉暂封窝洞。术中避免温度刺激及加压。

(7) 永久充填：预约病人 1～2 周复诊，无自觉症状后遵医嘱调制磷酸锌黏固剂垫底，调制银汞合金或复合树脂做永久性填充。

4. 健康教育 向病人讲解牙髓炎的发病原因、治疗方法和目的，以及牙病早期治疗的重要性。让病人了解牙髓炎如能在早期得到及时正确的治疗，活髓可得以保存，如牙髓坏死，牙体变脆易折，极易导致牙齿缺失。因此，预防龋病及牙髓病，对保存健康牙齿有十分重要的意义。

【护理评价】

(1) 病人经过积极治疗，牙痛症状是否减轻或消失。

(2) 病人恐惧心理是否减轻或消失。

(3) 病人是否了解牙髓炎的相关防治知识。

三、根尖周炎病人的护理

【概述】

根尖周炎是指局限于根尖周围组织的炎症，多由感染的牙髓通过根尖孔和副根尖孔刺激根尖周组织，引起急性感染。其次，创伤和牙髓失活治疗时如砷剂用量过大，封药时间过长，药物渗出根尖孔也会引起化学性根尖周炎。

【护理评估】

1. 健康史 询问病人是否患过牙髓炎，有无牙髓病治疗史。

2. 身体状况 临床上将根尖周炎分为急性根尖周炎和慢性根尖周炎，以慢性根尖周炎多见。

(1) 急性根尖周炎：大多为慢性根尖周炎急性发作。炎症初期，病人自觉患牙牙根不适，发胀，轻度钝痛。患牙有浮起感，咀嚼时疼痛，病人能指出患牙。检查时有叩痛，当形成化脓性根尖周炎时有跳痛，牙齿有明显伸长感，颌下区淋巴结肿大，颌面部肿胀，伴有体温升高。当脓肿达骨膜及黏膜下时，可触及波动感，脓肿破溃或切开引流后，急性炎症可缓解，转为慢性根尖周炎。

(2) 慢性根尖周炎：一般无明显自觉症状或症状较轻，常有反复肿胀疼痛史。检查时可发现患牙变色，牙髓坏死，无探痛但有轻微叩痛，根尖区牙龈可发现窦道孔。

3. 心理-社会状况 急性根尖周炎发作时，可出现剧烈疼痛，病人为解除痛苦，求治心切。若治疗不彻底，则转为慢性根尖周炎，此时病人自觉症状不明显，常被病人忽视。当出现脓肿及窦道时，才促使病人就诊。如果病人未坚持治疗，则会长期受本病的困扰。

4. 辅助检查 X 线片显示根尖区有稀疏阴影或圆形透射区。

【护理诊断】

1. 疼痛 与根尖周炎急性发作，牙槽脓肿未引流通畅有关。

2. 口腔黏膜改变 与慢性根尖周炎引起瘘管有关。

3. 知识缺乏 缺乏对疾病的发生、发展、预防及早期治疗的相关知识。

【护理目标】

(1) 病人经过积极治疗，疼痛症状减轻或消失。

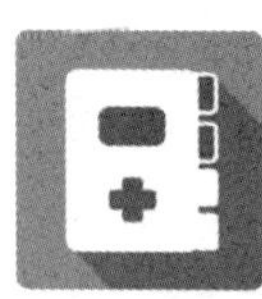

(2) 病人通过治疗根尖周围组织恢复正常，窦道封闭。

(3) 病人了解根尖周炎发生的原因及早期治疗的重要性。

【护理措施】

1. 开髓减压 控制急性根尖周炎的首要措施。协助医生打开髓腔时，可见脓血流出，护士抽吸3%过氧化氢溶液及生理盐水，协助冲洗髓腔。备消毒酚棉球及松动棉捻供医生置入髓室内，以免食物堵塞根管。窝洞不封闭，以利引流。如已形成脓肿，需及时切开引流。

2. 防止感染 急性炎症控制后或慢性根尖周炎应做牙髓塑化治疗或根管治疗，以消除感染，防止根尖周组织再感染，促进根尖周组织愈合。

3. 全身治疗 遵医嘱服用抗生素、镇痛剂、维生素等药物。嘱病人注意适当休息，高热病人多饮水，进食流质、半流质食物，注意口腔卫生。

4. 健康教育

(1) 让病人了解根尖周炎的发病原因、治疗过程及可能出现的问题。

(2) 对急性根尖周炎的病人讲明开髓减压及脓肿切开仅为应急处理，当症状消退后，必须继续采取彻底的病源治疗方法。同时应按医嘱准时复诊，保持治疗的连续性，以达到最佳的治疗效果。

【护理评价】

(1) 病人经过积极治疗，疼痛症状是否减轻或消失。

(2) 病人通过治疗根尖周围组织是否恢复正常，窦道是否封闭。

(3) 病人是否了解根尖周炎发生的原因及早期治疗的重要性。

小 结

本节重点介绍了龋病、牙髓病、根尖周炎病人的护理。①龋病为细菌、食物、宿主、时间共同作用的结果。浅龋无自觉症状；中龋对冷、热、酸、甜等刺激较为敏感；深龋对温度变化及化学刺激敏感。根据病情可进行药物治疗或修复性治疗。②牙髓炎主要由细菌感染所致。急性牙髓炎主要是自发性、阵发性剧烈疼痛。慢性牙髓炎一般为钝痛或胀痛。开髓减压是止痛最有效的方法，根据病情采用盖髓术和冠髓切断术治疗或根管治疗和牙髓塑化治疗。③根尖周炎多由感染的牙髓引起。急性根尖周炎病人初期自觉患牙牙根不适，发胀，轻度钝痛，当形成化脓性根尖周炎时有跳痛。慢性根尖周炎一般无明显自觉症状或症状较轻，可根据病情开髓减压、防止感染、全身治疗。

能力检测22

(狄树亭)

第二节 牙周组织病病人的护理

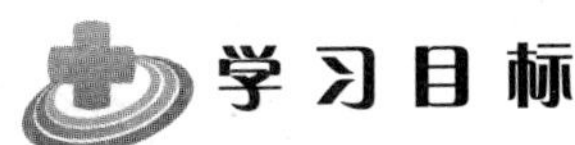

掌握：牙龈炎、牙周炎病人的身体状况、护理措施。
熟悉：牙龈炎、牙周炎病人的病因、护理诊断。
了解：牙龈炎、牙周炎病人的辅助检查情况。

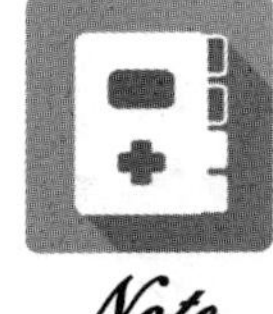

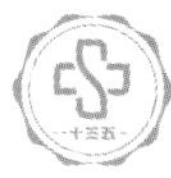

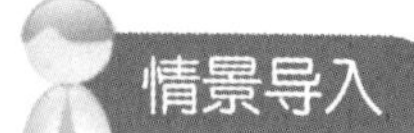

病人，女，32岁，近1周发现刷牙时出现口腔出血。口腔检查：病人口腔左下侧牙龈红肿，牙周袋较深，轻压有溢脓，初步诊断为牙周炎。如果你是责任护士。

工作任务：

1. 为病人做出适当的护理诊断。

2. 如何对该病人进行健康教育？

一、牙龈炎病人的护理

【概述】

牙龈炎是指炎症局限于龈乳头和龈缘，严重时可累及附着龈，以儿童和青少年多见。不良口腔卫生是引起牙龈炎最常见的原因，如牙菌斑、牙垢、牙石堆积、食物嵌塞、不良修复体的局部刺激等均可引起牙龈炎。某些全身因素如内分泌失调、维生素C缺乏、营养障碍、系统性疾病也可引起或加重牙龈炎。此外，有张口呼吸习惯的病人、处于妊娠期的病人等也可使原有的牙龈炎加重。

【护理评估】

1. 健康史 了解病人身体状况及口腔情况，有无张口呼吸的习惯，是否处于妊娠期。

2. 身体状况 一般无明显症状，偶有牙龈发痒、发胀感。多数病人因刷牙、咀嚼、说话、吸吮等机械性刺激引起出血或口腔异味而就诊。检查可见牙垢堆积，有口腔异味。牙龈充血、红肿、呈暗红色，质地松软，点彩消失。牙垢压迫区出现溃疡糜烂面，严重者可波及附着龈。炎症刺激牙龈缘及牙龈乳头，导致龈乳头肥大，形成假性牙周袋，但上皮附着仍位于釉牙骨质界处。袋内可挤压出炎性分泌物，但牙齿无松动，牙槽骨无破坏，无真性牙周袋形成。

3. 心理-社会状况 牙龈炎一般无自觉症状，容易被病人忽视。当出现牙龈出血、口腔异味等症状时才引起病人重视而就医。

【护理诊断】

1. 口腔黏膜改变 与炎症引起牙龈乳头充血、红肿、点彩消失有关。

2. 社交障碍 与牙龈出血、口腔异味等有关。

3. 知识缺乏 缺乏口腔卫生保健的相关知识。

【护理目标】

(1) 病人经过积极治疗牙龈组织恢复正常。

(2) 病人经过治疗牙龈出血、口臭症状消失。

(3) 病人通过护士的健康教育掌握正确的刷牙方法，保持良好的口腔卫生。

【护理措施】

1. 去除病因 如口腔内有不良修复体者应及时取下，消除食物嵌塞，保持口腔清洁。

2. 药物治疗的护理 使用3%过氧化氢溶液与生理盐水交替冲洗龈沟或牙周袋，涂布碘甘油。病情严重者，指导病人遵医嘱服用抗生素及维生素。

3. 洁治术治疗的护理 龈上洁治术和龈下刮治术是消除牙石和牙菌斑的基本手段，其方法是使用器械或超声波洁牙机祛除龈上、龈下牙石，消除牙石和牙菌斑对牙龈的刺激。以上两种手术的操作步骤及护理配合介绍如下。

(1) 术前准备：①向病人解释手术的目的及操作方法，消除病人焦虑及紧张情绪，以取得病人配合；②根据病人情况，必要时做血液检查，如出凝血时间、血常规、血小板计数。如有血液疾病或局部急性炎症，不宜进行手术；③准备好消毒的洁治器械或超声波洁牙机。龈上洁治

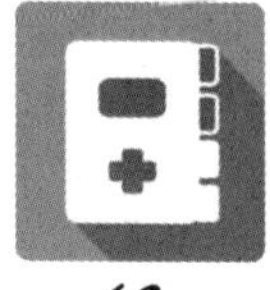

Note

器包括镰形器、锄形器。龈下刮治器包括锄形器、匙形器、锉形器。另备电机、低速手机、橡皮磨光杯、磨光粉或脱敏糊剂。

(2) 术中配合:①嘱病人用0.1%洗必泰或3%过氧化氢溶液含漱1 min,用1%碘酊消毒手术区;②根据洁治术的牙位及医生使用器械的习惯,摆好所需的洁治器;③术中协助牵拉唇、颊及口角,及时吸净冲洗液,保证手术视野清晰,若出血较多,用肾上腺素棉球止血;④牙石去净后备橡皮杯蘸磨光粉或脱敏糊剂打磨牙面,龈下刮治则用锉形器磨光根面;⑤用3%过氧化氢溶液与生理盐水交替冲洗后,拭干手术区,夹持碘甘油置于龈沟内。全口洁治分区进行,以免遗漏。

4. 健康教育

(1) 指导病人养成良好的口腔卫生习惯,采用正确的刷牙方法及其他保持口腔卫生的措施,如使用牙线及牙签,宣传早晚刷牙的重要性。

(2) 让病人了解牙龈炎是可以预防的,应坚持每天彻底清洁牙菌斑。患了牙龈炎要及时治疗。

【护理评价】

(1) 病人经过积极治疗牙龈组织是否恢复正常。

(2) 病人经过治疗牙龈出血、口臭症状是否消失。

(3) 病人通过护士的健康教育是否掌握正确的刷牙方法,是否保持良好的口腔卫生。

二、牙周炎病人的护理

【概述】

牙周炎是侵犯牙周组织的一种慢性破坏性疾病,表现为牙龈出现炎症后,逐渐向深层次发展,累及牙周膜、牙骨质、牙槽骨。一旦患了牙周炎,现有的治疗手段可以使牙龈的炎症消退,但已被破坏的牙周支持组织则不能完全恢复到原有水平。牙周炎病因基本上与牙龈炎相同,如牙垢、牙石堆积、食物嵌塞、不良修复体和牙排列拥挤等均可成为牙周炎的致病因素。全身因素尚不明确,可能与营养代谢障碍、内分泌紊乱、精神因素、自主神经功能紊乱等有关。牙龈炎如未能及时治疗或由于致病因素增强,机体抵抗力下降,则可能发展为牙周炎。

【护理评估】

1. 健康史 了解病人全身健康状况,有无牙龈炎、牙齿解剖形态异常等病史。

2. 身体状况

(1) 牙龈红肿、出血:一组或数个牙齿的牙龈充血、水肿、颜色变红或暗红、点彩消失,在刷牙、进食、说话时牙龈出血。

(2) 牙周袋形成:由于炎症刺激,牙周膜纤维破坏,牙槽骨逐渐吸收,牙龈与牙根面分离,龈沟加深而形成牙周袋。

(3) 牙龈溢脓及牙周脓肿:由于牙周袋内有细菌感染而引起化脓性炎症,轻压牙周袋外壁,有脓液溢出伴有臭味。当机体抵抗力低下或牙周袋内的炎性渗出物排流不畅时,可出现急性炎症,形成牙周脓肿。近龈缘处局部呈卵圆形突起,探诊有深牙周袋。如出现多个脓肿,可出现全身不适,体温升高,局部淋巴结肿大等症状。

(4) 牙齿松动:由于牙周膜破坏,牙槽骨逐渐吸收,牙齿失去支持功能,出现牙齿松动,咀嚼功能下降或消失。

3. 心理-社会状况 牙周炎为慢性疾病,早期症状较轻,容易被病人忽视而得不到及时治疗。随着疾病进一步发展,出现牙齿松动、脱落,影响咀嚼功能和面容时,才来就诊,由于治疗效果差,病人易出现焦虑情绪。

4. 辅助检查 X线片可显示牙槽骨破坏,呈水平式或垂直式吸收,牙周膜间隙增宽。

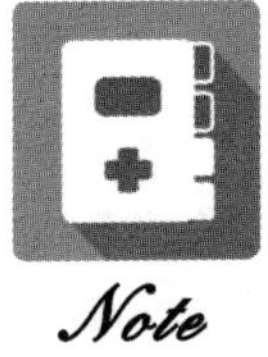

【护理诊断】

1. 口腔黏膜改变 与炎症造成牙龈充血、水肿、色泽改变有关。

2. 疼痛 与牙周脓肿有关。

3. 知识缺乏 缺乏口腔卫生保健知识，对疾病早治疗的重要性认识不足。

【护理目标】

(1) 病人经过积极治疗牙龈炎症消退，牙龈组织恢复。

(2) 病人经过治疗疼痛症状减轻或消失。

(3) 病人了解口腔卫生保健知识，认识到疾病早治疗的重要性。

【护理措施】

1. 药物治疗的护理 菌斑是牙周病的主要致病菌，病人可服螺旋霉素、甲硝唑等抗生素杀灭细菌，控制感染。用3%过氧化氢溶液冲洗牙周袋，拭干后用探针或镊子夹取少许复方碘溶液置于袋内，使用该药时，应避免烧灼邻近黏膜组织。用0.1%氯己定或1%过氧化氢溶液棉签局部擦洗，可减少菌斑形成。

2. 洁治术治疗的护理 龈上洁治术和龈下洁治术是清除牙石和菌斑，减缓牙周袋形成的重要手段，操作步骤及护理配合见牙龈炎有关部分内容。

3. 消除牙周袋治疗的护理 经局部治疗，牙周袋仍不能消除的，可行牙周手术清除牙周袋。常用方法有牙龈切除术或牙龈翻瓣术。牙龈切除术使用外科手术消除增生肥大的牙龈组织或牙周袋，重新建立新的龈缘和正常龈沟；牙龈翻瓣术是将黏膜与其下层组织分离，暴露病变区，彻底消除病理组织至根面光滑后再将龈瓣复位缝合，以使牙体与龈瓣附着。

4. 健康教育

(1) 向病人强调牙周炎治疗效果与口腔卫生习惯密切相关，尤其是在牙周治疗后更应保持口腔卫生，除早晚刷牙外，午饭后应增加一次刷牙，每次刷牙不得少于 3 min。经常按摩牙龈，定期检查。

(2) 指导病人加强营养，提高机体的抵抗能力和修复能力，以利于牙周组织的愈合。

【护理评价】

(1) 病人经过积极治疗牙龈炎症是否消退，牙龈组织是否恢复。

(2) 病人经过治疗疼痛症状是否减轻或消失。

(3) 病人是否了解口腔卫生保健知识，是否认识到疾病早治疗的重要性。

小　　结

能力检测 23

本节重点介绍了牙龈炎、牙周炎病人的护理。①牙龈炎是因为不良口腔卫生所致。机械性刺激引起出血，可有口腔异味，牙龈充血、红肿、呈暗红色，质地松软，点彩消失。牙垢压迫区出现溃疡糜烂面。炎症刺激形成假性牙周袋。根据病情可进行去除病因、药物治疗、洁治术治疗等护理措施。②牙周炎病因基本与牙龈炎相同。表现为牙龈红肿、出血，牙周袋形成，牙龈溢脓及牙周脓肿，牙齿松动。可使用药物治疗控制感染，根据病情进行药物治疗、洁治术、消除牙周袋治疗等。

(狄树亭)

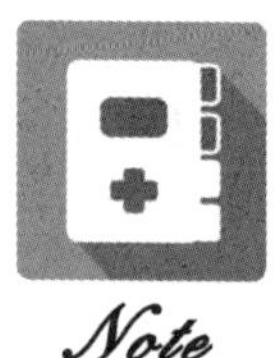

第三节 口腔黏膜病病人的护理

学习目标

掌握：复发性阿弗他溃疡的护理评估、护理措施。

熟悉：口腔单纯疱疹、急性念珠菌性口炎、扁平苔藓病人的护理评估、护理措施。

了解：复发性阿弗他溃疡、口腔单纯疱疹、急性念珠菌性口炎、扁平苔藓病人的病因、护理诊断。

情景导入

病人，男，43岁，2年来在无明显诱因的情况下，反复出现口腔溃疡，且每次都出现在不同的口腔黏膜部位，并可在半个月内自愈。曾用麻醉剂冲洗、艾利克漱口液治疗，无明显好转。体格检查：舌左侧可见一个直径约5 mm的椭圆形溃疡，表面带有假膜及红色光晕，其余部位无明显异常。既往无服药史。不确定是否有家族口腔溃疡史。如果你是责任护士。

工作任务：

1. 为该病人做出初步护理诊断。
2. 为该病人制订正确的护理措施。

一、复发性阿弗他溃疡病人的护理

【概述】

复发性阿弗他溃疡，也称复发性口腔溃疡、复发性口疮、复发性阿弗他口炎等，是一种最常见的口腔黏膜病，多见于青壮年。病程有自限性，但周期性复发，一般7～10天可自愈。

本病的病因复杂，目前尚不清楚，但存在明显的个体差异。发病可能与免疫因素、遗传因素、系统性疾病因素、环境因素等有关。临床上常发现有多种不同的诱因引发本病，如过度劳累、感冒、消化不良、内分泌紊乱、肠道寄生虫、缺乏微量元素、精神刺激等。近年来，有学者认为本病是一种自身免疫性疾病。

【护理评估】

1. 健康史 询问病人近期有无感冒、消化不良、肠道寄生虫、内分泌紊乱、精神刺激等诱因。

2. 身体状况 临床上将此病分为三种类型：轻型、重型和疱疹样溃疡。

(1) 轻型：初期仅出现黏膜充血、水肿、有烧灼感，随即出现单个或多个粟粒大小的红点或疱疹，直径为2～4 mm，每次1～5个，散在分布，圆形或椭圆形，边界清晰，中央稍凹下，表面覆以灰黄色假膜，周围红晕，有自发烧灼痛。遇刺激则疼痛加剧，影响说话与进食。经7～10天溃疡面假膜消失，出现新生上皮，溃疡底变平，疼痛减轻，愈合后不留瘢痕。好发于唇、颊、舌尖、舌缘、前庭沟等处，一般无明显的全身症状。每次复发一般分为发作期、愈合期和间歇期。发作期又分为前驱期和溃疡期。间歇期长短不一，因人而异。一般初发间歇期较长，此后逐渐缩短，直至此起彼伏、连绵不断。

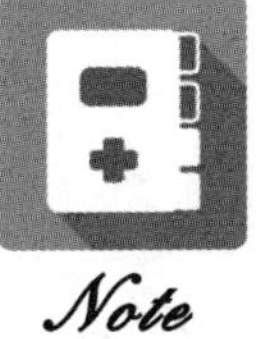

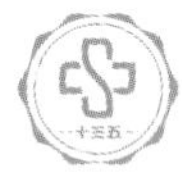

(2) 重型:又称复发性坏死性黏膜腺周围炎或腺周口疮。好发于青春期。溃疡常散在单个发生,较大且深,似"弹坑"状,直径达 10～30 mm,并向深层发展,累及黏膜下层甚至肌层。周围组织红肿稍隆起,基底较硬,但边缘整齐清晰,表面有灰黄色假膜或灰白色坏死组织。常单个发生,病程长,可持续数月之久,也有自限性,溃疡疼痛剧烈,愈后可形成瘢痕,甚至造成舌尖、腭垂等组织缺损或畸形,影响言语及吞咽。

(3) 疱疹样溃疡:亦称口炎型口疮。溃疡小,直径小于 2 mm,且数目多,散在分布于黏膜任何部位,邻近溃疡可融合成片,黏膜充血,疼痛较重。可伴有头痛、低热、全身不适,局部淋巴结肿大。有自限性,不留瘢痕。

3. 心理-社会状况 因溃疡反复发作,且治疗效果不佳。重型愈后可形成瘢痕,甚至造成舌尖、腭垂等组织缺损或畸形,影响言语及吞咽,病人可出现自卑感、焦虑等。因进食使疼痛加剧,病人常惧怕进食,迫切要求治疗。

【护理诊断】

1. 疼痛 与口腔黏膜受损,食物刺激有关。

2. 口腔黏膜改变 与口腔黏膜充血、破溃有关。

3. 焦虑 与疾病反复发作、治疗效果不佳有关。

【护理目标】

(1) 病人疼痛症状减轻或消失。

(2) 病人的口腔溃疡愈合。

(3) 病人焦虑症状减轻。

【护理措施】

1. 止痛 遵医嘱用 0.5%盐酸达克罗宁溶液、2%利多卡因溶液或 1%丁卡因溶液涂布溃疡面,在疼痛难忍和进食前涂于溃疡处或含漱,有止痛作用。也可用利多卡因凝胶、喷剂或苄达明含漱液等。对经久不愈或疼痛明显的轻型阿弗他溃疡可选用曲安奈德混悬液加等量 2%利多卡因溶液做黏膜下封闭。食物宜清淡,不可过热,以减轻对溃疡的刺激。

2. 溃疡面的护理 遵医嘱用 10%硝酸银溶液或 50%三氯醋酸酊溶液等烧灼溃疡,烧灼时护士协助隔离唾液,压舌,切勿使药液超出溃疡面,伤及周围正常黏膜。对溃疡面大、经久不愈的腺周口疮可局部用糖皮质激素,有减轻症状、促进愈合的作用。

3. 健康教育 向病人介绍疾病的病程及治疗目的,让其了解本病有自限性,不经治疗 7～10天溃疡也会自愈,不必过度焦虑。嘱病人注意调节生活规律,调整情绪,均衡饮食,避免和减少诱因,防止复发。告知病人失眠、疲劳、精神紧张等全身因素均可引起口腔溃疡的发生。

【护理评价】

(1) 病人疼痛症状是否减轻或消失。

(2) 病人的口腔溃疡是否愈合。

(3) 病人焦虑症状是否减轻。

二、口腔单纯疱疹病人的护理

【疾病概述】

口腔单纯疱疹是一种由单纯疱疹病毒感染引起的常见急性传染性发疱性病变,又称为疱疹性口炎。病毒常潜伏于正常人体细胞内,机体抵抗力低下时,病毒可活跃繁殖,导致疱疹发生。在口腔黏膜处的主要是由Ⅰ型单纯疱疹病毒感染引起。

【护理评估】

1. 健康史 了解病人近期有无上呼吸道感染、处于月经期、消化不良等导致机体抵抗力下降的诱因,是否有与该类病人接触史。

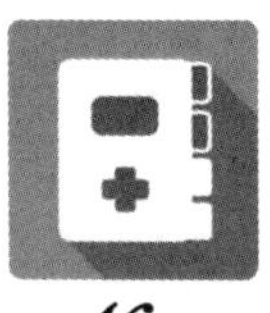

Note

2. 身体状况

(1) 疱疹性口炎：好发于6岁以下的儿童，尤以6～24个月的婴儿多见。初期常发热，患儿有咽痛、流涎、啼哭、拒食、躁动不安等表现。2～3天后口腔黏膜充血、水肿、出现大量针尖大小透明水疱，直径1～2 mm，散在或成簇分布于唇、颊、舌、腭、牙龈等处黏膜上。水疱很快破溃形成表浅小溃疡，也可融合形成较大糜烂面，表面有淡黄色假膜覆盖。此时疼痛剧烈，唾液显著增加，局部淋巴结肿大、压痛。本病有自限性，7～10天溃疡可自行愈合，且不遗留瘢痕。

(2) 唇疱疹：常见于成年人，好发于唇红黏膜与皮肤交界处。初始局部有刺痛、发痒，之后出现小水疱，常成簇，周围有轻度红晕。初期疱内为澄清透明液体，疱液逐渐变混浊，最后破溃、糜烂、结痂。水疱若继发感染可形成脓疱。病程约10天，痂皮脱落，局部留下暂时性色素沉着。本病易复发。

3. 心理-社会状况 疱疹性口炎患儿常表现为躁动不安，哭闹拒食，家属也十分焦虑，因此求医心切。唇疱疹虽全身症状轻，但因反复发作，病人非常痛苦。

4. 辅助检查 用涂片查找包涵体，电镜检查受损细胞中可含有不成熟的病毒颗粒，可进行形态学诊断。还可进行免疫学检查。

【护理诊断】

1. 疼痛 与疱疹破溃形成溃疡有关。

2. 体温升高 与病毒感染或伴有细菌感染有关。

3. 口腔黏膜改变 与黏膜充血、水肿、溃烂有关。

【护理目标】

(1) 病人疼痛减轻或消失。

(2) 病人的体温恢复正常。

(3) 病人口腔黏膜溃疡愈合。

【护理措施】

(1) 让病人充分休息，给予高热量、易消化的流质食物或软食，保持口腔卫生，可使用0.1%～0.2%氯己定溶液、复方硼酸溶液漱口。进行必要的隔离，避免与他人接触，以免传染。

(2) 为方便进食，饭前可用1%～2%普鲁卡因溶液含漱或0.5%达克罗宁、1%丁卡因涂敷创面，暂时止痛。饭后用2.5%金霉素甘油糊剂局部涂布，2小时1次，有防腐消炎作用。全身治疗应遵医嘱应用抗病毒药物，同时给予大量的维生素C和复合维生素B，必要时静脉输液。

(3) 对病人及患儿家属进行心理安慰，向其解释发病原因及注意事项，并遵医嘱按时用药，以缩短疗程，促进组织愈合。

【护理评价】

(1) 病人经过积极治疗，疼痛症状是否减轻或消失。

(2) 病人通过治疗体温是否恢复正常。

(3) 病人口腔黏膜溃疡是否愈合。

三、急性念珠菌性口炎病人的护理

【概述】

急性念珠菌性口炎是由白色念珠菌感染引起的急性口腔黏膜传染性疾病，好发于婴幼儿，又称鹅口疮或雪口病。

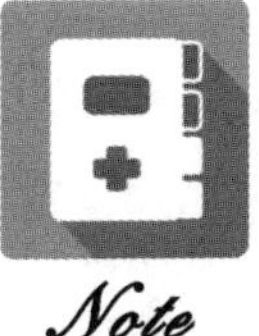

白色念珠菌常寄生在正常人的口腔、肠道、阴道和皮肤等部位，一般情况下不发病。近年来，由于抗生素和免疫抑制剂在临床上的广泛应用，导致菌群失调或免疫力降低，使内脏、皮

肤、黏膜被真菌感染者日益增多，白色念珠菌对口腔黏膜上皮具有较强的黏附性，口腔黏膜念珠菌病的发生率也相应增高。婴儿多是在分娩过程中被阴道白色念珠菌感染或通过被污染的哺乳器及母亲乳头而引起感染。

【护理评估】

1. 健康史 了解病人全身健康状况、用药史及有无慢性疾病。对婴幼儿应询问母亲的身体状况及哺乳卫生情况。

2. 身体状况 本病多发于婴幼儿的唇、颊、舌、腭等黏膜处。损害区黏膜充血，有散在的色白如雪的柔软小斑点，如帽针头大小，不久即相互融合为白色或蓝白色丝绒状斑片，并可继续扩大蔓延，不易擦掉，稍用力可擦掉，暴露出红的黏膜糜烂面及轻度出血，不久再度形成白色假膜。患儿烦躁不安，啼哭，有时有轻度发热，全身反应一般较轻。但少数病例，可能蔓延到食管和支气管，引起念珠菌性食管炎或肺念珠菌病，少数病人还可并发幼儿泛发性皮肤念珠菌病，慢性黏膜皮肤念珠菌病。

3. 心理-社会状况 患儿哭闹不安，拒食拒乳，家属十分焦虑、烦躁，求医心切。

4. 辅助检查 最简单的方法是取标本直接镜检，镜下可见致病菌丝和孢子，可确诊为真菌感染，但还必须通过培养，才能确诊为白色念珠菌。

【护理诊断】

1. 口腔黏膜改变 与真菌感染引起黏膜充血、糜烂有关。

2. 吞咽困难 与病损波及喉部有关。

3. 知识缺乏 与患儿家属缺乏该疾病的防治知识有关。

【护理目标】

(1) 病人口腔黏膜完整性得到改善。

(2) 病人能够做吞咽动作。

(3) 病人了解该病的防治及婴幼儿保健的相关知识。

【护理措施】

1. 患儿护理 指导患儿家属在哺乳前用2%～4%碳酸氢钠溶液于哺乳前后洗涤口腔，以消除能分解产酸的残留凝乳或糖类，使口腔成为碱性环境，可阻止白色念珠菌的生长和繁殖。然后涂0.05%龙胆紫溶液或制霉菌素溶液，每日3～4次，用以治疗婴幼儿鹅口疮和口角炎。

2. 重症病人护理 重症病人遵医嘱给予抗真菌的药物，临床上常用制霉菌素混悬液涂布，还可用咪康唑散剂或霜剂，疗程一般为10天。

3. 健康教育

(1) 让病人家属了解疾病的发病原因及预防措施。避免产房交叉感染，分娩时应注意会阴、产道、接生人员双手及所有接生用具的消毒。经常用温开水洗涤婴幼儿口腔，哺乳期间注意妇幼卫生，哺乳用具应煮沸消毒并保持干燥。产妇乳头在哺乳前，最好用1/5000盐酸氯己定溶液清洗，再用冷开水拭净。

(2) 儿童在冬季注意防护口唇皲裂并改正舔唇等不良习惯。长期使用抗生素和免疫抑制剂的病人，或患慢性消耗性疾病的病人，均应警惕白色念珠菌感染的发生，特别要注意容易被忽略的深部(内脏)白色念珠菌并发症的发生，必要时考虑停药。

【护理评价】

(1) 病人经过治疗，口腔黏膜完整性是否得到改善。

(2) 病人通过治疗，吞咽功能是否恢复正常。

(3) 病人是否了解该病的防治及婴幼儿保健的相关知识。

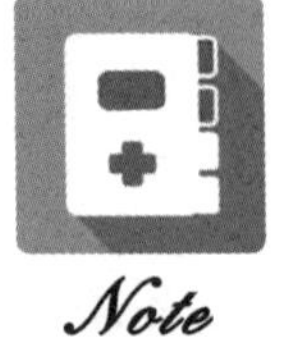

Note

四、扁平苔藓病人的护理

【概述】

扁平苔藓是一种累及皮肤、毛囊、甲、黏膜的慢性浅表性炎症性疾病，可单独发生于口腔黏膜。好发于中年人，女性多于男性。病因不明，与精神因素、内分泌因素、免疫因素、感染因素等有关。

【护理评估】

1. 健康史 询问病人有无全身性疾病、用药史及有无慢性疾病。

2. 身体状况 多无自觉症状，常偶然发现。病损大多左右对称，有粟粒大小的白色或灰白色丘疹组成的线条构成网纹状病损，与正常黏膜之间没有清晰的界限，可发生于口腔黏膜的任何部位。随着病情发展，白色线条间及四周可有充血、糜烂甚或溃疡，疼痛明显。病程迁延数月至数十年，较易复发，部分损害可发生癌变。

3. 心理-社会状况 由于病情迁延不愈，影响进食且伴有疼痛，病人可出现焦虑、烦躁等。

【护理诊断】

1. 疼痛 与口腔黏膜充血有关。

2. 焦虑 与疾病迁延不愈有关。

3. 知识缺乏 缺乏该病的相关知识。

【护理目标】

(1) 病人的疼痛症状减轻或消失。

(2) 病人焦虑心理得到缓解。

(3) 病人了解该病的相关知识。

【护理措施】

(1) 对于局限或症状较轻者无须治疗，可定期观察，嘱其保持口腔卫生。

(2) 对于糜烂损害较局限者，可用糖皮质激素局部封闭，若病情缓解，可维持用药；损害较广泛、症状明显者，可全身应用小剂量糖皮质激素及免疫调节剂；若病情迁延不愈，可活检确定是否癌变。

(3) 多食新鲜蔬菜水果和富含维生素的食物，禁食辛辣刺激的食物。

(4) 健康教育：①保持口腔卫生，消除局部因素的刺激，定期进行口腔检查及保健。②建立健全的生活方式，积极预防和治疗系统性疾病。

【护理评价】

(1) 病人经过治疗，疼痛症状是否减轻或消失。

(2) 病人通过治疗，焦虑心理是否得到缓解。

(3) 病人是否了解该病的相关知识。

能力检测 24

小　结

本节重点介绍了复发性阿弗他溃疡、口腔单纯疱疹、急性念珠菌性口炎、扁平苔藓病人的护理。①复发性阿弗他溃疡是一种最常见的口腔黏膜病。临床上分为轻型、重型和疱疹样溃疡三种类型。②口腔单纯疱疹是一种由单纯疱疹病毒感染引起的常见急性传染性发疱性病变，又称为疱疹性口炎。③急性念珠菌性口炎是由白色念珠菌感染引起的急性口腔黏膜传染性疾病，好发于婴幼儿，又称鹅口疮或雪口病。损害区黏膜充血，有散在的小斑点，不久即相互融合为斑片，擦掉可暴露出红的黏膜糜烂面及轻度出血。④扁平苔藓是一种慢性黏膜炎症，各年龄段均可发病，多见于中年女性。病损可发生于口腔黏膜任何部位，可对称性分布，颊黏膜

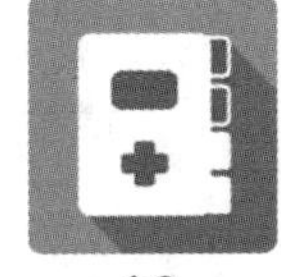

Note

最常见。由网状、树枝状、环状成条纹或斑块等构成网纹状病损，可伴有基底黏膜充血、糜烂。

（樊　芳）

第四节　口腔颌面部感染病人的护理

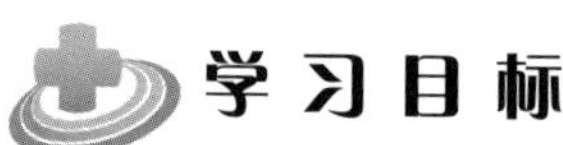

掌握：智齿冠周炎、口腔颌面部蜂窝组织炎、颌骨骨髓炎及面部疖痈病人的身体状况、护理措施。

熟悉：智齿冠周炎、口腔颌面部蜂窝组织炎、颌骨骨髓炎及面部疖痈病人的病因、护理诊断。

了解：智齿冠周炎、口腔颌面部蜂窝组织炎、颌骨骨髓炎及面部疖痈病人的辅助检查情况。

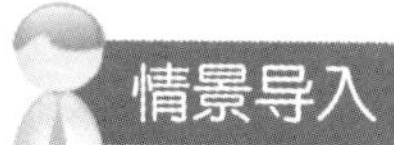

病人，男，19岁，右下后牙肿痛4天。检查：右下第三磨牙倾斜低位阻生，近中龈袋深，压之溢脓，龈瓣边缘红肿、糜烂，触痛明显，张口受限。如果你是责任护士。

工作任务：

1. 为该病人做出初步护理诊断。
2. 为该病人拟定护理计划。

一、智齿冠周炎病人的护理

【概述】

智齿冠周炎是指第三磨牙（又称智齿）牙冠周围的软组织炎症。由于人类食用的食物日趋精细，致使颌骨逐渐退化缩小，造成牙列与颌骨的长度不协调。智齿是牙列中最后萌出的牙，多于18～25岁萌出，因萌出位置不足，可导致智齿萌出不全而异位或阻生，牙冠部分外露于牙龈之外，部分被牙龈覆盖。牙龈与牙体之间形成一个狭窄较深的盲袋，容易积存食物碎屑和细菌，一般刷牙漱口难以清洗干净；加之冠部牙龈易因咀嚼食物而损伤，形成溃疡。当全身抵抗力下降、细菌毒力增强时，可引起牙冠周围组织炎症。

【护理评估】

1. 健康史　询问病人是否有既往史，治疗经过及效果，以及全身健康状况和药物过敏史等。

2. 身体状况

（1）局部肿痛：在急性炎症初期，病人仅感患处轻微胀痛不适，当咀嚼、吞咽、开口活动时疼痛加重。如病情继续发展，局部可呈自发性跳痛，并可放射至同侧的头面部。

（2）张口受限：炎症侵及咀嚼肌时，可导致不同程度的开口受限。

（3）瘘管：若冠周已形成脓肿，可自行破溃，在口腔黏膜或对应皮肤表面形成瘘管。

（4）口腔异味：由于口腔不洁，病人会有口臭，患处可有分泌物溢出。

（5）全身症状：轻重不一，可有畏寒、发热、头痛、大便秘结等症状。

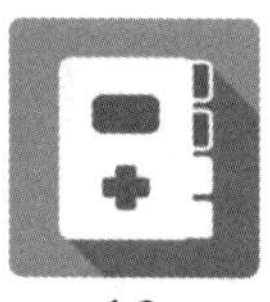

(6) 口腔检查:可见智齿阻生、萌出不全,多见于下颌。冠周软组织红肿糜烂,有明显触痛,压迫龈袋可有脓液溢出。重者可有脓肿形成,或向周围邻近组织扩散。可伴有患侧颌下淋巴结肿大、触痛。

3. 心理-社会状况 发病初期由于症状轻微,病人常常不予重视;当炎症加重或扩散后,症状明显加重,病人才迫切就医。当被告知需要拔除阻生齿时,则表现出紧张情绪和对疼痛的惧怕心理。

4. 辅助检查 X线牙片检查能发现阻生智齿的存在及其阻生的形态、位置;血常规检查可见白细胞计数升高。

【护理诊断】

1. 疼痛 患处软组织疼痛,严重者患侧颌面部也会出现疼痛,与炎症有关。

2. 语言沟通障碍 与炎症引起的疼痛和张口受限有关。

3. 进食困难 与炎症引起的局部肿胀、疼痛和张口受限有关。

4. 潜在并发症 可引起颌面部间隙感染,重者还可循血行传播,并发败血症等全身化脓性感染。

5. 知识缺乏 与疾病的早期预防及治疗知识缺乏有关。

【护理目标】

(1) 病人疼痛减轻甚至消失。

(2) 病人张口功能恢复,可正常说话和进食。

(3) 病人不出现并发症。

(4) 病人能叙述智齿冠周炎的早期预防及治疗知识。

【护理措施】

1. 一般护理 嘱病人注意休息,进食流质食物,忌辛辣刺激性食物,治疗期间戒烟戒酒。

2. 全身用药 根据病情遵医嘱使用抗菌药物或内服清热、解毒的中草药进行治疗。

3. 局部治疗 智齿冠周炎的局部治疗很重要。每日可用1%~3%过氧化氢溶液及生理盐水或其他灭菌溶液冲洗盲袋,用无菌棉球擦干患处后,使用探针蘸碘甘油或碘酚送入龈袋内,每日一次。另给复方硼砂溶液或呋喃西林溶液等含漱,一日多次,尤其注意在进食后一定要彻底清洁口腔,清除食物残渣。早期还可局部理疗、外敷中草药以助炎症吸收。针刺疗法可有镇痛、改善张口受限等作用。若龈瓣周围有脓肿形成,可切开引流。

4. 患牙处理 急性炎症消退后,应对病源牙做进一步处理,以防复发。如牙位正、能正常萌出,并有对颌牙行使咀嚼功能者,可做冠周龈瓣楔形切除术,否则应予以拔除。

5. 健康教育 宣传智齿冠周炎的发病原因及早期治疗的重要性,并指导病人在炎症消退后积极进行下一步的治疗,以防再次复发。

【护理评价】

(1) 病人疼痛是否减轻或消失。

(2) 病人是否可以正常说话。

(3) 病人是否可以正常进食。

(4) 病人是否出现并发症。

(5) 病人是否了解智齿冠周炎的早期预防及治疗知识。

二、口腔颌面部蜂窝组织炎病人的护理

【概述】

口腔颌面部蜂窝组织炎是指颜面部及颌骨周围,包括颈上部软组织化脓性炎症的总称,亦称口腔颌面部间隙感染。因在正常结构中,口腔颌面部的各间隙之间相互连通,所以发生炎症

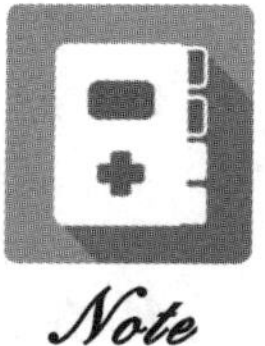

时可表现为局限的单个间隙感染，亦可扩散到相邻间隙，形成多个组织间隙同时感染。此病均为继发性，最常见的病因是牙源性感染，如下颌第三磨牙冠周炎、根尖周炎等；其次是腺源性感染，多见于幼儿。此外，损伤性、医源性、血源性因素较为少见。致病菌以金黄色葡萄球菌、链球菌最常见，其次是肺炎球菌、大肠杆菌等，常为混合性细菌感染。

【护理评估】

1. 健康史 询问病人发病前期是否有智齿冠周炎、根尖周炎等感染情况的发生，是否有唾液腺肿大或疼痛等情况发生，是否有抵抗力下降的表现，以及全身健康状况有无异常、有无药物过敏史等。

2. 身体状况 常表现为急性炎症的过程。根据感染的性质、部位、途径不同，具体症状会有不同。

(1) 局部肿痛：患处通常可见明显肿胀，肿胀区皮肤或黏膜发红，局部张力增大。急性炎症期疼痛症状明显，张口或进食时加重。

(2) 功能障碍：若咀嚼肌受累，可出现张口受限，进食困难。若侵及咽周、喉头、口底可引起局部水肿，使咽腔缩窄或压迫气管，造成不同程度的呼吸困难和吞咽困难。若眶下间隙感染，会出现眶下区剧痛、下睑水肿、睑裂变窄、鼻唇沟消失。

(3) 浅层间隙感染炎症局限时可扪及波动感；深层间隙感染则局部有凹陷性水肿及压痛。

(4) 腐败坏死性感染：局部红、热、痛不明显，但有广泛性水肿，并伴有较重的全身中毒症状或出现严重并发症。

(5) 全身症状：急性期可出现较重的全身症状，如高热、寒战等。

(6) 穿刺检查：化脓性感染脓液呈黄色稠脓；腐败坏死性感染脓液稀薄呈暗灰色，常有腐败坏死性恶臭。

3. 心理-社会状况 由于感染会引发较重的局部症状和全身症状，病人常常出现紧张、焦虑情绪，表现为烦躁不安、失眠等，如需切开引流者则表现出惧怕，并对疾病的预后效果十分担忧。

4. 辅助检查 血常规检查可见白细胞计数升高。

【护理诊断】

1. 疼痛 患处疼痛，与感染引起的局部肿胀、组织受压有关。

2. 体温升高 与急性炎症有关。

3. 有窒息的危险 与患处肿胀导致的咽腔缩小或压迫气管有关。

4. 吞咽困难 与炎症引起的局部肿胀、疼痛和张口受限有关。

5. 潜在并发症 海绵窦血栓性静脉炎、败血症、脑脓肿等。

【护理目标】

(1) 病人疼痛缓解或消失。

(2) 病人体温恢复正常。

(3) 病人不发生窒息。

(4) 病人能够正常进食。

(5) 病人不出现并发症。

【护理措施】

1. 一般护理 保持环境的舒适安静，减少不良刺激，让病人充分休息。

2. 饮食护理 可给予高蛋白、高热量、富含维生素、易消化的流质食物，张口受限病人可采取吸管吸食。

3. 遵医嘱用药 抗生素的应用是控制炎症的主要措施之一。应根据病情轻重、细菌培养、药敏试验等来选择抗生素的种类、用量和用法，遵循有效、足量的原则。根据病情遵医嘱给

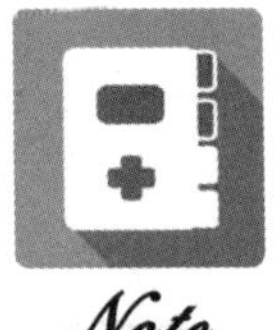

Note

予止痛剂、镇静剂等。

4. 清洁口腔 保持口腔卫生，病情轻者可用温盐水或漱口液漱口，重者进行口腔护理，用3%过氧化氢溶液清洗。

5. 监测病情变化 严密观察局部症状及全身症状，注意生命体征的监测，如有异常，及时通知医生。脓肿形成、腐败坏死性感染、多间隙感染出现呼吸道阻塞症状者，则协助医生及时切开引流。如有呼吸困难，必要时行气管切开。

6. 健康教育 为病人讲解疾病的相关知识。口腔颌面部急性炎症经治疗好转后应及时治疗病灶牙，对不能保留的患牙及早拔除。

【护理评价】

(1) 病人疼痛是否缓解或消失。

(2) 病人体温是否恢复正常。

(3) 病人是否发生窒息。

(4) 病人能否正常进食。

(5) 病人是否出现并发症。

三、颌骨骨髓炎病人的护理

【概述】

因颌骨受感染而引起的炎症，常累及骨膜、骨皮质以及骨髓组织。颌骨骨髓炎可分为化脓性、特异性、放射性三种。颌骨骨髓炎的感染来源主要有三种途径，即牙源性、损伤性及血源性。临床上以牙源性感染引起的化脓性颌骨骨髓炎最为多见，占90%以上。此病多见于青壮年，以16～30岁发病率最高，主要发生于下颌骨，可由智齿冠周炎或急性根尖周炎继发而来。病原菌主要为金黄色葡萄球菌，其次是溶血性链球菌、肺炎双球菌、大肠杆菌、变形杆菌等，其他化脓菌也可引起感染，故临床常见多种细菌混合感染。本节主要介绍最为多见的化脓性颌骨骨髓炎。

【护理评估】

1. 健康史 询问病人是否患有智齿冠周炎、急性根尖周炎等疾病，是否有放射线或化学危险因素的接触史，以及全身健康状况有无异常、有无药物过敏史等。

2. 身体状况 化脓性颌骨骨髓炎一般由急性转为慢性，最后形成死骨。炎症可为局限性，亦可扩大波及一侧下颌骨，甚至整个下颌骨均被破坏。炎症如从骨髓向四周发展，破坏颌骨，称之为中央性颌骨骨髓炎；如由骨膜下脓肿损害骨皮质，称为边缘性颌骨骨髓炎；如病情未得到及时控制，少数亦可由局限性破坏发展至整块颌骨破坏。

1) 中央性颌骨骨髓炎 常发生于急性根尖周炎和根尖脓肿的基础上。按临床发展过程分为急性期和慢性期，急性期又分为局限型和弥散型两种。

(1) 急性局限型：多由根尖感染引起，患牙持续剧痛，并向半侧颌骨或三叉神经分支区放射。受累区牙龈充血、牙松动、叩击痛，脓液从松动牙的龈袋溢出。如脓液穿破骨壁自行排出或及时切开排脓引流，炎症可逐渐缓解。否则，炎症可继续发展扩散，形成弥散型骨髓炎。

(2) 急性弥散型：多由急性局限型炎症发展而来。全身症状明显加重，高热、畏寒，甚至出现脱水及中毒表现。下牙槽神经受到损害，可出现下唇麻木；咀嚼肌受累则可出现不同程度的张口受限，重者可伴发颌面部多间隙感染。

(3) 慢性期：常由于急性期炎症未得到及时、合理、彻底的治疗迁延而致。此时病人体温正常或仍有低热，局部肿胀及疼痛明显缓解，饮食和睡眠恢复正常，但口内或皮肤瘘管仍持续流脓，有时可见有小块死骨混杂其中，重者有大块死骨形成或多数死骨形成，可导致病理性骨折，出现咬合错乱及面部畸形。若死骨没有清除，病变可持续，一旦瘘管阻塞，炎症可再次急性

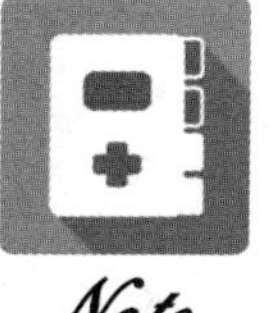

Note

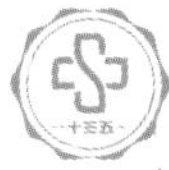

发作。

2）边缘性颌骨骨髓炎　青壮年多见，好发于下颌支及下颌角，多为牙源性因素引起，尤其是下颌智齿冠周炎引起颌周间隙感染。急性期表现与颌周间隙感染相似，应采取积极正确的治疗措施，避免进入慢性期；慢性期主要表现为腮腺咬肌区出现弥漫性肿胀，局部组织坚硬，轻微压痛，多伴有张口受限，进食困难。长期排脓的瘘管，若瘘管阻塞可使炎症急性发作。炎症发展至骨髓腔时，可并发中央性颌骨骨髓炎，使大块颌骨发生坏死。

3. 心理-社会状况　急性颌骨骨髓炎一般起病急、病情重、来势凶猛，一旦患病，病人及家属均感紧张、焦虑。慢性期由于时好时坏，经常反复，病人对治疗信心不足。若发生病理性骨折，出现咬合错乱和面部畸形，会加重病人的紧张情绪，甚至导致病人烦躁，恐慌；且病人自我形象紊乱会引发自卑心理，严重影响其正常工作、生活和社交。

4. 辅助检查　X线检查在颌骨骨髓炎急性期常看不到骨质破坏，进入慢性期颌骨已有明显破坏后，才有诊断价值。中央性颌骨骨髓炎X线检查可见颌骨呈不同程度的骨质疏松、密度降低；后期可出现骨质破坏和死骨形成，亦可伴有病理性骨折。边缘性骨髓炎X线检查可见骨皮质不光滑，或有小片死骨形成。

【护理诊断】

1. 疼痛　患处疼痛，与急性炎症有关。

2. 体温升高　与感染引起的全身反应有关。

3. 营养失调　与感染造成的机体消耗增加和摄入不足有关。

4. 自我形象破坏　由于咬合错乱和面部畸形引起，与颌骨骨折有关。

5. 情绪焦虑　与病程长，担心治疗效果和预后情况有关。

【护理目标】

(1) 病人疼痛缓解直至消失。

(2) 病人体温恢复正常。

(3) 病人摄入量能够保持机体基本需要，未发生营养失调。

(4) 病人颌骨的解剖形态和功能得以恢复。

(5) 病人焦虑情绪缓解，对治疗充满信心，积极配合治疗。

【护理措施】

1. 一般护理　为病人提供安静舒适的环境，室内温度、湿度适宜，保证病人充足的睡眠。

2. 饮食护理　进食营养丰富易消化的流质食物或软食。张口困难者可用吸管进食。高热失水病人可遵医嘱给予静脉输液，维持水、电解质平衡。

3. 治疗护理　遵医嘱应用止痛剂、镇静剂，以及足量抗生素控制感染，并注意用药反应。

4. 口腔护理　病情轻者可用温盐水或漱口液漱口，重者进行口腔护理，用3%过氧化氢溶液清洗。对病理性骨折或死骨摘除术后的病人，可采用加压冲洗法。

5. 辅助疗法　可采用热敷或理疗等，促进局部血液循环，加快创口愈合，缓解张口受限。

6. 健康教育　指导术后病人去除结扎丝和夹板后，练习开闭口运动，逐渐恢复咀嚼功能。练习时应循序渐进，要有耐力和毅力，切忌急躁灰心。

【护理评价】

(1) 病人疼痛是否缓解直至消失。

(2) 病人体温是否恢复正常。

(3) 病人摄入量是否能够保持机体基本需要，是否发生营养失调。

(4) 病人颌骨的解剖形态和功能是否恢复。

(5) 病人焦虑情绪是否缓解，是否对治疗充满信心，是否积极配合治疗。

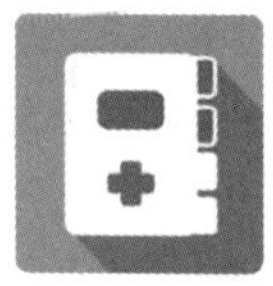

四、面部疖痈病人的护理

【概述】

面部皮肤是人体毛囊、皮脂腺及汗腺最丰富的部位之一，代谢旺盛且直接暴露，接触外界污物、尘土、细菌的机会较多，故易发生疖痈。疖是指单一毛囊及其附件的急性化脓性炎症，其病变仅局限于皮肤浅层组织。痈是指相邻多数毛囊及其附件同时发生急性化脓性炎症，其病变往往波及深层毛囊间组织，还可顺筋膜扩散至皮下脂肪层，造成大范围的炎性浸润或组织坏死。引起面部疖痈的病原菌主要是金黄色葡萄球菌。正常的毛囊及其附件内常有细菌存在，当机体抵抗力下降或局部环境被破坏时，细菌则开始繁殖活跃，引发炎症。皮肤清洁不佳以及剃须、刮脸等原因引起皮肤损伤均可诱发局部感染，糖尿病等患有消耗性疾病或全身衰竭的病人也易发生。

【护理评估】

1. 健康史 询问病人平时是否注意清洁面部皮肤，是否有面部皮肤损伤的情况，是否有全身衰竭、消耗性疾病病史等。发病后是否进行挤压、挑拨、热敷等不当处理。

2. 身体状况

(1) 疖：初期为皮肤上出现红肿热痛小硬结，锥形隆起，有触痛，病人自觉局部瘙痒、烧灼感、跳痛。2～3 天后硬结顶部出现黄白色脓栓，可破溃排出少许脓液，脓液排出后症状可缓解。一般无明显全身症状。若处理不当，如挤压、挑拨、热敷等可使炎症扩散，引发蜂窝组织炎或痈，甚至并发海绵窦血栓性静脉炎、败血症或脓毒血症。

(2) 痈：唇部多见，上唇多于下唇。感染的范围和组织坏死的深度均较疖严重并伴剧烈的疼痛，可形成迅速增大的紫红色炎性浸润块，其后皮肤出现多个黄白色脓头，破溃后排出脓血样分泌物，继之周围组织坏死，坏死组织溶解排出后形成多个蜂窝状腔洞。重者可因唇部极度肿胀，出现张口受限而致进食、言语困难。局部淋巴结出现肿大、压痛，全身中毒症状明显。唇痈较疖更易发生颅内并发症、脓毒血症、败血症、中毒性休克和水电解质紊乱，从而导致较高的死亡率。

3. 心理-社会状况 早期疖痈病人通常不予重视，易延误治疗，一旦症状加重、情况危急，病人及家属顿感紧张；面部疖痈发生于年轻病人时，常因影响容貌，妨碍社交而表现出焦虑、烦躁。

4. 辅助检查 脓液细菌培养可明确致病菌。血液检查可见白细胞计数和中性粒细胞比例升高。

【护理诊断】

1. 体温过高 与感染所致的全身中毒反应有关。

2. 疼痛 与感染和肿胀有关。

3. 潜在并发症 与不当的处理方式及抵抗力低下导致炎症扩散有关。

4. 知识缺乏 对疾病的认识不足，缺乏正确处理疖痈的知识。

【护理目标】

(1) 病人体温恢复正常。

(2) 病人疼痛缓解或消失。

(3) 病人感染未扩散，不出现并发症。

(4) 病人能叙述疖痈的正确处理方法，知道如何预防并发症的发生。

【护理措施】

1. 一般护理 嘱病人充分休息，密切观察生命体征和病情变化，警惕并发症的出现，如病人出现颅内高压、脑膜激惹、败血症或中毒性休克等异常情况，应及时汇报医生，并积极配合给

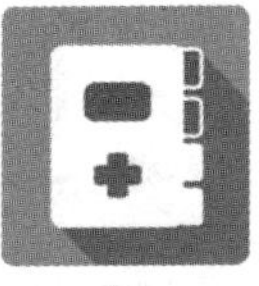
Note

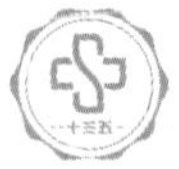

予对症治疗和相应的护理措施。

2. 局部护理 疖早期可用2%碘酊涂擦局部，并保持局部皮肤清洁，严禁搔抓、挤压、挑拨、热敷等刺激，以防感染扩散。痈早期可用高渗盐水或抗生素盐水纱布局部湿敷，可促进早期痈的局限、软化和穿破。湿敷一般应持续到脓液消失、创面趋于平复为止。限制唇部活动，饮食可用鼻饲或管饲流质。

3. 治疗护理 如致病菌一时不能确定，可遵医嘱暂时选用对金黄色葡萄球菌敏感的抗生素。最好从脓头处取脓液做细菌培养及药敏试验，以供正确选用抗生素。体温过高者可采用物理降温或根据医嘱给予解热镇痛药，同时增加体液摄入。

4. 健康教育 向病人讲解颌面部的解剖生理特点，让病人知道疖痈处理不当可导致的严重后果。告知病人当发生面部疖痈时，切忌搔抓、挤压、挑拨、热敷等，应及时就医处理，防止炎症扩散。

【护理评价】

(1) 病人体温是否恢复正常。

(2) 病人疼痛是否缓解或消失。

(3) 病人感染是否扩散，是否出现并发症。

(4) 病人能否叙述疖痈的正确处理方法，是否知道如何预防并发症。

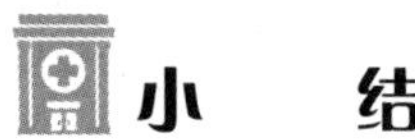

小　结

能力检测 25

本节重点介绍了智齿冠周炎、口腔颌面部蜂窝组织炎、颌骨骨髓炎、面部疖痈病人的护理。①智齿冠周炎是指第三磨牙牙冠周围的软组织炎症。主要症状为牙冠周围软组织肿胀疼痛。②口腔颌面部蜂窝组织炎是指颜面部及颌骨周围，包括颈上部软组织化脓性炎症的总称，亦称口腔颌面部间隙感染。局部表现为红、肿、热、痛、功能障碍，严重者可有高热、寒战。本病采取抗感染与全身对症支持等综合治疗。③颌骨骨髓炎是因颌骨受感染而引起的炎症，常累及骨膜、骨皮质以及骨髓组织。颌骨骨髓炎可分为化脓性、特异性、放射性三种。化脓性颌骨骨髓炎需以足量抗生素控制感染及对症支持治疗。④在口腔颌面部感染中面部疖痈易发生全身并发症。发生面部疖痈时，切忌搔抓、挤压、挑拨、热敷等，防止炎症扩散。

（樊　芳）

第五节　口腔颌面部损伤病人的护理

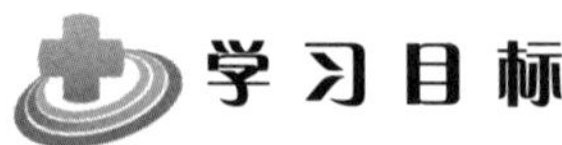

学习目标

掌握：口腔颌面部损伤的急救护理。

熟悉：口腔颌面部损伤的分类。

了解：口腔颌面部损伤的特点。

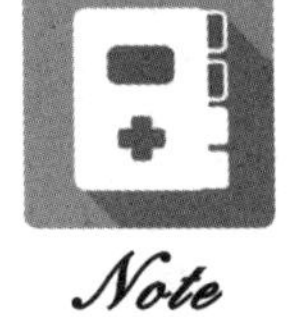

Note

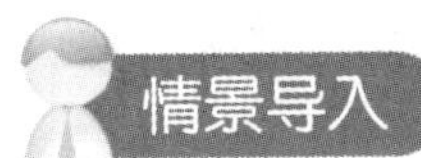

病人,女,34岁,面部被打伤2 h。病人2 h前被人打伤颌面部。当时无头痛、呕吐。检查:颌面部不对称,左侧下颌部肿胀、压痛。咬合关系错乱,前牙对刃,后牙开合。下颌骨CT检查可见左侧下颌支骨折。如果你是责任护士。

工作任务:

1. 为该病人做出初步护理诊断。

2. 为该病人制订正确的护理措施。

一、口腔颌面部损伤的特点与急救护理

【概述】

口腔颌面部位于人体暴露部位,无论平时或战时均易受到损伤,是口腔颌面外科常见急症。包括软组织损伤、颌骨骨折、牙损伤、神经损伤等,由于损伤的原因和程度不同,症状与体征也各有不同,轻者不留后患,重者可能同时伴发其他部位的损伤和危及生命的并发症。

(一)口腔颌面部损伤的特点

1. 易发生窒息 口腔颌面部在呼吸道上端,损伤后软组织移位、水肿、血肿,血凝块以及各种异物的存留等,均可能阻塞上呼吸道而致窒息。

2. 易合并颅脑损伤 颜面骨骼邻近颅脑,尤其是上颌骨或面中1/3损伤时常合并有颅脑损伤,如脑震荡、脑挫伤、颅底骨折等。其主要临床特征是伤后有昏迷史。

3. 易出血 颌面部血管丰富,一方面伤后易引起大量出血,同时颌面部皮下组织疏松,伤后易形成组织内血肿而影响呼吸道通畅,甚至窒息;另一方面由于血运丰富,组织的修复能力和抗感染能力均较强,也易于创口愈合。

4. 易感染 颌面部与外界相通的腔窦较多,如口腔、鼻腔、鼻窦等,腔窦内存在大量病原菌,如与创口相通时,极易继发感染。

5. 易致功能障碍及颜面部畸形 由于口腔颌面部器官有着特殊的生理功能,故损伤后对病人的呼吸、吞咽、咀嚼、语言、表情等有着不同程度的影响。颌面部是人体的暴露部分,面容的美观十分重要,如处理不当,将给病人及家人精神上带来极大的痛苦。

(二)口腔颌面部损伤的急救

1. 窒息的急救 外伤性窒息可分为阻塞性和吸入性两种。阻塞性窒息是指异物、血凝块、移位的组织瓣、碎骨片、舌后坠、口底组织水肿或血肿等引起呼吸道堵塞所致;吸入性窒息是指将血液、异物、呕吐物等吸入气管或支气管引起的窒息,多见于昏迷病人。窒息初期病人出现烦躁不安、出汗、鼻翼扇动、呼吸困难,严重时出现发绀,吸气时出现三凹征,呼气浅而速,继而出现脉速、脉弱、血压下降及瞳孔散大等危象甚至死亡。急救的关键在于早期发现并及时处理,查出发生窒息的原因,针对原因进行抢救,要把急救工作做在窒息发生之前。

(1) 解除阻塞:用手指或器械清除堵塞或用吸引器吸出堵塞物;因舌后坠而引起窒息的病人,应将舌牵拉出口外;对咽部或口底肿胀引起呼吸道梗阻者,可以由口腔或鼻腔插入通气导管,以解除窒息。若仍不能解除,可用粗针头行环甲膜穿刺,同时行紧急气管切开术进行抢救。对吸入性窒息的病人,应立即进行气管造口术,通过气管导管,迅速吸出血性分泌物及其他异物,恢复呼吸道通畅。

(2) 体位:先解开病人颈部衣扣,采取平卧位,头偏向一侧,或采取俯卧位让分泌物或呕吐物自然流出。

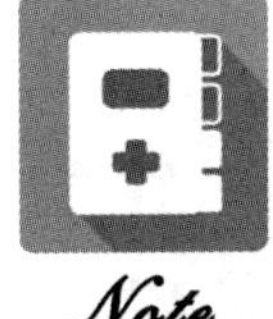

（3）药物运用：需要及时遵医嘱注射尼可刹米、洛贝林或苯甲酸钠咖啡因等药物以兴奋呼吸中枢。

2. 出血的急救 口腔颌面部血供丰富，损伤后一般出血较多，如伤及大血管，处理不及时，可危及生命。对于出血的急救，应根据损伤部位、出血来源和程度，以及现场条件，采取相应措施。临时止血方法有以下几种。

1）压迫止血 这是临时的止血方法，该方法简便易行，见效快。

（1）指压法：适用于中等或较大的动脉出血。在紧急情况下，可将出血部位主要动脉的近心端，用手指压迫于附近的骨骼上，暂时止血，然后用其他方法进一步止血。如头顶、前额部出血，在耳屏前颧弓根部压迫颞浅动脉；如颜面部出血，可在下颌角前切迹处压迫面动脉；头颈部大出血，在紧急时可在胸锁乳突肌前缘第 6 颈椎水平处压迫颈总动脉，均可获得暂时的、明显的止血效果，然后再采用其他进一步止血措施。

（2）包扎法：适用于毛细血管、小动脉、小静脉的出血。先将移位的组织大致复位，在创口表面盖上敷料，用绷带加压包扎。包扎的压力要适当，避免因包扎不当增加骨折段移位，或影响呼吸道通畅。

（3）填塞法：适用于开放性的洞穿性损伤。将纱布填塞到创口内，再用绷带加压包扎。颈部和口底的创口，填塞时要注意保持呼吸道通畅，防止压迫气管引起窒息。

2）结扎止血 在创口内结扎出血的血管或在远处结扎出血动脉的近心端，止血效果确切可靠。对较大的出血点，在条件允许的情况下，用止血钳夹住血管断端进行结扎和缝扎。颌面部较严重的出血，经各种方法处理均不能止血时，应考虑行同侧颈外动脉结扎，以达到控制出血的目的。

3）药物止血 局部用云南白药、止血粉、明胶海绵等可起到较好的止血效果；全身可使用止血药物，如止血敏、安络血、维生素 K、对羧基苄胺等，协助加速血液的凝固。

3. 休克的急救 口腔颌面外伤所导致的休克主要是创伤性休克或失血性休克。创伤性休克的处理原则是镇静、镇痛、止血和补液，以及使用药物协助恢复和维持血压。对失血性休克则以补充其血容量为根本措施。

4. 合并颅脑损伤的急救 凡有颅脑损伤的病人，应卧床休息，减少搬动，暂停不急需的检查或手术。如有脑脊液鼻漏或耳漏时，禁止做耳、鼻内的填塞与冲洗，以免引起颅内感染。对烦躁不安的病人可遵医嘱给予镇静剂，一般禁用吗啡。如有颅内压增高现象，应控制入水量，并静脉推注或滴注 20%甘露醇 200 mL，每日 3～4 次，以减轻脑水肿，降低颅内压。如有颅内血肿形成征象，应及时报告医生并请相关专科会诊处理。

5. 运送 运送伤员时应注意保持呼吸道通畅。对昏迷的伤员，应采用俯卧位，额部垫高，使口鼻悬空，以利于唾液引流和防止舌后坠。一般伤员可采用侧卧位，避免分泌物及血凝块堆积在咽部。运送途中应严密观察伤情变化，防止发生窒息和休克等危重情况。

6. 防治感染 口腔颌面部损伤的创面常被污染，甚至嵌入碎布、砂石以及自身软硬组织碎片等异物，感染的危害有时比原发损伤更为严重。因此，有效而及时的防治感染至关重要。在有条件进行清创手术时，应尽早进行。在无条件进行清创手术时，应及时包扎伤口，避免继续污染。伤后应及时注射破伤风抗毒素，及早使用抗生素预防感染。

二、口腔颌面部损伤的分类与护理

【概述】

口腔颌面部损伤类型很多，临床上以口腔软组织损伤、牙及牙槽骨损伤、颌骨骨折为最常见。

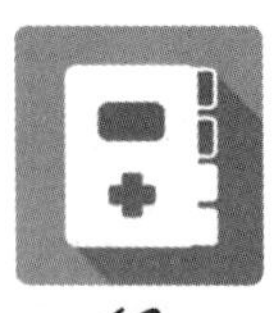

Note

【护理评估】

1. 健康史 了解病人的受伤情况，询问家族史、过敏史及既往史。

2. 身体状况

(1) 口腔软组织损伤：口腔软组织损伤分为闭合性损伤和开放性损伤。前者为挫伤，主要表现为疼痛和血肿；后者常见的损伤有擦伤、刺伤、切割伤、火器伤、撕裂伤等，主要表现为伤口疼痛、出血、血肿等。

(2) 牙及牙槽骨损伤：在颌面部损伤中较为常见，尤其是上下颌前牙位于牙弓前部，损伤机会更多。常因碰撞、跌倒、打击或咀嚼硬物引起，轻则牙体松动，重则发生牙脱位、牙折断及牙槽骨骨折。

(3) 颌骨骨折：多为下颌骨骨折，其骨折线易发生在解剖结构较薄弱的部位，如颏孔、下颌角、正中联合、髁突颈部等部位。骨折表现为局部疼痛、出血和血肿、功能障碍、骨折段的异常活动等。

3. 心理-社会状况 颌面部损伤多因交通事故、工伤及暴力所致，往往造成颜面部不同程度的损害。病人及家属对容貌和功能的恢复存在焦虑和担忧，出现不同程度的恐惧与紧张情绪。

4. 辅助检查 X线片、CT等显示骨折部位、类型及骨折线数目等。

【护理诊断】

1. 疼痛 与软组织受伤、骨折等有关。

2. 组织完整性受损 与外伤有关。

3. 恐惧 与突发的伤害及手术有关。

4. 潜在并发症 窒息、出血、感染等，与伤口渗血、伤口暴露、污染、手术创伤等有关。

5. 知识缺乏 缺乏对口腔颌面部损伤相关知识的了解。

【护理目标】

(1) 病人疼痛减轻或消失。

(2) 病人颌面部结构和功能恢复正常。

(3) 病人恐惧减轻或消失。

(4) 病人无并发症发生。

(5) 病人了解口腔颌面损伤诊治、护理及预后的相关知识。

【护理措施】

1. 体位 经急救处理后，病人一般取仰卧位，头偏向健侧，以利于口内液体自行流出及防治骨折处受压。伴有脑脊液漏的病人取平卧位，脑震荡病人绝对卧床。

2. 病情观察 严密监测体温、呼吸、脉搏、血压，观察神志及瞳孔的变化。口内有夹板或颌间栓丝固定的病人，应定期检查钢丝有无脱落、断开、移位以及是否损伤牙龈或唇、颊黏膜等，及时根据病情调整。

3. 保持呼吸道通畅 及时清除口腔、鼻腔的分泌物、呕吐物、异物及凝血块，以防窒息。必要时行气管插管或气管切开术，对缺氧病人及时给氧。

4. 药物治疗护理 按医嘱要求应用抗生素及注射破伤风抗毒素。根据伤情准备急救用品，如氧气、吸引器、气管切开包及急救药品等。

5. 合理饮食 合理饮食对促进创伤恢复非常重要。根据医嘱和病情需要，选择合适的饮食及进食方法，可给予高蛋白、高维生素的流质、半流质食物或软食，颌间固定的病人采用鼻饲，不能吸吮的病人应进行喂食。

6. 保持口腔清洁 可给予漱口液含漱、口腔擦洗或冲洗。

7. 心理护理 多与病人交流，给予耐心解释、疏导及安慰，使病人主动配合治疗，缓解病

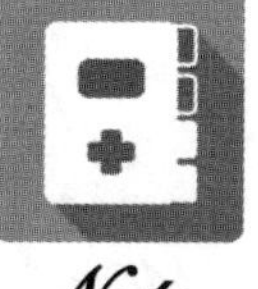

Note

人及家属的焦虑、紧张情绪。

8. 健康教育 对口腔颌面部损伤，全身状况良好者，鼓励病人早期下床活动，以改善血液循环，促进病人早期康复。对颌骨骨折病人，一般固定4周左右，按照循序渐进的原则指导病人练习张口，关节部和上颌骨骨折一般固定3周即可开始活动。3个月内避免剧烈活动，以免挤压碰撞患处。

【护理评价】

(1) 病人疼痛是否减轻或消失。

(2) 病人颌面部结构和功能是否恢复正常。

(3) 病人恐惧是否减轻或消失。

(4) 病人是否有并发症发生。

(5) 病人是否了解口腔颌面损伤诊治、护理及预后的相关知识。

小　结

能力检测 26

本节重点介绍了口腔颌面部损伤病人的护理。口腔颌面部损伤的特点是易发生窒息、出血、感染、并发颅脑损伤及易致功能障碍及颌面部畸形。根据损伤部位、严重程度、出血性质及现场条件，采取相应急救措施，并预防感染。主要护理措施是严密观察病情变化，保持呼吸道通畅，遵医嘱用药。

（樊　芳）

第六节　唇裂、腭裂病人的护理

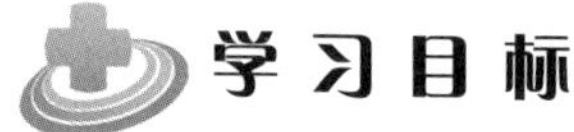

学习目标

掌握：唇裂、腭裂的病因、护理措施。

熟悉：唇裂、腭裂病人的护理评估。

了解：唇裂、腭裂病人的护理诊断、护理目标。

情景导入

患儿，男，发现唇部、腭部裂隙2个月。患儿自出生时即被家人发现右侧上唇、腭部均有裂隙，未行母乳喂养，进流质时易呛咳，从鼻部流出，未行任何治疗，无愈合趋势。出生后至今唇部、腭部无外伤史，否认家族史和遗传病史。查：腭部自腭垂至硬腭全层裂开，牙槽脊未裂开。如果你是责任护士。

工作任务：

1. 为该病人做出初步护理诊断。

2. 为该病人制订正确的护理措施。

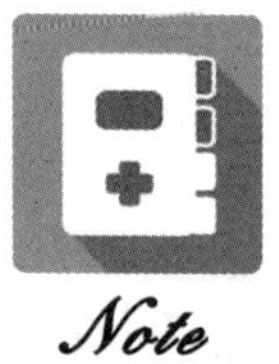
Note

一、唇裂病人的护理

【概述】

唇裂是口腔颌面部常见的先天性畸形，发生率约为1∶1000。在我国农村高于城市，男婴多于女婴。此病常与腭裂或牙槽突裂同时发生，有的患儿还可伴有心脏及其他部位的畸形。唇裂畸形通过手术修复的方法可恢复至接近正常形态和功能。

唇裂畸形是由于胎儿在早期胚胎发育过程中，受到某些因素的影响，上颌突与球状突未能完全融合而发生裂隙。导致胚胎发育障碍的确切原因和发病机制尚不明了，但是根据大量的研究结果表明，可能与下列因素有关。

1. 遗传因素 有些唇裂病人在其直系或旁系亲属中可发现类似畸形，因而认为唇腭裂的发生与遗传有一定的关系。遗传学研究还认为唇裂属于多基因遗传性疾病。

2. 环境因素 在妊娠前三个月内，当母体的生理状态受到侵袭或干扰时，可能影响胚胎颌面部的生长发育。如营养缺乏、感染、药物因素、物理损伤和烟酒等。

【护理评估】

1. 健康史 了解患儿的全身发育情况、营养情况，有无先天性疾病。询问有无过敏史、家族史及传染病史。

2. 身体状况

(1) 唇部解剖形态异常：不同的患儿可表现出不同的形态异常。根据裂隙的发生部位，唇裂分为单侧唇裂和双侧唇裂。单侧唇裂又可分为单侧不完全性唇裂和单侧完全性唇裂；双侧唇裂分为双侧不完全性唇裂、双侧完全性唇裂和双侧混合性唇裂。根据裂隙的程度不同可分三度。Ⅰ度唇裂，仅限于红唇部裂开；Ⅱ度唇裂，上唇部分裂，但未裂至鼻底；Ⅲ度唇裂，上唇至鼻底完全裂开(图9-3)。

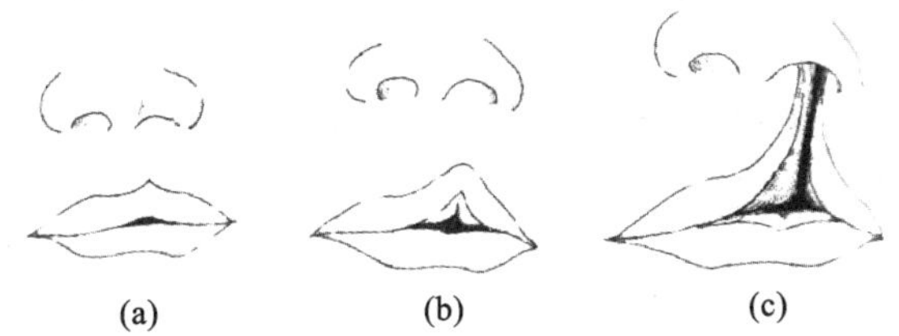

图9-3 唇裂分度

(a)Ⅰ度；(b)Ⅱ度；(c)Ⅲ度

(2) 吸吮功能障碍：唇裂畸形程度越重，吸吮动作的困难程度越大。因此影响患儿的生长发育，导致出现营养不良或发育迟缓等表现。

(3) 口唇闭合功能障碍：唇部裂隙可使冷空气直接进入口咽部，极易导致呼吸道感染。

3. 心理-社会状况 唇裂患儿一出生就面临喂养及手术问题的困扰，如未能及时进行整复手术治疗，由于容貌缺陷易受到同龄儿童的歧视，导致出现自卑心理，性格孤僻，患儿家长也受到极大的心理创伤。对唇裂患儿来说，疾病本身造成的功能损伤远小于心理上的伤害。所以，治疗不仅应完成手术的修复，更重要的是对患儿及家长进行心理方面的引导帮助，以使患儿得到真正的康复。

【护理诊断】

1. 有感染的危险 与唇部切口不清洁，未及时清除鼻涕、血痂或食物残渣有关。

2. 有窒息的危险 与喂养方法不当或全身麻醉手术后呕吐有关。

3. 舒适度的改变 与术后疼痛、肿胀及药物的不良反应等有关。

4. 知识缺乏 与患儿父母对疾病的认识不足及缺乏正确的喂养和看护知识有关。

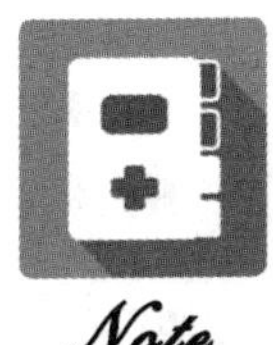

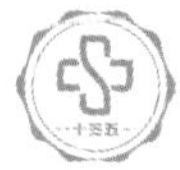

【护理目标】

(1) 患儿手术切口愈合良好,未发生感染。

(2) 患儿术后不发生窒息。

(3) 患儿术后疼痛、肿胀及药物的不良反应等减轻或消失。

(4) 患儿家长能正确照顾和喂养患儿,对手术效果有正确的认识和期望值。

【护理措施】

唇裂畸形一旦发生,无法自行愈合,主要采用手术修复的方法以恢复其形态和功能。唇裂手术的年龄,主要依据患儿的身体健康状况和畸形程度而定,一般认为,进行单侧唇裂整复术最适合的年龄为3～6个月,体重达7 kg以上;双侧唇裂由于术中出血较多,手术时间较长,则一般推迟到6～12个月时施行手术,此外还应结合患儿的其他情况而定。

1. 术前准备

(1) 入院后完善各项检查,包括体重、营养状况、心肺等情况。如有明显发育不良或面部有皮炎、疖肿时,均应推迟手术。

(2) 为患儿家长讲解唇裂的相关知识,增强信心,使其能够积极配合治疗和护理。

(3) 向患儿家长介绍喂养知识,患儿术前3天停止母乳和奶瓶喂养,改用汤匙或滴管喂食,以便术后患儿能够适应此种进食方式。

(4) 为患儿家长介绍术前注意事项,指导家属注意患儿的保暖,防止因感冒延误手术。

(5) 术前1天清洗上下唇及鼻部,并用生理盐水棉球擦洗口腔。

(6) 告知家属1岁以内患儿术前4 h可喂食葡萄糖溶液或糖水100～150 mL,随后即需禁食,1岁以上患儿术前6 h禁食水。

(7) 准备限制手活动的束缚带或夹板,以免患儿的手抓伤口。

2. 术后护理

(1) 全麻未清醒时去枕平卧,头偏向一侧,以免误吸。麻醉清醒后,取半坐卧位,头偏向一侧,以利于口腔分泌物排出。

(2) 密切观察患儿呼吸情况,及时抽吸口鼻及呼吸道分泌物,保持呼吸道通畅。观察体温变化,如有发热,遵医嘱行物理或药物降温。观察伤口状况,注意术区肿胀情况,如严重肿胀,呈青紫色,提示有明显渗血,观察患儿有无明显吞咽动作(如患儿频繁吞咽,可能是口内伤口有出血)。

(3) 遵医嘱,术后给氧,给予适量抗生素,预防感染。

(4) 为避免患儿搔抓唇部伤口,可用束缚带或夹板适当限制双上肢活动。

(5) 患儿清醒4 h后,可给予少量糖水,若无呛咳、呕吐,可进食牛奶或母乳。指导患儿家属学会用小汤匙或滴管喂食。

(6) 唇部创口充分暴露,每日用生理盐水清洁擦拭,保持伤口清洁。如表面有血痂积存,可用3%过氧化氢溶液、生理盐水清洗。裂隙较宽或双侧完全性唇裂的患儿,使用唇弓固定,术后10天去除。

(7) 保持环境的安静舒适,必要时,遵医嘱给予止痛剂或镇静剂。

(8) 伤口愈合良好,可在术后5～7天拆线。

(9) 术后3个月复诊,如发现唇部或鼻部的修复仍有缺陷,可考虑适当时候实行二期整复术。

【护理评价】

(1) 患儿手术切口是否愈合良好,是否发生感染。

(2) 患儿术后是否发生窒息。

(3) 患儿术后疼痛、肿胀及药物的不良反应等是否减轻或消失。

(4) 患儿家长是否能正确照顾和喂养患儿,对手术效果是否有正确的认识和期望值。

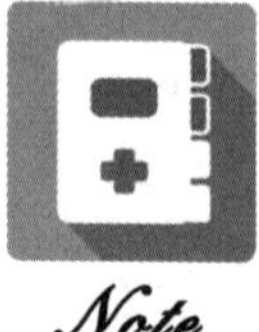

Note

二、腭裂病人的护理

【概述】

腭裂是发生在口腔颌面部最常见的先天性畸形，常与唇裂伴发。腭裂不仅有软组织畸形，大部分腭裂病人还可伴有不同程度的骨组织缺损和畸形。其病因、发病机制与唇裂相同，约在胚胎发育的第8周时，由于前腭突、侧腭突与鼻中隔未能完全融合而导致上腭部出现裂隙。病人的吸吮、进食、语言等生理功能障碍均较重，长期可导致营养不良和发育异常，严重者可影响咀嚼和听力功能，并由此给病人带来一定的心理影响。

【护理评估】

1. 健康史 了解病人的全身发育状况、营养情况，询问有无家族史、过敏史及传染病史。

2. 身体状况

(1) 腭部解剖形态异常：根据腭裂的程度不同腭裂常分为三度。Ⅰ度腭裂：只限于腭垂或软腭，不分左右。Ⅱ度腭裂：即不完全性腭裂，软腭全裂开伴有部分硬腭裂，但牙槽突完整。Ⅲ度腭裂：即完全性腭裂，腭垂向前至牙槽突全部裂开，常与唇裂伴发。

(2) 吸吮功能障碍：由于患儿腭部裂开，使口鼻相通，口腔内不能产生负压，因此患儿无力吮吸母乳，或乳汁从鼻孔溢出，从而迫使家长不得不改为人工喂养。如喂养方式不当，易发生呛咳，或导致病人生长发育不良。

(3) 腭裂语音：腭裂患儿发音时呈含橄榄语音，发元音时为过度鼻音，发辅音时鼻漏气。年龄较大者可形成各种异常的发音习惯，造成含糊不清的“腭裂语音”。

(4) 口鼻自洁环境的改变：由于腭裂使口腔、鼻腔直接相通，鼻内分泌物可流入口腔，容易造成口腔卫生不良；同时在进食时，食物往往逆流到鼻腔和鼻咽腔，既不卫生，又易引起局部感染。

(5) 牙列错乱：完全性腭裂伴发完全性唇裂时，出现牙弓异常，同时可导致牙错位萌出，由此造成牙列紊乱和错𬌗畸形。

(6) 颌骨发育障碍：有的病人可伴有上颌骨发育不全。

3. 心理-社会状况 腭裂病人除具有唇裂病人相同的社会心理问题以外，语言障碍更为突出。此外，患儿家属对手术效果会表现出过分担忧或期望过高。

【护理诊断】

1. 焦虑 与担心手术效果有关。

2. 有窒息的危险 与麻醉插管导致口咽部组织水肿、全身麻醉手术后呕吐以及喂养不当有关。

3. 语言沟通障碍 与腭裂致使发音不清及术后创口疼痛有关。

4. 舒适度的改变 与术后疼痛、肿胀有关。

【护理目标】

(1) 病人紧张焦虑程度降低。

(2) 病人术后不发生窒息。

(3) 病人语言功能得到改善。

(4) 病人术后疼痛、肿胀缓解或消失。

【护理措施】

通常采取综合序列治疗方法来恢复腭部的形态和功能。手术修复腭裂是序列治疗的关键。至今国内外对进行手术的年龄仍有争议，目前主张在18个月左右进行。

1. 术前护理

(1) 与唇裂手术相同，术前需要进行全面健康检查。此外，腭裂手术时间长、出血较多，还应做好输血准备。

(2) 为病人和家属介绍以往病人的愈后情况，以缓解其紧张、焦虑情绪，使其积极配合治

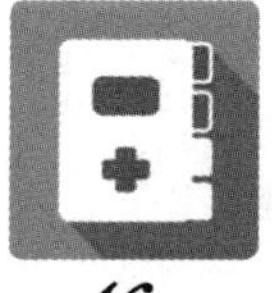

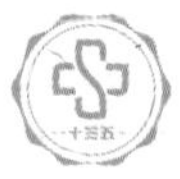

疗和护理。

(3) 指导患儿家属采取正确的喂养方法，改用汤匙或滴管喂食，以适应术后的进食方式。

(4) 讲解术前注意事项，指导家属注意患儿的保暖，衣着被褥厚度适宜，防止受凉感冒，尽量排除手术的不利影响。

(5) 术前1周制作腭护板，并试戴合适，以备术后使用，保护创口。

(6) 术前3天使用1∶5000呋喃西林漱口液漱口，呋麻滴鼻液滴鼻，每日3次。术前1天清洗上下唇及鼻部，并用生理盐水棉球擦洗口腔。

2. 术后护理

(1) 全麻尚未完全清醒者，按全麻术后常规护理。完全清醒后，取头高卧位以减轻局部水肿。密切观察生命体征。

(2) 保持呼吸道通畅，密切观察创口及鼻腔是否有渗血，如发现口腔或鼻腔内有血性渗出物或呕吐物，应立即吸除干净。

(3) 为病人戴腭护板，并保持固位良好，防止松脱。

(4) 遵医嘱给予适量抗生素，预防感染。用呋麻滴鼻剂滴鼻，每日3次。如患儿配合应每日清洗口腔，会自行含漱者可给予漱口剂漱口。

(5) 患儿清醒4 h后，可给予少量糖水，若无呕吐，可进流食，喂食速度不宜过快，每次食量不宜过多。术后10～14天进食全流质食物，以后逐渐改为半流质食物，3周后可进普食。喂食时汤匙应置于健侧，避免触碰创口。

(6) 保持患儿情绪平稳，避免哭闹，预防感、咳嗽，以免腭部伤口裂开。

(7) 术后2周拆线，1～2个月后做语音训练。

3. 语音训练 腭裂整复术为正确发音、语言创造了条件，但由于患儿已经形成一定的腭裂语音习惯，所以即使进行了手术，手术后仍需要进行一段时间的功能训练后，才能获得较正确的发音，尤其是年龄较大的病人，语音训练更为重要。语音训练可分为两个阶段进行。

第一阶段：主要是增强腭咽闭合功能和呼气功能。常用的训练方法有：①吹气法：是一种最简单有效的方法。如吹气球、吹笛子等，也可以用吸管吹水泡或肥皂泡。②唇舌部肌肉练习：腭裂病人在发音时常常运用唇舌的运动强行代偿，因此必须纠正以往错误的习惯，使唇舌肌肉能够灵活协调地完成各种发音动作。

第二阶段：在能控制气流方向的基础上，可开始第二阶段的发音练习。语音训练方法专业性强，须在语音治疗师的参与下完成。

【护理评价】

(1) 病人紧张焦虑程度是否降低。

(2) 病人术后是否发生窒息。

(3) 病人语言功能是否得到改善。

(4) 病人术后疼痛、肿胀是否缓解或消失。

能力检测27

小　结

本节重点介绍了唇裂、腭裂病人的护理。①唇裂畸形是由于胎儿在早期胚胎发育过程中，受到某些因素的影响，上颌突与球状突未能完全融合而发生裂隙。唇裂畸形通过手术修复的方法可恢复至接近正常形态和功能。②腭裂是发生在口腔颌面部最常见的先天性畸形，常与唇裂伴发。患儿可表现出腭部解剖形态异常、吸吮功能障碍、腭裂语音、口鼻自洁环境的改变、颌骨发育障碍及牙列错乱。手术修复腭裂是治疗的关键。

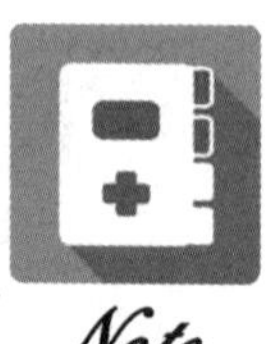

Note

(樊　芳)

参考文献

CANKAOWENXIAN

[1] 狄树亭,贾俊先,梁德军.五官科护理学[M].上海:上海科学技术出版社,2012.

[2] 桂平,张爱芳.眼耳鼻喉口腔科护理[M].北京:人民卫生出版社,2016.

[3] 陈燕燕.眼耳鼻咽喉口腔科护理学[M].3版.北京:人民卫生出版社,2014.

[4] 席淑新.眼耳鼻咽喉口腔科护理学[M].3版.北京:人民卫生出版社,2012.

[5] 邓辉,邱四可,康鹏.眼耳鼻咽喉口腔科护理技术[M].武汉:华中科技大学出版社,2013.

[6] 田勇泉.耳鼻咽喉头颈外科学[M].8版.北京:人民卫生出版社,2013.

[7] 田勇泉.耳鼻咽喉科学[M].5版.北京:人民卫生出版社,2001.

[8] 柏树令.系统解剖学[M].7版.北京:人民卫生出版社,2008.